Fibromyalgie

Mein Nachschlagewerk für die Guaifenesintherapie

Von Judith Dagota

Edition Lumen

In eigener Sache
Bitte beachten Sie, dass wir die
Berichte von Betroffenen,
sowie die Forumbeiträge in Original-
form übernommen und auf Korrekturen weitgehenst
verzichtet haben.

***

Erste Auflage Februar 2010
Edition Lumen
Rosenweg 5 – 79865 Grafenhausen
www.edition-lumen.de
Bestellfax: 03212-1059200

Umschlaggestaltung: Michael Haag
Coverbearbeitung: Petra Pauls
Druck: digital and business GmbH, Berlin
ISBN: 978-3-00-030156-8

**„Es ist an der Zeit,
neue Wege zu gehen.“**

„Da die Guaifenesin-Therapie in Deutschland noch nicht breiträumig bekannt ist, versuchen wir uns hier im Forum: www.contra-dem-schmerz.de selbst zu helfen, Erfahrungen auszutauschen und natürlich auch, uns gegenseitig aufzumuntern."

Aus den Erfahrungen und dem Wissen dieser gemeinsamen Arbeit ist das folgende Buch „Fibromyalgie - Mein Nachschlagewerk für die Guaifenesintherapie" entstanden und wurde vor allem für die vielen Fibromyalgiebetroffenen geschrieben, die nicht die Möglichkeit haben, Hilfe und Ratschläge für diese Therapie aus dem Internet nutzen zu können. Die Guaifenesintherapie wird von uns in konsequenter Einhaltung der Anleitung von Prof. Dr. Amand, der diese Therapie auf der Grundlage seiner über 50 jährigen Forschungsarbeit entwickelte und ständig den neuesten Erkenntnissen angleicht, durchgeführt. Innerhalb unserer Forumarbeit achten wir strikt darauf, dass sein Guaifenesinprotokoll eingehalten wird. Auffällige Falschauslegungen versuchen wir nach besten Kräften zu korrigieren und arbeiten diesbezüglich intensiv mit der Herausgeberin der deutschen Auflage von Prof. Dr. Amands Buch zur Guaifenesintherapie Frau Dora Maier zusammen.
Da die Guaifenesintherapie in Deutschland noch nicht zu den anerkannten Therapiemaßnahmen gehört, führen wir sämtliche Therapieanwendungen in Eigeninitiative und in Eigenverantwortung durch. Alle Hinweise und Erfahrungen, die wir in unserem Buch zusammengetragen haben, dienen dazu, die Guaifenesintherapie auch anderen Betroffenen als die zurzeit bestmögliche Alternative zu den in Deutschland gebräuchlichen Therapien zur Krankheit Fibromyalgie anbieten zu können. Dennoch müssen wir als Nichtmediziner darauf verweisen, dass sämtliche hier aufgeführten Hinweise und Vorschläge zur Durchführung der Guaifenesintherapie keinerlei Anspruch auf in Deutschland medizinisch bestätigte Erkenntnisse erheben.

Einleitung

Die Ärztin und Fernsehmoderatorin Frau Dr. Med. Antje-Katrin Kühnemar führt innerhalb ihres Artikels PRÄVENTION WAS HEISST DAS?, der am 1. Januar 2009 in der Apothekenumschau erschien, sehr interessante und treffende Erläuterungen an, die es wert sind, an den Anfang unseres Buches gestellt zu werden. Meines Erachtens stellt sie mit diesen Aussagen den Lesern genau **den** Schwerpunkt dar, welcher gerade in der heutigen Zeit häufig vernachlässigt und unterschätzt wird. Der Beitrag könnte für uns Fibromyalgiebetroffene geschrieben sein, doch er trifft nicht nur für unsere uns nahe stehenden Menschen zu. Da wir Fibromyalgiekranken einen nicht unerheblichen Teil unseres Lebens mit Ärzten und Mitarbeitern der medizinischen Bereiche beschreiten müssen, bin ich der Meinung, die Gedanken der Fernsehmoderatorin Frau Dr. Med. Antje-Katrin Kühnemar treffen im vermehrten Maße besonders auch auf diese erwähnte Personengruppe zu, um unser Wohlbefinden steigern zu können.
Schließen wir also beim Lesen des folgenden Textes neben unseren Verwandten und Freunden auch die oben aufgeführte Personengruppe mit ein, wenn Frau Dr. Kühnemar sagt: „Und immer wieder würde vergessen, dass der Mensch eine Einheit aus Körper, Geist und Seele sei.
Die geistige Aktivität ließe Nervenzellen wieder wachsen. Die seelische Ausgeglichenheit sei ein Schutzschild, nicht nur gegen Krebserkrankungen, sondern auch gegen Infekte und vieles, vieles mehr. Selbstverständlich sei es kein hundertprozentiger Schutz. Aber wenn man zufrieden sei und immer mal einen Grund zum Lachen, zur Freude und vor allem zum Lächeln habe, so sei auch das Immunsystem im Gleichgewicht. Fachleute sprächen von Psychoneuroimmunologie. Das hieße, dass die Psyche die Abläufe in unserem Nervensystem und gleichzeitig unser Immunsystem beeinflusse. Und der gleiche Einfluss gehe in umgekehrter Richtung. Wenn wir krank seien, wenn wir chronisch krank seien, dann würden wir oft so sehr leiden, dass die Seele immer belasteter würde. Wir neigten nicht nur zu Verstimmungen, wir könnten depressiv werden. Das mache uns auch anfälliger für weitere Erkrankungen.
Und was sei zu tun? Sei da guter Rat dann teuer? Teuer sei er nicht. Wenn wir mehr aufeinander hören würden, uns zuhören würden, wenn wir erkennen würden, wenn jemand unsere Nähe bräuchte, **wären viele gesünder.** Dabei ginge es nicht immer um den wohlgemeinten Rat, der im Einzelfall oft gar nicht helfen könnte. Es ginge um das anteilnehmende Mitfühlen, das in schweren Zeiten so hilfreich sei. Aber auch im Alltag, unabhängig von Erkrankungen, blieben wir gesünder, wenn wir Freunde hätten. Weil wir miteinander sprechen könnten, weil wir Dampf

ablassen oder einfach nur miteinander feiern und froh sein könnten. Frau Dr. Med. Antje-Katrin Kühnemars Lieblingsspruch von Thomas Sydenham, dem englischen Hypokrates des 17. Jahrhunderts (1624 bis 1689), gelte auch weiterhin: "Die Ankunft eines guten Clowns sei für die Gesundheit einer ganzen Stadt segensreicher als dreißig mit Medikamenten beladene Esel."

Wie viel anderweitig dringend benötigte Gelder könnten durch ein positiveres Miteinander gespart werden, wenn derartige Dispute, wie ich sie im folgenden Text als Fallbeispiele aufzeige, der Vergangenheit angehören würden - Gelder, die man statt dem Verordnen zahlreicher Medikamente beispielsweise besser und sinnvoller für eine intensivere Forschung zur Ursachenforschung der Krankheit Fibromyalgie verwenden könnte.

Fallbeispiele

Was will eigentlich eine Schmerztherapeutin damit erreichen, wenn sie ihrer Patientin, die mit argen Schmerzen zu ihr kommt, an den Kopf wirft, dass diese sich wohl sehr gut in ihrer Opferrolle gefalle? Und dass solche Leute wie sie früher Magengeschwüre bekommen hätten. Sie, die Patientin habe eben Fibromyalgie, weil DAS jetzt modern ist.

***

Was denkt sich ein Gutachter dabei, wenn er seine Patientin durch einen schalen Witz zum kläglichen Lächeln bringt und ihr anschließend in der Auswertung erklärt, Schmerzen und Lachen das passt nicht zusammen. Demnach könnten die Schmerzen nicht so schlimm sein, und sie kann nun wieder arbeiten gehen.

***

Wie kommt sich wohl eine Fibromyalgiepatientin vor, wenn sie beim Rheumatologen um einen Termin bittet und ihr die Sprechstundenhilfe sagt, da sie eine FMS Erkrankte sei, würde sie mit dem Termin ganz nach hinten geschoben, denn andere, die Rheumapatienten hätten es nötiger. Das nach hinten Schieben bedeutete für diese Schmerzpatientin neun Monate Wartezeit.

***

Eine Patientin fragte ihren Arzt, welche Schritte eingeleitet werden müssten, dass sie mit der Diagnose Fibromyalgie in Rente gehen könne. Er schaute sie daraufhin völlig reserviert und kühl an, so dass sie sich wie ein Sozialschmarotzer vorkam. Bevor sie die Praxis verließ, konnte er sich nicht verkneifen, ihr zu sagen, dass sie ja wisse, dass man ihr nicht mehr helfen könne, da die Sache schon chronifiziert sei. Der Patientin blieb buchstäblich die Spucke weg und sie verließ völlig verwirrt die Praxis.

Eine Schmerztherapeutin sagte zur Fibromyalgiepatientin, sie solle mit dieser Diagnose nicht hausieren gehen, weil manche Leute das in den falschen Hals kriegen könnten und sie möglicherweise als Simulant abstempeln würden.

***

Aber ein Hausarzt konnte es noch besser. Er lehnte die Bitte zu einer regelmäßigen Blutuntersuchung konsequent mit der Begründung ab: Fibromyalgiepatienten seien Rentenjäger, würden viel zu teuer und beuteten die Krankenkassen aus.

***

Auch von mir möchte ich zwei Erfahrungen dieser Art hinzufügen. Ein Physiotherapeut sagte zu mir: „Diese Krankheit gibt es überhaupt nicht! Fibromyalgie ist ein zusammengesetztes Wort aus fibra und das bedeutet Faser, Myo(s), das bedeutet Muskel und algie bedeutet Schmerz. Das heißt also dann Muskelfaserschmerz, aber der Schmerz ist ein Symptom und kann also keine Krankheit sein.” Eine Woche zuvor wurde mir im Krankenhaus die Diagnose Fibromyalgie bestätigt. Und das geschah im Jahr 2004, obwohl die Krankheit bereits seit 1992 von der WHO anerkannt wurde. Und mein Vertrauensarzt hatte es noch besser drauf, er meinte abfällig: „Fibromyalgie? Was ist denn das? Ich kenne so etwas wie (Rind)viecher, aber das ist keine Krankheit. Fibromyalgie ist keine Krankheit, also sind Sie auch nicht krank.“

***

Belegen Sie mit Ihrem Mann einen Tanzkurs, nehmen Sie vier Wochen Basica und Sie haben nichts mehr. Ein anderer Arzt, der sich mit Fibromyalgie auskannte, erzählte dergleichen Patientin: „Es gibt Fibros, deren Muskulatur ist so verhärtet, dass selbst Akupunkturnadeln abbrechen.”

***

Meine Bekannte hatte den Kinderarzt auf Fibromyalgie angesprochen. Dieser äußerte zu diesem Thema nur, dass „Syndrom” Krankheiten seien, wo keiner wüsste, wo sie herkommen, wie man sie behandeln müsste und dass keiner Lust hätte weiter danach zu forschen, weil es nicht lukrativ genug für die Pharmaindustrie sei. Das „Kind” bekäme einfach einen Namen und der Patient müsse dann selber damit fertig werden. Er meinte, da kriege ER noch die Plag’ bei.

***

Selbst im Beisein ihrer Kinder machte der Oberarzt für Rheumatologie mit diesen fragwürdigen Bemerkungen nicht halt. Er sagte wörtlich: "Sie reden den Kindern die Schmerzen nur ein!"-......-......!!!!! Seit dem Tag kommt der Spruch bei fast jeder Schmerzmeldung der Kinder „Mama, was hast du uns denn jetzt wieder für Schmerzen eingeredet???!"

Eine andere Ärztin sagte wörtlich zu meiner Bekannten: „Was? - Also, die Diagnose Fibromyalgie können ihre Teenagerkinder auf keinen Fall gekriegt haben. Wissen Sie nicht, dass das eine psycho-somatische Erkrankung ist und dass zu 95 % erwachsene Frauen davon betroffen sind?" Ich habe so 3-4 mal trocken geschluckt und sie gebeten, den Internetbeitrag von Frau Dr. Anna-Dorothea Hoeck zu lesen. Der ist für alle, die immer noch an eine psychische Erkrankung denken, empfehlenswert!

***

Man trifft des Öfteren auf Ärzte, die dulden neben sich generell keine andere Meinung. Aber wie kommt man sich dann als informierter Patient vor, wenn sich ein Arzt über die Fibromyalgie derart äußert, dass Fibromyalgie eine Modeerscheinung sei, die in Frauenzeitschriften aufkam?"

***

Manche Ärzte mögen es nicht so gerne, wenn man sich auskennt. Anscheinend denken diese Ärzte nicht daran, dass man Internet hat. Viele von ihnen mögen es auch nicht, wenn man kritisch ist.

***

Auch Folgendes scheint eine Redewendung mancher Ärzte zu sein: Was man denn wolle, mit dem bisschen Kreuzweh werde man doch wohl noch arbeiten gehen können. Ärzte haben auch Kreuzweh und müssen auch täglich in die Praxis.

***

Ist es bei solchen Äußerungen gegenüber chronischen Schmerzpatienten ein Wunder, wenn sich auch diese schließlich dahingehend äußern wie: Ich habe es schon lange aufgegeben, bei irgendeinem Arzt wirkliches Verstehen zu erwarten. Sogar meine Rheumatologin meinte, mit dieser "Lappalie" kann ich doch zum Hausarzt, der sich übrigens genauso wenig auskennt.

- Aber von einer Rheumatologin hätte ich eine sensiblere Reaktion erwartet, weil sie auf entzündliches Rheuma spezialisiert ist, denkt sie wohl, dass die Schmerzen bei Fibromyalgie dagegen eine Kleinigkeit sind.
- In solchen Momenten wünsche ich, sie selbst wäre davon betroffen... oder einer der anderen Ärzte, die sich nicht einmal die Mühe machen, mal ein Buch über Fibromyalgie zu lesen.
- Von meinem Rheumatologen bin ich völlig enttäuscht und allein gelassen, der verschreibt einfach nur wieder Schmerztabletten und ansonsten kam nur der Satz "Bei Fibromyalgie sind die Schmerzen ja auch nicht SO schlimm". So etwas macht einen dann noch zusätzlich fertig.

***

Für mich ist das Buch (gemeint ist mein erstes Buch zu unserer Krankheit „Gefangen im Schmerz") auch eine Wohltat für die Seele, die ich weiterempfehlen kann. Allein - ich kann mir kaum vorstellen, dass du es schaffen wirst, einen Arzt dazu zu kriegen, das ganze Buch zu lesen. Wenn du willst, dass ein Arzt was liest, darf es keinesfalls länger als vielleicht zwei DinA 4 Seiten sein, und selbst das empfinden die meisten noch als Zumutung! Diese Erfahrung habe ich jedenfalls gemacht! Das Buch hat aber gewaltig mein Selbstbewusstsein gestärkt, so dass ich vor dem Arzt nicht mehr so sehr das Kaninchen vor der Schlange war, sondern eher meinen Arzt geprüft habe, ob der das auch weiß. Ich erzähle einfach, was ich weiß, dann hat er die Möglichkeit das nachzuprüfen oder wenigstens darüber nachzudenken. Ein paar wichtige Links weiß ich immer auswendig. Das sieht nicht so viel aus, wie was Ausgedrucktes! Aufgeben gilt nicht.

***

Natürlich wollen wir bei Weitem nicht allen Ärzten und medizinischem Personal oben dargestellte Verhaltensweisen unterstellen. Viele Ärzte, die um ihre Existenz kämpfen, Ärzte die alles versuchen, neben dem vielen Bürokram noch genügend Kraft und Aufmerksamkeit für IHRE Patienten zur Verfügung zu haben, Ärzte, die ihren Patienten zuliebe gegenüber den Krankenkassen auf Kriegsfuß stehen, sie alle führen einen verzweifelten Kampf gegen die derzeitigen problemreichen Veränderungen unseres Sozialwesens.
Und ganz sicher liegt die Ursache des Abgleitens zu immer geringer vorhandenen guten Arzt-Patientenverhältnissen bis hin zu einminütigen Massenabfertigungen nicht nur darin, dass in der heutigen Zeit viele Mediziner ihr Gelöbnis, eine zeitgemäße Version des früher gebräuchlichen Eides des Hippokrates nur noch pauschal und symbolisch leisten (können).

(Gelöbnis / Die Genfer Deklaration wurde im September 1948 auf der 2. Generalversammlung des Weltärztebundes in Genf, Schweiz verabschiedet. Sie soll eine zeitgemäße Version des Eides des Hippokrates darstellen und wurde mehrfach revidiert (1968, 1983, 1994, 2005 und 2006).)
Quelle: http://de.wikipedia.org/wiki/Genfer_Deklaration_des_Welt%C3%A4rztebundes

Gelöbnis

Bei meiner Aufnahme in den ärztlichen Berufsstand:
Ich gelobe feierlich mein Leben in den Dienst
der Menschlichkeit zu stellen;
Ich werde meinen Lehrern die Achtung und Dankbarkeit erweisen,
die ihnen gebührt;
Ich werde meinen Beruf mit Gewissenhaftigkeit und Würde ausüben;
Die Gesundheit meines Patienten soll
oberstes Gebot meines Handelns sein;
Ich werde die mir anvertrauten Geheimnisse
auch über den Tod des Patienten hinaus wahren;
Ich werde mit allen meinen Kräften die Ehre und die
edle Überlieferung des ärztlichen Berufes aufrechterhalten;
Meine Kolleginnen und Kollegen sollen
meine Schwestern und Brüder sein;
Ich werde mich in meinen ärztlichen Pflichten meinem Patienten gegenüber nicht beeinflussen lassen durch Alter, Krankheit oder Behinderung, Konfession, ethnische Herkunft, Geschlecht, Staatsangehörigkeit, politische Zugehörigkeit, Rasse, sexuelle Orientierung oder soziale Stellung;
Ich werde jedem Menschenleben von seinem Beginn an Ehrfurcht entgegenbringen und selbst unter Bedrohung meine ärztliche Kunst nicht in Widerspruch zu den Geboten der Menschlichkeit anwenden; dies alles verspreche ich feierlich, frei und auf meine Ehre.

Abschließend möchte ich zu diesem ersten Buchabschnitt noch einen kleinen Beitrag hinzufügen, der mich tief berührte und den mir die Schreiberin freundlicherweise für unser neues Buch zur Verfügung stellte.

Nach langem Quälen und Selbstzweifeln im Jan.2006 die Diagnose Fibro Krankengeld, Arbeitslosengeld habe ich hinter mir, jetzt lebe ich von Harz 4 und der kleinen Rente meines Mannes (Frührentner wg. Lungenkrebs 100% und gehbehindert).
Herausgerissen aus meinem geliebten Job (und ganz tollen Kollegen). Die Rente eingereicht habe ich schon lange. Abgelehnt! Widerspruch! Als Diagnose wurde festgestellt: Fibro, Migräne, psychische Störungen, HWS, LWS, Ischiasbeschwerden usw, usw. Aber auch: Gut gekleidet, gepflegt, kräftig gebaut, kann sich bücken, kann sich klar artikulieren. HÄHHH?
Nach einem Kuraufenthalt in Bad Camberg (fast acht Wochen im Sommer) hatte ich auch noch Bräune vorzuweisen!
Nun soll ich neu \"begutachtet \"werden.
Was soll ich tun, damit man mir glaubt??
Nicht mehr pflegen, keine Sonne, Hungern??
Ich möchte so gerne wieder alles tun wie vorher, aber ICH KANN NICHT.

Glauben die im Ernst, mir macht das Spaß: Angstzustände, Zukunftsangst, Hilfe annehmen statt zu geben, Schmerzen über Schmerzen, Schamgefühle, Depressionen, Schweißausbrüche, Unruhe, Unkonzentriertheit, Frustriertheit, ständig kämpfendes Immunsystem, und das Schlimmste: Nicht einmal meinem eigenen Mann immer helfen zu können.

Aber fragt nur mal die Ärzte von der Rentenkasse:
Ich bin kerngesund...
Oder ich sehe zumindest so aus!!!

Danksagung

Das vorliegende Buch konnte in der jetzigen Form nur aus einer Gemeinschaftsarbeit heraus entstehen. Deshalb möchte ich mich an dieser Stelle bei allen aktiven Mitgliedern unseres Forums Contra-dem-Schmerz für die intensive Mitarbeit im Forum herzlich bedanken. Durch die freundliche Hilfsbereitschaft mehrerer anonym bleibender Mitglieder war es möglich, einige besonders aussagefähige Beiträge wörtlich zu übernehmen. Ihnen gilt mein ganz besonderer Dank.

Besondere Wertschätzung gilt meiner Stellvertreterin unseres Forums, Frau Birgit Latz. Sie brachte sich trotz ihrer noch immer schwer belastenden Erkrankung mit vielen guten Ideen und Gedanken ein und führte als Betroffene das erste Korrekturlesen am Manuskript durch.

Auch meiner Verlegerin, Frau Petra Pauls, möchte ich abermals meinen allerherzlichsten Dank für die gemeinsame und freundschaftliche Zusammenarbeit bis zur Fertigstellung des Buches aussprechen.

Meiner Familie, welche mir, wie auch bei meinen ersten beiden Büchern viel Geduld und Verständnis entgegenbrachte und mir oft hilfreich zur Seite stand, möchte ich dieses spezielle Buch widmen. Denn auch ihnen habe ich es zu verdanken, dass ich heute sagen kann „Ich lebe wieder!“

Judith Dagota

Inhalt

Vorwort

Wir Betroffenen wissen, dass es momentan in Deutschland bei Fibromyalgie nur eine Therapie zur **Schmerzlinderung** gibt. Dafür verwendet man Medikamente der verschiedensten Arzneimittelgruppen, insbesondere Schmerzmedikamente und Psychopharmaka, die häufig eine Reihe recht unerfreulicher Nebenwirkungen aufweisen. Leider sind auch die meisten physiotherapeutischen Anwendungen bei Patienten nicht sonderlich beliebt, denn oft genug erfolgt dadurch keine Linderung, sondern Verschlimmerung der Beschwerden. Wenn diese Behandlungsform aber wirklich hilft, dann stets nur in begrenztem Zeitraum. Meiner Erfahrung zufolge sind persönliche sportliche Betätigungen wesentlich effektiver - allerdings nur dann, wenn der Körper nicht überfordert wird. Und zur Überforderung eines fibrokranken Körpers gehört leider nicht sehr viel.
Allerdings lässt sich mit all den genannten Behandlungsmethoden die Krankheit nicht aufhalten! Das Endstadium ist (nach Dr. Amand) die Osteoarthritis, also Arthrose vieler Gelenke. Unsere Ärzte wissen, dass man bei einer fortgeschrittenen Arthrose durchaus zum Pflegefall werden kann. Dass wir Fibromyalgiepatienten ALLE mit Riesenschritten auf diesen Zustand zusteuern, scheint keiner zu erkennen. Am eigenen Körper habe ich erfahren müssen, dass ich bei meiner Diagnosestellung Fibromyalgie auf den Röntgenaufnahmen (die ebenfalls zur Diagnosestellung und zwar zum Ausschlussverfahren wichtig sind), deutliche Arthrosesymptome in den Hüften und aller kleinen Gelenke hatte. Von meinen Halswirbelkörpern sprach man nicht. Ich konnte mich zu diesem Zeitraum nur mit Mühe die Treppen auf- und abwärts bewegen, mein Beschwerdebild passte voll zum Röntgenbild. Also hatte sich meine Fibromyalgie trotz der 10 Jahre lang intensiv durchgeführten Krankengymnastik weiterhin verschlechtert. Auch meine jährlich durchgeführten Entschlackungskuren in Eigenregie konnten demnach diesen Endzustand nicht verhindern. Ich befand mich also tatsächlich auf dem Weg zur Langzeitinvalidität, wie es 46 % der Menschen, die über 65 Jahre sind und an Osteoarthritis leiden ebenfalls geworden sind. (laut einem Informationsbericht aus Österreich über Therapiemöglichkeiten bei Osteoarthritis)
Wie froh bin ich heute, den mutigen Schritt gewagt zu haben und die Guaifenesintherapie in Eigeninitiative - und exakt nach Dr. Amands Angaben - zu beginnen. Ich bin heute nach fünfjähriger Guaifenesintherapie über 68 Jahre, aber ich bin kein Pflegefall. Im Gegenteil - das Treppensteigen gelingt mir wieder erstaunlich gut, ich mache wieder meinen Haushalt und wenn sich die Gelegenheit bietet, schwinge ich sogar das Tanzbein. Das konnte ich mit 60 Jahren überhaupt nicht mehr, weil sich dann sofort schmerzhafteste Blockierungen des unteren Bewe-

gungsapparates einstellten. Ich muss sagen, ich bin nicht nur erschrocken, sondern auch entsetzt, dass das erste Medikament, welches speziell für die Fibromyalgie zugelassen wurde (in Amerika), wieder NUR ein Schmerzmittel ist. Wie lange wird man noch der Meinung sein, dass es nach einem Lebensalter von 65 Jahren nur noch wenige Fibromyalgiepatienten gibt und die Krankheit also scheinbar rückläufig sei. Und das nur, weil man gegenwärtig bei jüngeren Menschen die unter der Krankheit Fibromyalgie leiden, weder an Röntgenbildern, noch an Laborbefunden Hinweise zu diesen Veränderungen erkennen kann. Das liegt allerdings meines Erachtens insbesondere an der Technik, die den Ärzten zum Diagnostizieren zur Verfügung steht. Also eine Vogel - Strauß - Politik? Oder ist man gar nicht darauf bedacht, so viele Menschen entschieden älter als früher werden zu lassen? Schaut man da möglicherweise in die dann viel zu leeren Rentenkassen?
Ich meine - wenn sie nicht so überteuert wären - dass die meisten der alternativen Therapieverfahren mehr Sinn gegen unsere Krankheit machen würden, als die Anwendungen der Schulmedizin. Doch leider bringt die Krankheit viele von uns an die Grenzen einer angemessenen und menschenwürdigen Existenz, so dass derartige Behandlungsmethoden sich nur wenige von uns leisten können.
Selbst die Spezialisten unter den Fibromyalgieärzten verwenden Therapien, die der Patient größtenteils aus der eigenen Tasche bezahlen muss, 10 000 Euro sind bei einer als Kur durchgeführten Behandlungsweise keine Seltenheit, die Linderung, wie sogar betroffene Ärzte bestätigten, blieb nur von kurzer Dauer.
Da zurzeit auf Guaifenesin kein Patent besteht, ist der Preis des Pulvers, im Gegensatz zu Schmerzmedikamenten sehr preiswert. Das einzige Problem scheint mir allerdings die leichte Blockierbarkeit des Guaifenesins durch Salicylate zu sein. (Auf diese Blockierung durch Salicylate gehen wir weiter unten noch ausführlich ein.) Salicylate sind in vielen kosmetischen Produkten enthalten, da es modern geworden ist, die verschiedensten pflanzlichen Inhaltsstoffe, insbesondere ätherische Öle beizufügen und als besonders „gesund" zu deklarieren. Inwieweit diese geringen zugefügten Mengen wirklich unsere Gesundheit unterstützen sei dahingestellt, zumindest macht es sich aber oft im höheren Preis bemerkbar.
Um eine Blockierung durch Salicylate zu vermeiden, müssen wir bei der Guaifenesintherapie deshalb auf diese Produkte verzichten. Aber genau hier könnte die Wissenschaft zum Zuge kommen. Denn mit einem speziellen Andock-Verfahren, wie wir dies ja bereits bei einer ganzen Reihe von Medikamenten kennen, könnte man das Problem durch die Salicylate ausschalten. Den Fibromyalgiepatienten und vielen der Schmerzgeplagten, die heute noch gar nicht wissen, dass sie unter dieser tückischen Krankheit leiden, könnte preiswert und vor Allem mit nur geringfügigen

Nebenwirkungen geholfen werden. Frühverrentungen und Invalidität aus Gründen der Krankheit Fibromyalgie und besonders infolge der Spätfolgen wären so nicht mehr nötig.

1. Therapievorbereitungen

1.1 Nach der Diagnosestellung

Nach der Diagnosestellung Fibromyalgie haben die meisten von Ihnen bereits eine Jahre- bis Jahrzehnte lange Odyssee von Arzt zu Arzt hinter sich. Immer wieder erlebten Sie unvorstellbare Enttäuschungen, ja nicht selten sogar schwere Kränkungen. Therapien, die zuerst viel Erfolg versprachen, brachten, wenn überhaupt, nur kurzzeitige Linderungen. Und sicher warteten auch Sie nach qualvollen Massagen und anderen Physiotherapien nach der anfänglichen Erstverschlimmerung auf die versprochene Linderung Ihrer Symptome.

Da man Ihnen wieder und wieder sagte, dass Ihre Beschwerden psychosomatischer oder psychischer Natur seien, zweifelten Sie schließlich an sich selbst. Und als Beweis Ihrer psychischen Erkrankung stellten sich auch prompt depressive Phasen ein, die Ihnen Hoffnungslosigkeit, Schlafstörungen und weitere Schmerzen bescherten.
Wen wundert es da, wenn Sie nach der Diagnosestellung Fibromyalgie nicht in Angst und Schrecken versetzt wurden, sondern erfreut aufatmeten, weil „ das Kind nun endlich einen Namen" hatte.
Leider verwandelt sich bei vielen Betroffenen die anfängliche Zuversicht, nun endlich eine Linderung der unerträglichen Schmerzen wahrnehmen zu können, in erneute Hoffnungslosigkeit. Die Kränkungen werden, ebenso wie die bereits bekannten und schwer erträglichen Symptome nicht geringer. Auch die frühere Lebensenergie und Lebensfreude können von Ihnen trotz extremem Kraftaufwand und sich daran anschließende tagelange Erschöpfungsphasen nicht mehr aufgebracht werden. Verlust der Arbeit, Freunde evtl. sogar der Familie sind häufig die Folgen.

Viel zu oft wurde Ihnen schon versprochen durch weitere, sehr wirkungsvolle neue Therapien, die Sie leider selbst finanzieren müssten, endlich die erhoffte Schmerzfreiheit oder zumindest eine Schmerzverringerung erreichen zu können. Doch immer sind es UNBETROFFENE Ärzte, Heilpraktiker oder Therapeuten, die in Ihnen neue Hoffnungen wecken wollen. Leider mussten Sie nach einigen Wochen oder Monaten im Nachhinein feststellen, dass Sie in Ihrer Hoffnungslosigkeit wieder einmal nur einer Geldabzocke auf dem Leim gingen, die Schmerzen jedoch abermals Ihr Leben bestimmen.
Die hier dargestellte Therapie können Sie in Eigenregie durchführen, das Geld, welches Sie dafür ausgeben, ist so geringfügig, dass sich damit kein medizinischer Experte zufrieden geben würde.
Der Endokrinologe Prof. Dr. Amand, der selbst ein Betroffener ist, entwickelte die Guaifenesintherapie nicht nur für sich und seine ebenfalls

unter Fibromyalgie leidenden Töchter, sondern auch für die Tausenden Patienten, die ihn aufsuchten, als sich herumsprach, dass es einen Arzt gibt, der all ihre Leiden ernst nimmt. Seine Theorie zur Ursache der Krankheit Fibromyalgie wird mittlerweile von internationalen Experten bestätigt.
Mit seinem Buch „ Fibromyalgie - die revolutionäre Behandlungsmethode durch die man vollständig von Beschwerden frei werden kann" gibt er allen Interessierten einen ganz konkreten Behandlungsplan, das Guaifenesinprotokoll in die Hand, welcher bei gewissenhafter Einhaltung zur Beschwerdefreiheit führt. Seit diesem Jahr ist in Deutschland auch die aktuelle, überarbeitete Auflage mit vielen weiteren Hinweisen und aktuellen Erkenntnissen zu seinem Lebenswerk (wie er selbst seine Forschung und die Arbeit mit den Fibromyalgiekranken bezeichnet) auf dem Markt. Wenn Sie einen Arzt haben, der bereit ist, Sie bei dieser Therapie zu unterstützen, so ist es gut - doch da auch dieser Arzt keinerlei Erfahrungen bei der Durchführung der Guaifenesintherapie besitzt, sollten Sie sich unbedingt auf die Hinweise von Dr. Amand verlassen und auf jede Art des Experimentierens verzichten. Und genau aus diesem Grund können Sie die Guaifenesintherapie auch in Eigenregie durchführen.
So lange Zeit wie ein Körper zum Krankwerden brauchte, so lange benötigt er gottlob nicht zur Regenerierung und Heilung. ***Aber immerhin fand Dr. Amand heraus, dass zwei Monate des Ausschwemmens mit Guaifenesin bewirken, dass ein ganzes Jahr der Krankheit zurückgespult bzw. innerhalb eines Jahres die im Körper eingelagerten Phosphate über die Nieren wieder ausgeleitet werden.*** Ungeduld und Zweifel sind dabei aber sicher keine guten Helfer. Mit Hoffnung, Mut und vor Allem gegenseitiger Hilfe und seelischer Unterstützung werden wir alle den Weg schaffen, den uns bereits Dr. Amand und seine Tausenden Patienten vorlebten.

1.2 Auf welche Wirkungsweise beruht die Guaifenesintherapie bei der Krankheit Fibromyalgie

Dr. Amand, der die Guaifenesinbehandlung für Fibromyalgiepatienten entwickelt hat, geht davon aus, dass die genetisch bedingte Unfähigkeit überschüssige anorganische Phosphate auszuscheiden unsere Beschwerden bewirkt. Mit der Nahrungsaufnahme gelangen die für den Stoffwechsel wichtigen Phosphate in unseren Körper. Unverbrauchte, also überschüssige Phosphate scheidet ein gesunder Körper bald darauf über die Nieren wieder aus. Da jedoch unser Körper auf Grund des Gendefekts dazu nicht fähig ist, lagert er bei Fibromyalgiekranken die Phosphate zunächst in den Knochen ab - bis diese quasi "voll" sind - und dann an Sehnen, Bändern, in den Muskeln und zum Schluss in den Gelenken. Durch all diese Ablagerungen entstehen unsere Beschwerden, welche unaufhaltsam stärker werden und schließlich zur nicht mehr umkehrbaren Osteoarthrose führen. Da der Gendefekt aber nicht behoben werden kann, werden auch weiterhin ununterbrochen überschüssige Phosphate in unserem Körper eingelagert, so dass schließlich jede Zelle davon betroffen ist. Jetzt hat unser Körper ein ernsthaftes Problem. Denn er ist nun nicht mehr fähig, mit Hilfe der Mitochondrien - dies sind winzige Kraftwerke in unseren Zellen, welche für die lebenserhaltende Energie sorgen - die erforderliche Energie in ausreichendem Maße herzustellen. Sie leiden nun unter einem ganz erheblichen und belastenden Energiedefizit. So müssen nach und nach immer mehr Bereiche auf Sparflamme umgestellt werden. Eine erholsame Regenerierung des Körpers während des Schlafes ist nicht mehr gewährleistet. Die generelle, spürbar hochgradige Erschöpfung beginnt. Spätestens ab diesem Zeitraum fängt auch für die Betroffenen die Odyssee von Arzt zu Arzt mit all seinen weiteren extrem belastenden und uns allen bekannten zusätzlich herbeigeführten Strapazen an.

„Noch einmal Glück gehabt" können nun all jene Fibromyalgiekranke sagen, die bereits in dieser Phase die Guaifenesintherapie kennen lernen und sich für diese entscheiden. Denn je eher die Therapie begonnen wird, desto schneller werden die abgelagerten Phosphate ausgeschwemmt werden können. Ein Patient, der eine Ärzte-Odyssee von mehr als 20 Jahren hinter sich hat, was leider noch immer keine Seltenheit ist, wird fast immer unter härteren und längeren Wieder-Ausschwemmungszeiten zu leiden haben. Ich muss mich leider ebenfalls zu diesen zuletzt Genannten zählen.
Und dennoch würde ich keinen Augenblick zögern, um all diese Ausschwemmungszeiten noch einmal über mich ergehen zu lassen. Denn dank Dr. Amand habe ich mein Leben wieder! Was sind schon zwei, drei harte Jahre gegenüber einem zukünftig schmerzfreien Leben, in dem mir mein Körper gestattet, all die vielen Dinge, die ein erfülltes Leben ausmachen, wieder zurückzuerobern. Auch hatte ich ja keine andere Alternative, nur die Wahl zwischen völliger Bettlägerigkeit mit einem Dahinvegetieren oder das Wagnis, die vor sechs Jahren in Deutschland noch wenig bekannte Guaifenesintherapie zu beginnen. Ich habe mich für Letzteres entschieden und es nie bereut; nur bedauert, diese Therapie nicht schon viel früher kennen gelernt zu haben.
Wenn wir die Guaifenesintherapie beginnen, löst das Guaifenesin nun langsam und nach und nach diese jahrzehntelang bestandenen und ständig umfangreicher werdenden Ablagerungen wieder auf, schwemmt sie aus und transportiert die ausgeschwemmten Teilchen zu den Nieren. Da der Gendefekt darin besteht, dass wir nicht in der Lage sind, Phosphate über die Nieren wieder ausscheiden zu können, öffnet sozusagen das Guaifenesin die Rezeptoren (winzig kleine Öffnungen) in den Nieren und ermöglicht so die Ausscheidung.

Auf diese Rezeptoren passen jedoch Salicylate noch viel besser. Salicylate sind Bestandteile von Pflanzen und deren Gesunderhaltung dienlich. Wir nehmen sie durch die Nahrung oder über kosmetische Produkte auf, denen heutzutage häufig pflanzliche Inhaltsstoffe zugefügt werden. Und das ist das eigentliche Problem bei der Guaifenesintherapie. Unser Körper versucht nun in Zyklen die eingelagerten Phosphate auszuscheiden. Er bringt zusätzlich Wasser in die Zellen, um die Phosphate ausschwemmen zu können und dann zur Niere zu schicken.
Sind die Rezeptoren in der Niere allerdings durch Salicylate blockiert, kann das Guaifenesin keine Ausscheidung bewirken. Also müssen die Phosphate wieder zurück - abermals irgendwo eingelagert werden.
Denn im Blut dürfen sie nicht verweilen, das lässt unser Stoffwechsel nicht zu. Wir sprechen dann von einer Blockierung unserer Therapie durch Salicylate.
Diese Phosphattransporte in beide Richtungen verursachen eine Menge Beschwerden, (jeder an Fibromyalgie Betroffene kennt sie durch die täglichen neuen Einlagerungen) belasten den Stoffwechsel und kosten sehr viel Kraft.
Wenn das Guaifenesin arbeiten kann, die Rezeptoren nicht durch Salicylate blockiert sind, scheidet der Körper zyklisch immer mehr der abgelagerten anorganischen Phosphate aus. Zwischen den Zyklen stellen sich nach und nach immer mehr gute bis sehr gute Zeiten ein, die von wenigen Stunden bis hin zu mehreren guten und schmerzfreien Wochen, ja sogar Monaten reichen können. Je mehr Phosphate der Körper im Laufe der Therapiezeit ausgeschwemmt hat, umso schmerzfreier wird der Körper.
Die ersten guten bis sehr guten Tage erinnern an die Zeit, da die Krankheit noch nicht ausgebrochen war und machen regelrecht süchtig nach MEHR davon. Diese Tage, an denen man sich einfach wunderbar fühlt, sind eine hervorragende Motivation, um die besonders zu Anfang belastenden schweren Zyklen anzunehmen und die Therapie gewissenhaft durchzuführen.
Bei Betroffenen, die erst kurze Zeit unter der Fibromyalgie leiden, können diese Anfangsschmerzen als recht stark empfunden werden. Denn der Körper wird ja auch in den Bereichen gereinigt, welche erst bei weiterem Fortschreiten der Krankheit schmerzhaft werden würden. Man blickt dann sozusagen kurzzeitig in die Zukunft und lernt die Verschlimmerungen kennen, unter denen man erst in ein bis zwei Jahren zu leiden hätte. Durch die nun begonnene Guaifenesintherapie bleiben Sie jedoch bis auf die kurzzeitigen Erstverschlimmerungen von diesen ansonsten ständig stärker werdenden Schmerzen verschont.
Da nach Dr. Amand unsere Beschwerden infolge eines Gendefektes entstehen, kann das Guaifenesin zwar nicht den Gendefekt heilen - deshalb muss man das Guaifenesin auch ein Leben lang nehmen - aber es

kann alle Ablagerungen beseitigen, wodurch der Körper wieder gesundet.
Auch wird durch die Dauereinnahme von Guaifenesin verhindert, dass erneut Phosphate den Körper schwächen und schädigen.
Das Wichtigste bei dieser Therapie sind Ausdauer und wirklich zu lernen, wie man vorgehen muss, um die Blockierung durch Salicylate zu vermeiden.

Nun könnte einem der Gedanke kommen, je mehr Guaifenesin man einnimmt, desto schneller ist man all' seine Beschwerden los. Doch das funktioniert so leider nicht. Die Nieren können die gelösten Phosphate nicht unbegrenzt ausscheiden, sondern die Menge des Ausscheidens ist genetisch vorgegeben. Wird mehr ausgeschwemmt, als die Nieren ausscheiden können, geschieht ein ähnlicher Prozess wie bei einer Blockierung durch Salicylate; die ausgeschwemmten Teilchen müssen bei einem Zuviel erneut eingelagert werden. Und dies verursacht zusätzliche Beschwerden.
Es geschieht allerdings nicht selten, dass man nach den anfänglichen intensiven Ausschwemmungszyklen einen niedrigeren Schmerzpegel erreicht. Dann kann man ab diesem Zeitpunkt seinen Körper doch Schritt für Schritt auf eine höhere Dosis einstellen und dadurch eine frühzeitigere Schmerzfreiheit erreichen. Grundsätzlich geht Dr. Amand aufgrund seiner über 50 Jahre gesammelten Erfahrungen davon aus, dass der Betroffene in zwei Monaten Ausschwemmungszeit den Körper von etwa 1 Jahr seiner bisherigen Ablagerungen befreit.

1.3 Wichtige Kontrollmaßnahmen zur kontinuierlichen Beobachtung des erfolgreichen Durchführens der Guaifenesintherapie: Notizen zum Befinden vor dem Therapiebeginn und das Anlegen einer Körperkarte/Anlegen eines Guaifenesintagebuches

Wenn Sie sich entschieden haben, die Guaifenesintherapie anzuwenden, sollten Sie sich hinsetzen und alle Beschwerden, die Sie zu diesem Zeitpunkt belasten, stichpunktartig notieren. Diese Aufzeichnungen werden Ihnen zum späteren Vergleich Ihrer Ausschwemmergebnisse und zur Kontrolle des korrekt durchgeführten Therapieprotokolls dienlich sein. Sinnvoll ist besonders das Anlegen einer Körperkarte, um auf dieser vor Therapiebeginn die bereits vorhandenen Verhärtungen und Schwellungen bestimmter Muskelpartien einzuzeichnen. Dieses Ertasten der Verhärtungen und Schwellungen nennt Dr. Amand Kartierung. Er empfiehlt Kartierungen grundsätzlich von erfahrenen Physiotherapeuten oder Osteopathen durchführen zu lassen, da sie aufgrund ihrer Erfahrungen in der Lage sind, Unterschiede zu gesunden Personen feststellen zu können. Auf die Technik der Kartierung gehen wir unter dem Punkt 1.7 und insbesondere bei der Kartierungsanleitung, die Sie im Anhang dieses Buches vorfinden, konkreter ein.

Mit Hilfe des Symptomtagebuches aber besonders auch mit der Körperkarte können Sie während des weiteren Verlaufs der Guaifenesintherapie mit einem Blick erfassen, wie erfolgreich Ihre Ausschwemmungsergebnisse sind. Beachten Sie bitte auch die Hinweise im Buch von Dr. Amand zu dieser Thematik.
Da bei einer Reihe von Patienten die ausgeschwemmten Partikel im Urin sichtbar werden, ist es günstig - falls auch Sie diese Hinweise der Ausschwemmung beobachten wollen - bereits vor Therapiebeginn Ihren Urin stichprobenartig nach seinem Aussehen zu kontrollieren. Dazu ist es nötig, ähnlich wie bei einer Urinprobe (z. B. beim Frauenarzt) diesen in ein kleines Wasserglas zu lassen. Halten Sie beim Betrachten des Inhalts das Gläschen vor eine Lichtquelle (auch Tageslicht), aber nicht so dicht, dass es zu Spiegelungen oder Irritierungen durch die Lichtquelle kommt. Normalerweise wird Ihr Urin klar und durchsichtig sein, ob er von hellerem oder dunklerem Aussehen ist, hängt von der Menge Ihrer Flüssigkeitszufuhr ab. Aber auch durch bestimmte Nahrungsmittel kann der Urin im Farbton etwas verändert sein.
Falls Sie zu den Patienten gehören, die während des Therapieverlaufs bei Ausschwemmungsphasen verstärkt größere Partikel wie Hautteilchen oder weiße Flöckchen bemerken, so können Sie dies als eine Bestätigung des optimalen Klärens Ihres Körpers betrachten. Mitunter sind auch kleine Blubberbläschen zu sehen, so als hätte man sich ein leicht kohlensäurehaltiges Getränk ins Glas gegossen.

Sollten jetzt bei der Vorkontrolle bereits kleine schwimmende Partikel zu sehen sein, stammen diese meist aus dem Inneren der Harnblase. Bei akuten Blasenentzündungen treten sie vermehrt auf. Meist sind es viele, kleinste schwimmende Teilchen, die an Staub erinnern oder auch einzelne Hautfetzen. Allerdings können solche Partikel auch infolge verschiedener Krankheiten auftreten, und man tut gut daran, dies fachärztlich abklären zu lassen. Wenn Sie nach der Einnahme des Guaifenesins keinerlei Veränderungen feststellen können, so liegt entweder Ihre individuelle Guaifenesindosis erheblich höher, so dass noch kein intensives Ausschwemmen beginnen konnte oder sie gehören zu den Fibromyalgiebetroffenen, bei denen keine größeren sichtbaren Teilchen während der Ausschwemmung sichtbar werden.
Die Vermutung, dass man mit Hilfe des Urins kontrollieren kann, ob die Nieren durch Salicylate blockiert sind, können wir bisher leider nicht bestätigen.
Im Allgemeinen vermuten Betroffene erst dann eine Blockierung durch Salicylate, wenn sie von einem sehr langen, mehrere Wochen andauern-

den und nicht endenwollenden Ausschwemmungsschub betroffen sind. Bleiben die Schmerzen dabei konstant, besteht keine Gefahr blockiert zu sein. Ständig stärker werdende Schmerzen sollten für Sie allerdings ein Alarmsignal sein und Sie unbedingt dazu veranlassen, eine erneute intensive Salicylatkontrolle durchzuführen.
Leider müssen Sie sich bei einer Blockierung durch Salicylate unnütz quälen, denn wenn Sie blockiert sind, kann ja das ausgeschwemmte Phosphat den Körper nicht mehr über die Nieren verlassen, sondern muss sich erneut einlagern.
Um diesen Zustand gar nicht erst entstehen zu lassen, ist es sehr sinnvoll, sich ein Guaifenesintherapie-Tagebuch anzulegen. So wird man ständige Steigerungen der Schmerzen wesentlich früher erkennen, als wenn man sich nur auf sein Gefühl verlässt.
Das Tagebuch hilft Ihnen neben dem leichteren Erkennen von Blockierungen auch sehr gut beim Finden der persönlichen Dosis, also der Menge und Stärke der Kapseln, die Sie täglich einnehmen müssen.
Wichtig ist natürlich, dass Sie Ihre Beobachtungen regelmäßig eintragen. Doch übertreiben Sie dabei nicht. In unserem Forum haben wir Anfänger der Therapie kennen lernen müssen, welche die ersten Tage den Stift beim Aufstehen in die Hand nahmen und erst beim Zubettgehen wieder weglegten.
So ein intensives Konzentrieren auf das körperliche Befinden spiegelt keinesfalls die reale körperliche Reaktion auf die Einnahme des Guaifenesins wieder, vielmehr wird das Unterbewusstsein eine Erwartungshaltung einnehmen und alle möglichen Empfindungen auslösen. Also, auch beim Beobachten des Befindens gilt „Übertreibungen unbedingt vermeiden"!
Wie wichtig es ist, ein Symptomtagebuch zu führen, möchte ich anhand eines Eintrages in unserem Forum aufzeigen:
Beispiel:
Ich kann dir nur ganz dringend ans Herz legen, ein Symptom-Tagebuch zu führen, da früher oder später der Zeitpunkt kommt, wo du dich fragst, was sich überhaupt verändert hat oder ob das Guaif. wirkt.
Denn dann kannst du deine Aufzeichnungen zur Hand nehmen und dann wird dir auffallen, wie viel sich bereits verbessert hat.
Ich selber schaue bei Stillstand oder wenn es mir schlecht geht immer meine Symptomliste an und merke dann, um wie viel es mir heute schon besser geht.
Diese Liste hat sogar meinen Arzt überzeugt. Als es mir vor einem 3/4 Jahr wieder ziemlich schlecht ging, meinte er, ob die Therapie vielleicht doch nichts bringt und wir wieder auf chinesische Kräuter umstellen sollten. Da zeigte ich ihm meine Symptom-Liste und was sich davon schon alles gebessert hat. Daraufhin meinte er, das Guaif. hätte soviel

bewirkt, dass ich auf jeden Fall dabeibleiben und so weiter machen soll. Schön, nicht?

1.4 Das Buch von Dr. Amand

Die Guaifenesintherapie durchzuführen, ohne vorher das erste oder zweite Buch von Dr. Amand zum Guaifenesinprotokoll intensiv und aufmerksam gelesen zu haben, stellt meines Erachtens nicht nur eine oberflächliche Vorbereitung dar, sondern muss auch mit einem grob fahrlässigen Verhalten verglichen werden, welches einem erfolgreichen Therapieverlauf entgegen steht. Dadurch wird nicht nur der persönliche Erfolg infrage gestellt, sondern die Misserfolge, die sich unweigerlich durch eine Reihe von ansonsten vermeidbaren Fehlern einstellen werden, sind auch für weitere interessierte Fibromyalgiebetroffene eher abschreckend, denn ermutigend.
Nutzen Sie, so wie es von Dr. Amand gedacht ist, dieses Buch als Grundlage und Kontrolle bei der Durchführung der Therapie, die Ihnen hier in Deutschland leider erst in den seltensten Fällen Ihr eigener Hausarzt anbieten wird.

1.5 Spezielle Vorbereitung auf den Therapiebeginn

Nachdem Sie das Buch von Dr. Amand gelesen und sich sicher sehr oft wiedererkannt haben, nachdem Sie immer wieder in das Buch von Dr. Amand hineingeschaut und einzelne Kapitel wiederholt gelesen haben, ist es nun an Zeit, sich um das Kontrollieren und Austauschen Ihrer Pflegeprodukte zu kümmern. Anfänger machen sich zunächst keine großen Gedanken über diese Umstellungsarbeit. Doch das ändert sich ganz schnell und zwar ab dem Zeitpunkt, wenn man in Dr. Amands Buch gelesen hat, aus wie vielen Pseudonymen die verbotenen Salicylate bestehen. Jahr für Jahr, ja selbst Monat für Monat kommen neue Pflegeprodukte hinzu und bei bekannten Produkten werden Inhaltsstoffe ausgetauscht. So sind wir leider bei JEDEM Neukauf gezwungen, unsere Pflegeprodukte, kosmetischen Produkte, aber auch jedes neue Medikament und insbesondere auch Nahrungsergänzungsmittel nach Salicylaten zu überprüfen. Zunächst scheint dies ein undurchführbares Unterfangen zu sein. Doch mit ein wenig Geduld, Ausdauer und Zuversicht schaffen auch Sie das, so wie es vor Ihnen bereits viele andere Guaifer(innen) geschafft haben. Beginnen Sie nach Möglichkeit mit einer kleinen, nur unbedingt notwendigen Anzahl von Produkten.
So kann man zu Beginn der Therapie sicher auf mehrere Produkte für den gleichen Körperbereich verzichten. Dadurch wird das Durchchecken nach Salicylaten wesentlich vereinfacht.
Beginnen wir gleich gemeinsam mit der Zahnpasta. Da wir hier keine Auswahl haben, sondern nur die Sorte „**elmex mentholfrei**" verwenden

dürfen, bleibt uns nichts anderes übrig, als uns an den leider doch sehr gewöhnungsbedürftigen Geschmack dieser Zahncreme zu gewöhnen (*Stiftung Warentest: TEST 11/2006: Note "GUT" (2,1)).*

Aber dafür können wir damit auch nichts verkehrt machen, also werden nicht blockieren.
Für Ihre weiteren infrage kommenden Pflegeprodukte haben wir Ihnen im Anhang einige Möglichkeiten zusammengetragen. Doch bitte vergessen Sie nicht - auch wenn diese Artikel beim Druck des Buches noch verwendbar waren - diese jetzt unbedingt mit Hilfe des Salicylateführers auf „Salicylatfreiheit" hin zu überprüfen.
Falls Sie Internetzugang haben oder jemand kennen, der darin firm ist, so können Sie über die Google - Suchmaschine die Inhaltstoffe, die Sie noch nicht durch unseren Salicylateführer gefunden haben, dahingehend überprüfen, ob es sich um pflanzliche oder chemische Stoffe handelt. Chemische Stoffe sind verwendbar, außer wir müssen sie zu folgender Gruppierung einordnen:
„Jegliche Formen von Minze, natürlich oder synthetisch müssen unbedingt gemieden werden.
Dasselbe gilt für ätherische Öle wie Menthol oder Campher (Kampfer)."
Unser kleiner Salicylatkurs wird Ihnen ebenfalls die Arbeit erleichtern helfen.
Aber endlich haben Sie es geschafft und Sie schauen sogar etwas stolz, möglicherweise aber auch ein wenig traurig auf das zusammengeschrumpfte Sortiment Ihrer Pflegeprodukte. Doch die Schmerzen der letzten Zeit bedrängen Sie, nun endlich mit der Guaifenesintherapie zu beginnen. In diesem Fall sollten Sie dennoch nicht sofort loslegen. Günstiger ist es, für den Therapiebeginn eine Zeit auszuwählen, in welcher Sie nicht durch akute, stärkere Schmerzen belastet sind. Auch verstärkter Stress ist kein guter Begleiter des Therapiebeginns. Falls Sie sich nun noch etwas gedulden müssen, so empfehle ich Ihnen zur Überbrückung ein kleines Studium zum besseren Erkennen von Salicylaten.

1.6 Kleiner Salicylatcheck für Anfänger und Fortgeschrittene

Was sind Salicylate? Warum müssen wir sie meiden?
Salicylate und weitere hier nicht erwähnensnotwendige Stoffe sind den Pflanzen zu ihrer Gesunderhaltung dienlich. Durch sie ist es möglich, innerhalb der Pflanze einen Mechanismus in Bewegung zu setzen, der sie beispielsweise vor Schäden durch Bakterien, Pilzen oder Viren schützen kann. Auch innerhalb der Humanmedizin wird diese Fähigkeit unserer Pflanzen sinnvoll genutzt.
Die meisten von Ihnen kennen beispielsweise das Medikament ASS, in welcher der Wirkstoff Salicylsäure zum Einsatz kommt.

Das bedeutet also, dass Salicylate für uns nicht schädlich sind, außer im Fall einer Unverträglichkeit. Dennoch müssen wir innerhalb der Guaifenesintherapie peinlichst genau darauf achten, dass besonders unsere Haut nicht mit diesem Stoff in Berührung kommt. Denn dann würden wir riskieren, dass die Wirkungsweise der Guaifenesintherapie außer Kraft gesetzt wird. Wir sprechen dann von einer Blockierung durch Salicylate. Doch nicht nur die Wirkungslosigkeit unserer Therapie, sondern vor Allem die dadurch hervorgerufenen verstärkt und zusätzlich auftretenden Schmerzen sollten uns dazu animieren, unsere Pflegeprodukte mit exakter Genauigkeit auf das mögliche Vorhandensein von Salicylaten zu überprüfen.
Doch was geschieht nun genau bei einer Blockierung durch Salicylate? Wie wir bereits wissen, löst das Guaifenesin langsam die Phosphatablagerungen auf, schwemmt sie aus und transportiert die ausgeschwemmten Teilchen zu den Nieren. Da unser Gendefekt aber darin besteht, dass wir nicht fähig sind Phosphate, welche unser Körper nicht benötigte, wieder über die Nieren ausscheiden zu können, öffnet das Guaifenesin nun die Rezeptoren (winzig kleine Öffnungen) in den Nieren und ermöglicht so die Ausscheidung. Genau auf diese Rezeptoren passen jedoch noch viel besser die deshalb von uns gefürchteten Salicylate. Es gibt organische und synthetische Salizylate. Pflanzenöle z.B. enthalten organische Salicylate und Aspirin z.B. synthetische Salicylate.
Unser Körper versucht in Zyklen immer wieder, die eingelagerten Phosphate auszuscheiden. Er bringt mehr Wasser in die Zellen, um die Phosphate auszuschwemmen und zur Niere zu schicken. Sind die Rezeptoren in der Niere nun durch Salicylate blockiert, kann das Guaifenesin keine Ausscheidung bewirken. Also müssen die Phosphate wieder zurück und abermals eingelagert werden. Diese Phosphattransporte in beide Richtungen verursachen eine Menge Beschwerden, jeder Fibromyalgiebetroffene kennt sie durch die täglichen neuen Einlagerungen. Die Blockierungen bringen den Stoffwechsel durcheinander, kosten sehr viel Kraft und sollten unbedingt vermieden werden.

Deshalb zu Ihrer Unterstützung nun unser kleiner Salicylatcheck.
Enthalten die Inhaltsstoffe die Silben:
SAL, MENTH, CAM
Pflanzennamen + Öl (Oil), Extrakt, Gel
Rutin, Quercitin, Herperidin = (Bioflavonoide)
Betahydroxy (Salicylat)
Fulvic acid (Salicylat)
Meradimate in Sonnencreme dürfen wir nicht verwenden.
Ausnahme: Mais, Reis, Hafer, Weizen oder Sojabohne sind okay

Beispiel
Sunflower Seed Oil = nicht okay

Sunflower Seed Oil Glyceride= okay, da der gesamte Name aussagt, dass es sich um eine chemische Verbindung handelt.
Glyceride = rein chemisch.
Sunflower Seed Oil wird den Glyceriden nur hinzugefügt, damit es sich besser anhört!

Die Endungen:
Ene = Terpene o.k.
Ol = Alkohol o.k.
PEG = mit allen Nummern o.k.
Beispiel: PEG-40 Hydrogenated Castor Oil
ABER= Hydrogenated Castor Oil nicht o.k.
Chemische Inhaltsstoffe egal welcher Herkunft sind in Ordnung, es sei denn sie enthalten die Silben:
Sal
Menth
Camph
Betahydroxy
Fulvic acid

1.7 Kartierung

Unter einer Kartierung verstehen wir das sanfte Abtasten und Streichen über bestimmte Muskel- und Gewebebereiche, in denen sich erfahrungsgemäß verstärkt Phosphate ablagern können. Sinnvollerweise sollte dies ein Physiotherapeut, Osteopath oder als Chirotherapeut ausgebildeter Arzt vornehmen. Jedes verstärkte oder falsche Drücken der betroffenen Bereiche verfälscht das Beschwerdebild und macht es sinnlos für zukünftige Vergleiche zur Feststellung der Fortschritte bei der Ausschwemmung durch die Guaifenesintherapie.
Leider finden gerade hier in Deutschland nur wenige Betroffene einen entsprechenden Ansprechpartner, um die Kartierung durchführen zu lassen. In diesem Fall müssen wir das Symptomtagebuch als einzigen schriftlichen Beleg noch gewissenhafter führen.
Eine Kartierung sollte im Idealfall vor dem Beginn der Guaifenesintherapie, dann weiterhin im ersten Jahr der Therapie vierteljährlich und später jährlich durchgeführt werden, um Vergleichsmöglichkeiten zur Wirkung der Ausschwemmung durch das Guaifenesin festhalten zu können.
Eine konkrete Kartierungsanleitung finden Sie im Anhang unseres Buches.

1.8 Kurzanleitung zur Guaifenesintherapie

Auch wenn wir Ihnen hier eine Kurzanleitung zur Guaifenesintherapie vorstellen, so darf diese keinesfalls als die einzige Informationsquelle zum Durchführen dieser Therapie angesehen werden. Sämtliche unter dem Kapitel „1. Therapievorbereitungen" aufgeführten Vorbereitungshinweise sind gewissenhaft und intensiv auszuführen.

Nachdem Sie Ihre Pflegeprodukte, Medikamente und Nahrungsergänzungsmittel gewissenhaft auf Salicylate überprüft und wenn nötig, ausgetauscht haben, können Sie sich der Einfachheit halber Ihre ersten Kapseln bei der Angertor-Apotheke in Langenau bestellen. Es ist die einzige Apotheke in Deutschland, die fertige Guaifenesinkapseln anbietet und einen Versand durchführt. Hier nun die genaue Adresse:
Angertor Apotheke
Reinhard Kraski
Hindenburgstraße 56
89129 Langenau
Tel. : 07345-5855
Fax : 07345-21817
eMail: angertorapotheke@gmx.de
Bestellung im: Onlineshop

Wir möchten an dieser Stelle darauf hinweisen, dass wir mit diesen Mitteilungen keinerlei Werbung betreiben, sondern nur unsere Erfahrungen an Neulinge weitergeben.

Da grundsätzlich mit der kleinsten Dosis begonnen wird, benötigen auch Sie zunächst die Kapselgröße 300 mg, so dass die kleinste Packungsgröße der Angertor-Apotheke von 100 Kapseln à 300 mg für 21,85 Euro ausreichend für das Einsteigen in diese Therapieform ist.
Einzunehmen sind täglich morgens und abends je eine 300 mg Kapsel, also zwei Kapseln am Tag. Die erstmalige Einnahme sollte NICHT in einem Zeitraum liegen, in welchem sie besonders gestresst oder unter extrem starken Schmerzen zu leiden haben. (Es sei denn, es gibt für Sie keine besseren Zeiten mehr!)
Für Sie beginnt jetzt die Zeit der **Dosisfindung**, denn jeder Betroffene benötigt seine ganz individuelle Dosismenge. Erst wenn Sie die für Sie richtige Dosismenge gefunden haben, kann ein optimaler Ausschwemmungsprozess beginnen. Diese optimale Dosis haben Sie dann gefunden, wenn sich infolge der Ausschwemmung die gegenwärtigen Schmerzen deutlich erhöhen. Diese kurzzeitige Verschlimmerung der Beschwerden kennen Sie auch bei Physiotherapien und sie sagen Ihnen, dass Ihr Körper auf die Therapieform reagiert.
Wir finden es ratsam zunächst drei bis vier Wochen bei der Anfangsdosierung morgens 300 mg und abends 300 mg zu bleiben, denn kurzzeitige Verschlimmerungen können die verschiedensten Ursachen haben. (Erwartungsdruck, Wetterfühligkeit, körperliche oder psychische Belastung)

Wer für die weitere Kapselversorgung eine kleine Mühe nicht scheut, kann sich die Kapseln dann selbst füllen oder auch das Pulver pur (aber Achtung = bitter) in Saft oder Wasser einnehmen. Dadurch ist es möglich, den monatlichen Preis für die Guaifenesintherapie ganz erheblich zu senken.
Da jeder Guaifenesinanwender seine ganz individuelle Dosis ermitteln muss, setzen wir hier zum Vergleich des Preises eine höhere Dosis an. Bei einer Tagesdosis von 2 x 1200 mg betragen die Kosten der selbst gefüllten Kapseln monatlich etwa fünf Euro.
Das Guaifenesinpulver kann man in den meisten Apotheken auf Bestellung erhalten. Einige Apotheken füllen auf Wunsch auch das Pulver sofort in Kapseln, allerdings wirkt sich dies ganz erheblich auf den Preis aus. Auch die Preise werden sehr unterschiedlich festgelegt. Deshalb fügen wir hier die Telefonnummern zu drei Apotheken hinzu, bei welchen Sie das Pulver sehr preiswert einkaufen können und wo ebenfalls ein Versand möglich ist:

Adler – Apotheke, 72070 Tübingen, 1 kg 60,00 €, Tel. 07071-8178
Kronenapotheke, 72474 Winterlingen, 1 kg 60,00 €, Tel. 07434 -93910
Jupiter-Apotheke, 72475 Bitz, 1 kg 60,00 €, Tel. 07431-9353030

Falls Sie das Pulver nicht pur einnehmen wollen, so benötigen Sie noch eine Kapselfüllmaschine und Leerkapseln. Beide können bei der Herausgeberin der deutschen Ausgabe des Buches von Dr. Amand und Leiterin der Selbsthilfegruppe 89129 Setzingen Frau Dora Maier besonders preisgünstig erworben werden. Als Waage eignet sich eine Brief- oder Löffelwaage. Nachdem Sie einen Monat lang die niedrigste Dosis für die Guaifenesintherapie eingesetzt haben, wird es offensichtlich geworden sein, ob Sie zu den 20 % der Guaifenesinanwender gehören, bei denen schon diese geringe Menge Guaifenesin ausreicht, um den intensiven Ausschwemmungsprozess in Gang zu bringen. Dr. Amand geht von der Überlegung aus, dass die Schmerzen, welche den Beginn der Ausschwemmung beweisen, wesentlich intensiver als vorher sein sollten, aber dennoch nur so stark, dass Sie auch weiterhin in der Lage sind, noch funktionieren zu können Die meisten der Fibromyalgieerkrankten, nämlich 80 % der Betroffenen müssen nach einem Monat eine erste Steigerung vornehmen. Verdoppeln Sie zunächst die morgendliche Dosis von 300 mg auf 600 mg. Wenn diese Menge keine verstärkten Schmerzen erzeugt, dann können Sie nach ein bis zwei Tagen auch die abendliche Dosis von 300 mg auf 600 mg erhöhen. Nun sind Sie bei 1200 mg pro Tag angekommen.
Etwa 60 % der Betroffenen benötigen die individuelle Dosis zwischen 1200 - 1800 mg Guaifenesin, um zu erreichen, dass sich die Symptome

der Fibromyalgie erheblich verstärken, aber dennoch nicht zu schlimm sind, so dass sich auch weiterhin der Alltag meistern lässt.
Wenn sich die Beschwerden bei weiteren Schüben erhöhen, ist besonders in der Anfangszeit das zeitweilige Einsetzen von Schmerzmitteln angebracht. Sobald die stärkste Ausschwemmung vorüber ist, werden Sie diese nicht mehr oder nur noch in Ausnahmefällen benötigen. Haben Sie nach der Dosiserhöhung auf 1200 mg keinerlei Verstärkungen Ihrer Schmerzen feststellen können, so ist es ratsam, noch innerhalb dieses Monats langsam auf 1800 mg zu steigern. Wenn Sie nach zwei Monaten der Anwendung der Guaifenesintherapie sagen können, es haben sich mit der jetzigen Dosis bereits einige gute, schmerzarme Tage eingestellt, dann ist dies Ihre ganz persönliche Ausschwemmungsdosis. Denn bedenken Sie, nicht Ihr Wille Schmerzen aushalten zu können (oder auch nicht), entscheidet über die Höhe der Dosis, sondern entscheidend ist, wie viel Ihr Körper über die Nieren auszuscheiden vermag.

Bei einem Zuwenig des Guaifenesins kann der Prozess der Ausschwemmung nicht optimal in Bewegung gebracht werden, bei einem Zuviel des Guaifenesins schaffen es die Nieren nicht, alle ausgeschwemmten Teilchen aus dem Körper auszuleiten. Die Folge von einem Zuwenig ist die Verlängerung des Ausschwemmungsprozesses. Bei einem Zuviel ist ein erneutes Einlagern-Müssen der ausgeschwemmten Teilchen notwendig, was zusätzliche Schmerzen bedeutet.
Wenn Sie auch nach zwei Monaten meinen, Ihre optimale Verträglichkeitshöhe des Guaifenesins kann durchaus nochmals gesteigert werden, dann gehen Sie genau so vor, wie bei der ersten Dosissteigerung. Sollten Sie nach einiger Zeit einer Dosissteigerung feststellen müssen, dass die neue Dosis doch zu hoch ist, so können Sie selbstverständlich wieder auf die bisherige Dosis zurückgehen. Vermeiden Sie aber grundsätzlich ein ständiges Hin und Her Ihrer Dosiseinstellung. Es kann jedoch passieren, das sich selbst nach ein bis zwei Jahren, wenn die tieferen Gewebeschichten ausgeschwemmt werden, eine erneute Dosiserhöhung erforderlich macht. Gehen Sie auch dann wie oben beschrieben vor.

1.9 Was Sie unbedingt über Hypoglykämie wissen sollten!

Viele Fibromyalgiebetroffene leiden neben der Fibromyalgie auch noch unter einer Hypoglykämie. Die Symptome dieser zeitweilig auftretenden Unterzuckerung des Körpers sind teilweise den Fibromyalgiesymptomen zum Verwechseln ähnlich.

Folgende Symptome können bei Hypoglykämie auftreten:

Akute Symptome:
Heißhungerattacken; Heißhunger besonders auf Süßes; Übelkeit; Erbrechen; Schwäche; Blässe; Schweißausbrüche; Zittrigkeit; Herzklopfen;

Herzrhythmusstörungen; Kribbeln; Kopfschmerzen; Nervosität; Sehstörungen; Schwindel; Verwirrung; Bewusstseinsstörungen; Angstgefühle; Panikattacken; Alpträume und schwere Schlafstörungen; Gewichtszunahme.

Chronische Symptome:

Erschöpfung, Schlaflosigkeit; depressive Störungen; Reizbarkeit, Unruhe; Erinnerungs- und Konzentrationsstörungen; Schläfen- oder Stirnkopfschmerzen; Schwindelgefühle, Benommenheit; Schweißausbrüche oder Hitzewallungen; verschiedene Sehstörungen; Ohrgeräusche, Tinnitus; Blähungen, Krämpfe, Durchfall; Taubheitsgefühl im Gesicht, an den Extremitäten; Fuß- und Beinkrämpfe.

Häufig ist es den Betroffenen gar nicht bewusst, dass die genannten Beschwerden durch Unterzuckerungen zustande kommen. Diese ähnlichen Symptome dürften allerdings einer der wesentlichsten Gründe dafür sein, dass sich bei einer Nahrungsumstellung eine schnelle Besserung dieser ebenfalls der Fibromyalgie zugeordneten Beschwerden einstellen. Allerdings wird so aber auch deutlich, dass selbst dann, wenn wir Erfolge mit der Guaifenesintherapie erreichen, die Beschwerden infolge der Unterzuckerung weiterhin bestehen bleiben. Und wer nichts über diese Problematik weiß, vermutet eine Wirkungslosigkeit des Guaifenesins. Sollten Sie häufig an einigen der oben genannten Hypoglykämiesymptome zu leiden haben, dann empfiehlt Dr. Amand dringend, sich 6 Wochen lang nach der strengen Diät zu ernähren. Sollten nach dieser Zeit keinerlei Verbesserungen des Befindens eintreten, so brauchen Sie diese Diät nicht weiter fortzusetzen. Wenn es Ihnen wesentlich besser als vor der Diät geht, dann sollten Sie nur dann, wenn Sie Ihr Gewicht noch weiterhin reduzieren wollen, bei der strengen Diät bleiben. Ansonsten wird Ihr Befinden auch von der liberalen Diät profitieren und Unterzuckerungen weiterhin der Vergangenheit angehören.

Warum sollte die strenge Diät unbedingt sechs Wochen durchgehalten werden?

1. gilt es den Organismus / bzw. die Bauchspeicheldrüse unbedingt zu entlasten, so dass sie sich wieder regenerieren kann.
2. hilft diese Zeit beim Herausfinden, welche Nahrungsmittel man ganz persönlich nicht verträgt, da die Betroffenen individuell sehr verschieden reagieren.

Beispiel:
Wenn ich mir vorstelle, dass ich vor einem halben Jahr noch nichts von meiner Hypoglykämie wusste und heute, nach einigen Monaten liberaler Diät jede "Sünde" sofort spüre, so ist dies schon erstaunlich.. Wenn ich doch einmal sündige und mal Kuchen esse, dann wird mir schwindelig

und ich kriege Herzrasen. Früher hätte ich nie gewusst, dass dies durch Unterzuckerung verursacht wurde!

Interessant ist auch für Sie zu wissen, dass die liberale Diät im besonderen Maße die **Guaifenesintherapie unterstützt**. Deshalb ist es vorteilhaft, wenn Sie die liberale Diät einhalten, obwohl Sie keine hypoglykämischen Beschwerden haben, wenn Sie also wie Dr. Amand die Betroffenen nennt, kein Fibroglykämiker sind. Zu dieser Erkenntnis kam Dr. Amand im Laufe seiner vielseitigen Forschungen rund um die Krankheit Fibromyalgie. So konnte er unter anderem feststellen, dass das Insulin bestimmte Nierenzellen beauftragen kann, das Phosphat, welches bereits über den Urin aus dem Blutstrom zur Ausscheidung herausgefiltert worden war, wieder ins Blut zurückzuschicken, um erneut in Körperzellen eingelagert zu werden. Da einige Zellen besonders gut auf diese Insulinbefehle reagieren und die Muskeln zu diesen Bereichen gehören, bremsen überschüssige Phosphate insbesondere die Energiegewinnung im Muskelgewebe. Dies zu verhindern ist uns möglich, indem wir kohlenhydrathaltige Lebensmittel mit hohem glykämischen Index möglichst meiden. Das sind die Lebensmittel, die den Blutzuckerspiegel schnell ansteigen lassen und uns die negativen Folgen einer Unterzuckerung bescheren. Bereits an diesem kleinen Beispiel wird ersichtlich, in welchem hohen Maße uns die liberale Diät Nutzen bringen kann. Im Anhang finden Sie zur leichteren Durchführung der liberalen Diät einen Rezeptteil der unter Berücksichtigung eines glykämischen Index unter 70 zusammengestellt wurde.

Wissenswerte Fakten zum Guaifenesin

Ursprünglich wurde dieses Naturheilmittel vom Guajakbaum verwendet. Dieser Baum mit der lateinischen Bezeichnung Guajacum officinale wird bis zu 13 m hoch und wächst im tropischen Teil Südamerikas und dort hauptsächlich an den Küsten Kolumbiens, Venezuelas sowie den kleinen Antillen. Auf Jamaika, Kuba, Haiti, den Bahamas und den Küsten Floridas ist der Guajacum sanctum anzutreffen. Der Guajabaum diente, bevor er als Naturheilmittel nach Europa kam, bereits seit Jahrtausenden den südamerikanischen Indianern als Heil- und Ritualmittel. Verwendet wurde sowohl das Holz, als auch das aus diesem Baum gewonnene Harz. In vielerlei Teemischungen regte es den Stoffwechsel an. Der Rauch wurde als Heilmittel gegen Erkältungen und für die verschiedensten Rituale verwendet. Der beim Räuchern des Holzes und des Harzes würzige und süße Duft wirkte stimulierend zur Steigerung sexueller Lust, befreite von seelischen Tiefs, steigerte das Selbstvertrauen und stärkte die Sinne. Das Harz diente als Bestandteil von Salben bei der Behandlung von Wunden und Verbrennungen. Des Weiteren wurde es auch in Alkohol aufgelöst und als Mundwasser bei Entzündungen des Mund- und Rachenraumes eingesetzt. Nach Europa gelangte der Guajakbaum erst nach 1493, als

Kolumbus die Inseln Westindiens entdeckte und als Beweis dafür einige Indios, Papageien und Samen von Mais und Paprika mitbrachte. Denn zusätzlich brachten sein Steuermann und einige Matrosen auch den bis dahin im alten Europa unbekannten Erreger der Syphilis (Lues) mit. Dieser Erreger breitete sich in Windeseile in ganz Europa aus. Nach der Entdeckung Amerikas fand man sehr bald ein wirksames Heilmittel gegen Syphilis innerhalb der indianischen Medizin, den Guajakbaum. Die Indianer tranken dazu einen Tee aus dem Holz des Baumes und behandelten die äußeren Geschlechtsteile gezielt mit heißem Dampf. (wie spätere wissenschaftliche Studien ergaben, stirbt das Bakterium Treponema pallidum bei 41°C innerhalb 30 min ab). Aus moralischen Gründen verzichteten die Europäer allerdings auf die zuletzt genannte Behandlungsform. Aus diesem Grund und auch, weil die Syphilis bei Weißen weitaus schwerer verläuft, waren viele Betroffene dieser - durch die Liebeslust - schnell verbreiteten Krankheit erlegen, die bekanntesten Opfer sind P. F. Nietzsche, F. Schubert und H. Heine. Bald wurde der Guajakbaum in Europa auch bei weiteren Krankheiten wie Rheumatismus, Gicht, Psoriasis (Schuppenflechte), Skrofulose (tuberkulöse Haut- und Lymphknotenerkrankung), Bronchialkatarrh und als Abführmittel sowie als harntreibendes Mittel und zur Blutreinigung eingesetzt. Als die Haus- und Heilmittel innerhalb der Medizin durch die modernen Wissenschaften immer mehr verdrängt wurden, die Pharmaindustrie zu riesigen Konzernen heranwuchs und die Herstellung vieler Medikamente industriemäßig verlief, verzichtete man auch auf den Guajakbaum und stellte den nun nur noch selten verwendeten Inhaltsstoff synthetisch her. Man bezeichnet ihn synthetisch hergestellt als " Guaifenesin" So fand ich das Guaifenesin in der Roten Liste unter Erkältungskrankheiten, bei der meines Erachtens sehr gut schleimlösenden Fagusan Lösung, bei Wick DayMed Erkältungs-Getränk für den Tag Pulver und Wick Formel 44 Husten-Löser Sirup.

Des Weiteren finden wir bei Herstellern von homöopathischen und pflanzlichen Arzneimitteln z. B. unter dem Namen Cefadolor eine Liste mit Arzneimitteln, bei denen der Wirkstoff noch in natürlicher Form vorzuliegen scheint.

Pharmakologische Informationen zum Guajakbaum Unter www.aponet.de findet man zum Guajakbaum folgende pharmakologischen Hinweise: Inhaltsstoffe: Harze, Saponine, ätherisches Öl; Wirkungen: keine organspezifische Wirkung; Anwendungsgebiet: zur unterstützenden Behandlung von rheum. Beschwerden;

Verschreibungspflichtig: nein;

Als Tee verwendet: ja.

Als Fertigarzneimittel verwendet: nein.

Art der Anwendung: innerlich.

Dauer der Anwendung: **unbegrenzt**.
Dosierung: 4-5 g Droge; Tee 1 Teelöffel Droge mit Wasser übergießen; Nebenwirkungen: keine bekannt; Wechselwirkungen: keine bekannt; Gegenanzeige: keine bekannt; Aufbewahrung: kühl und lichtgeschützt. Verwendung als Gewürz: nein; Giftiger Pflanzenteil: nein; Verwendete Pflanzenteile: Holz; Naturschutz / Sammelverbot: nein; Vorkommen: tropisches Amerika; Nachzulesen unter: www.aponet.de

Des Weiteren fand ich zu diesem Thema Aussagen im: **Phytokodex/2001/2002** Krause & Pachernegg GmbH Verlag für Medizin und Wirtschaft **Autoren**: *Univ.-Prof. Dr. Reinhard Länger / Univ.-Prof. Dr. Wolfgang Kubelka* **Guajakholz** Wirkungen: antiphlogistisch (**entzündungshemmend**); spasmolytisch (**krampflösend**); Indikationen: rheumatische Beschwerden; Inhaltsstoffe: Harze (wird üblicherweise rein synthetisch hergestellt); Therapeutisch relevante Wirkungen: Wirkungen bei Erkrankungen des rheumatischen Formenkreises: Erste pharmakologische Tests belegen die aus der Volksmedizin bekannte Anwendung bei rheumatischen Erkrankungen. Weitere Wirkungen: Fungistatische Wirkung (verminderte Pilzvermehrung) im Reagenzglas bei zahlreichen Pilzarten. Antiseptische Wirkung: Das ätherische Öl entwickelt, besonders als Zusatz in Mundwässern, an der Mundschleimhaut keimhemmende Wirkungen. Unerwünschte Wirkungen: **Keine bekannt**! Indikationen: wissenschaftlich belegt - Unterstützende Behandlung rheumatischer Beschwerden. Empfohlene Dosis: Abkochung : Mittlere Tagesdosis 4,5 g Droge (Droge = medizinisch verwendeter pflanzlicher Rohstoff = getrocknetes Guajakholz) (dies gilt als Berechnungsgrundlage)

Literaturangaben: *www.kup.at; www.lexipda.de; www.aponet.de; www.netdoktor.de; www.cefak.de; www.satureja.de; www.symptome.ch; Rote Liste 1999*

2. Hinweise zu unterschiedlichen Verlaufsmöglichkeiten des Therapiebeginns

2.1 Zwei anfänglich unterschiedliche Therapieverläufe

- Schnelle und starke Anfangsschmerzen bei kleiner Dosis, frühzeitige Dosisfindung
- Sehr zögerliche Verschlechterung der bisherigen Symptome, nicht selten erst nach sechs Wochen eintretend, endgültige Dosis wesentlich höher liegend als bei schnellem Beginn

Zu beiden Therapieverläufen werden wir innerhalb des folgenden Textes noch ausführliche Vergleichsmöglichkeiten aufzeigen.

2.2 Extreme Schnellausscheider

Etwa 20 % aller Therapieanwender haben bereits mit der Anfangsdosis ihre spezielle Dosis gefunden, sie merken dies an sofortigen verstärkten Schmerzen, ein Mehr würden sie nicht ertragen, um noch funktionieren (so sagt es Dr. Amand) zu können.

Ein Beitrag aus unserem Forum dazu:
Es gibt sehr seltene Fälle, bei welchen die 2 x 300 mg zu viel sind. Dann könnte man in der Angertor Apotheke wohl auch 200 mg Kapseln füllen lassen. Andererseits sind natürlich sehr starke *Zyklen* auch ein Beweis, dass sich mit dem Guaif. doll etwas tut. Also wenn es noch zu verkraften ist, dann möglichst durchhalten. Die späteren Zyklen lassen in der Stärke meist wesentlich nach. Später verringert sich der Schmerzzustand sogar erheblich. Aber wie es scheint, haben die Leute mit schnellen Wirkungen ja auch eher völlige Linderung zu erwarten.

2.3 Extrem niedrige Dosis

Nur für zwei % der extremen Schnellausscheider ist die normale Anfangsdosis von 2 x 300 mg bereits zu hoch, also unerträglich. Sie müssen diese Dosis halbieren und in ganz seltenen Fällen vierteln. In unserem Forum haben wir bisher erst einen einzigen Fall dieser Art kennen gelernt.

2.4 Schnellausscheider bei kleiner Dosis

Während bei extremen Schnellausscheidern sofort nach erstmaliger Einnahme die Ausschwemmung beginnt, kann es bei normalen Schnellausscheidern durchaus ein bis zwei Wochen dauern, bis sich verstärkte Schmerzen zeigen. Bei allen Schnellausscheidern stellen sich auch sehr bald die ersten guten Stunden oder sogar guten Tage ein. Auch können wir aus Erfahrung sagen, dass besonders bei den Schnellausscheidern bereits innerhalb des ersten Jahres vermehrt Betroffene so weit Verbesserung erfahren haben, dass sie ihre Arbeit teilweise oder ganz wieder aufnehmen konnten.

Beispiele

Erste Erfahrungen unserer Mitglieder zum Therapiebeginn

1. Beispiel:

Kannst du irgendwas feststellen, dass sich verändert hat, seit Einnahme des Guaifs.? Ich habe schon den Eindruck, dass die Schmerzen bei rückwärtigen Schüben anders sind als bei einem normalen Schub wie ich ihn früher kannte. Darüber hinaus habe ich ja jetzt auch Symptome, die ich seit Jahren nicht mehr hatte.

Antwort:

Meine Symptome sind auch anders, mehr ein Ziehen und manchmal punktuelle Schmerzen, so dass ich dachte, es löst sich etwas. Meine Erstsymptome waren damals 1986 meine Finger und linker Fußballen. Sie machen jetzt wieder richtige Beschwerden, obwohl ich diese Symptome schon lange Zeit nicht mehr hatte. Gebessert haben sich meine innerliche Unruhe und mein Schlaf. Mein Schlaf verschlechtert sich erst, wenn ich über meine Grenzen gegangen bin und mein Körper psychisch oder physisch überlastet war. Ich werde in den nächsten Tagen meine erste Dosissteigerung auf 1200 mg täglich vornehmen. Mal sehen, wie mein Körper dann reagiert und ob ich dann bei meiner endgültigen Dosis angelangt bin. Denn es soll uns ja anfangs spürbar schlechter gehen, aber nicht zu schlecht, denn man soll ja weiterhin funktionieren. Wenn ich außer Gefecht gesetzt sein sollte, ist die Dosis zu hoch und ich werde zunächst bei meiner Anfangsdosis bleiben müssen. Späterhin werde ich aber auf jeden Fall wieder den Versuch starten, ob ich weiterhin erhöhen kann. Denn nur bei richtiger Dosis kann der Körper auch optimal ausschwemmen.

Antwort:

Ich möchte mich euch anschließen, denn auch ich habe ja seit Januar immer wieder Schübe. Sie sind allerdings um vieles besser als früher zu verkraften. Und was wirklich interessant ist, ich glaube, B. erwähnte dies auch schon einmal, einen Tag nach stärkeren Beschwerden, also nach dem Ausschwemmen sind besonders viele Partikelchen im Urin zu sehen.

2. Beispiel:
Ich nehme nun seit 10 Tagen Guaif. 300 mg, ich möchte mal berichten wie es mir bis jetzt erging.
Die ersten drei Tage hatte ich einen auffallend dunklen Urin, meine Schmerzen wurden jeden Tag weniger. Ich fühlte mich tatsächlich in Hochform. Dann kam ein sehr schlechter Tag - Fibrohirn, Erschöpfung pur. Nun geht es so lala, Muskulatur spüre ich mehr als sonst und einmal hatte ich einen Abend ziemliches Brennen im Intimbereich, das hatte ich vorher noch nie. Jetzt habe ich wieder hellen Urin und einmal mit deutlichen Bläschen, wie Brause. Heute geht es mir wieder nicht gut. Ich würde schon sagen, mir geht es insgesamt bis auf die ersten drei Tage schlechter wie vor Guaif., da ich aber eine deutliche Verschlechterung vor Behandlungsbeginn hatte, weiß ich halt nicht so recht, wie ich es deuten soll. Ich habe das Gefühl, dass Guaif. etwas bewirkt, vielleicht noch nicht in der richtigen Dosis und sicher auch zu früh um genaues zu sagen?

Antwort auf diesen Bericht:
Ich würde schon sagen, dass das Guaif. anfängt zu wirken.
Bleibe jetzt aber für ca. vier Wochen bei dieser Dosis und beobachte einfach weiter, wie es dir in dieser Zeit geht.
Wenn du dann meinst, du kannst schmerzmäßig mehr vertragen, dann kannst du ja nach vier Wochen zunächst morgens eine Kapsel mehr nehmen.

Weitere Antwort:
Der Anfang kann sehr heftig sein - nicht umsonst wird davor gewarnt, zeitgleich auch noch die HG-Diät beginnen zu wollen. Denn auch sie kann zu recht heftigen Erstverschlimmerungen führen. Die anfänglichen Ausschwemmungen können an 20 verschiedenen Stellen gleichzeitig vonstatten gehen und man kann sich gut vorstellen, wie sich das dann anfühlt!!! Bei mir wurde es aber recht bald besser.

Die gleiche Patientin zu späterer Zeit:
Ich nehme das Guai jetzt drei Monate und die starken Schmerzen vom Anfang haben sich inzwischen etwas abgeschwächt. Mein Durchfall ist sogar schon ganz weg. Wenn ich zurückblicke, muss ich sagen, wenn mich auch die heftigen und teilweise neuen Symptome zu Anfang ganz schön beängstigten, so habe ich zwischenzeitlich aber auch schon viele gute Tage mit viel Energie, klarem Kopf und kaum noch Schmerzen erleben können.

3. Beispiel:
Auch mir ging es gestern sehr schlecht, hatte mich aber vorgestern total überfordert, nachdem ich dann gestern fast gar nichts getan habe, konnte

ich wieder prima schlafen und heute Morgen waren zum ersten Mal seit Therapiebeginn alle Schmerzen weniger oder gar nicht vorhanden.
Ich überlege, ob ich Anfang nächster Woche meine Dosis auf 1200 mg erhöhe. Was mir momentan zu schaffen macht, ist weiterhin meine geringe Belastbarkeit, ich leide unter schweren Beinen und nach Anstrengung lassen meine Kräfte in Armen und Händen sehr nach und ich bin dadurch auch schnell ermüdet.

4. Beispiel:
Heute geht es mir trotz gestriger sehr harter Mittagsschicht bestens. Nur mäßige Schmerzen im linken Fußballen und nur minimales Ziehen im Schultergürtel, aber der Kopf ist weiterhin super klar. Meine Finger sind heute Morgen nicht geschwollen. So, wer kann mir helfen, soll ich ab morgen erhöhen auf 1200 tägl.? Denn vier Wochen sind Freitag um.

Antwort:
Es ist normal, dass man auch bei der richtigen Dosis Tage hat, an denen es einem besser und dann auch wieder schlechter geht, weil wir ja zyklisch ausscheiden.
Du müsstest jetzt entscheiden, ob du bei rückwärtigen Schüben noch etwas mehr Beschwerden vertragen kannst.
Oder du probierst es einfach. Sollte es nicht gehen, kannst du die Dosis ja wieder zurückfahren.
Doch erhöhe erst mal nur die morgendliche Kapsel, sonst könnten sich doch zu schnell vermehrte Schmerzen einstellen.

Antwort:
Das Einzige, was euch da wirklich eure Fragen beantworten kann und ich euch deshalb auch unbedingt empfehle, ist, es selbst auszuprobieren. Erhöht aber bitte in einer wenig schmerzreichen Phase! Denn sonst ist die Aussage = Null. Die meisten Fehler werden dadurch gemacht, dass man bei Schmerzen noch weiter erhöht und diese dann verständlicherweise nicht aushält. ***Fühlt ihr euch aber mit der erhöhten Dosis nach einiger Zeit so schlapp, dass ihr euren Alltag kaum noch bewältigen könnt, so ist eure Doris eindeutig zu hoch.*** *Und zurückgehen schadet dabei nicht. Ich würde das aber zumindest 14 Tage lang testen, wir haben schon so viel durch, also können wir zugunsten einer schnelleren besseren Zeit auch das mal versuchen. Wenn aber eure Menge, die durch die Nieren ausgeleitet werden kann, überschritten ist, dann stellen sich erhöhte Schmerzen ein. Denn die ausgeschwemmten Phosphate können nicht raus aus dem Körper, sind sozusagen in der Warteschleife. Da sie aber nicht im Blut bleiben können, müssen sie dann erneut eingelagert werden und das bedeutet wiederum vermehrte Schmerzen. Doch wie viel ausgeschwemmte Phosphate die Nieren hinausbringen können, das ist*

genetisch bedingt und deshalb muss jeder von uns seine ganz persönliche Dosis finden. Wenn zu wenig Guaifenesin eingenommen wird, kommt die Ausschwemmung nicht richtig in Gange. Aber bei einem Zuviel ertragen wir es schmerzmäßig wegen der Rückverlagerung der überschüssig ausgeschwemmten Phosphate nicht. Deshalb ist bei der richtigen Dosisfindung jeder selbst gefragt. Ich weiß aber von Beispielen hier im Forum, dass man auch nach ein bis zwei Jahren die Dosis durchaus noch erhöhen kann. Nämlich dann, wenn die Schmerzen wesentlich schwächer geworden sind und man nun eine Verstärkung der Schmerzen durchaus ertragen könnte. Das wäre beispielsweise dann angesagt, wenn jemand nur noch Schmerzen im Bereich zwischen 2-3 verspürt.

5. Beispiel:
War heute beim Arzt, weil es mir einfach nicht besser gehen will. Gliederschmerzen, Schwitzen nach ein paar Metern, Halsschmerzen, Rückenschmerzen (wieder etwas weniger), Bauchgrummeln, Frieren, Erschöpfung. Nun: Ergebnis ist, dass Doc nichts gefunden hat. Blut wurde gezapft, mal sehen, was da Spannendes rauskommt. Er meint, es sieht eher so aus, als befände sich mein Körper in einer Entgiftungsphase. Fakt ist, dass ich wohl seit Wochen in einem heftigen Schub stecke und mit der Erhöhung noch einen draufgesetzt habe. Die nächsten guten Tage müssen herrlich werden.

***

2.5 Schwierige Dosisfindung bei hoher oder sehr hoher Dosis

Leider verläuft nicht bei allen Betroffenen das Aussschwemmungsverfahren so zügig. Etwa 60% der Therapieanwender müssen erheblich länger auf Erstverschlimmerungen und damit auch auf erste Verbesserungen warten. Unsere Erfahrungen zeigten jedoch bisher, dass die meisten Patienten ihre individuelle Dosis innerhalb der ersten zwei Monate finden und somit auch die Ausschwemmung beginnt. Da Dr. Amand eine weitere Erhöhung der Dosis erst nach einem Monat empfiehlt, befinden sich die Betroffenen in dieser Zeit bei einer Tageseinnahme von 1200 mg -1800 mg. Häufig verspüren diese Patienten dann auch bald ihre ersten schmerzarmen oder sogar schmerzfreien Tage. Es ist eine süchtig machende Zeit, die leider nicht allzu lange anhält, sondern von weiteren rückwärtig verlaufenden Schüben abgelöst wird. Doch als Betroffener sollte man bedenken, dass uns **jede Ausschwemmungsphase** unserem Ziel zur Schmerzfreiheit näher bringt.
Einige Fibromyalgiekranke, die eine hohe Tagesdosis einnehmen müssen, haben leider mit sehr langen und harten Schüben zu kämpfen, so dass es sinnvoll ist, die bisherigen Medikamente gegen Schmerzen zeitweise weiter einzusetzen. Andere Betroffene haben wie die Schnellausscheider einen laufenden Wechsel zwischen guten und schlechten Tagen.

Aber bei allen Therapieanwendern zeigen sich beim ersten Resümee, z. B. nach dem ersten Vierteljahr seit Therapiebeginn einige zum Teil frappierende Verbesserungen gegenüber der Zeit vor dem Therapiebeginn. Wir fordern unsere Mitglieder auf, jährliche Guaifenesinberichte einzustellen und auch zwischenzeitlich ihre Verbesserungen den noch nicht veränderten Beschwerden gegenüber zu stellen. Häufig herrscht sowohl bei dem Betroffenen wie auch bei den übrigen Mitgliedern große Überraschung, was sich bereits alles zum Positiven verändert hat.
Etwa zwanzig % der Therapieanwender bemerken nach den ersten Verbesserungen eine Stagnation ihrer Ausschwemmung, es geht ihnen ständig etwas besser als vorher, aber die erneuten rückwärtigen Schübe fehlen. Dann ist es sinnvoll, abermals zu erhöhen, bis man wieder einen Zyklus verspürt. In unserem Forum lag bisher die höchste Tagesdosis bei 3600 mg. Doch vereinzelte Fälle sollen nach Aussagen im amerikanischen Forum noch höher liegen.
Leider gibt es auch Einzelfälle, in denen keinerlei erkennbare Ausschwemmungsphasen auftreten. Dann muss man entweder auf die Kartierung zurückgreifen, um festzustellen, inwieweit die Guaifenesintherapie ihre Wirkung zeigt; sollte keine Kartierung möglich sein, sollte der Betroffene seine Therapie abbrechen und nach 14 Tagen noch einmal ganz von vorn beginnen, um sicher zu sein, dass ihm kein Fehler unterlaufen ist. Auch sollte besonders in diesem schwierigen Fall möglichst auf Schmerzmedikamente verzichtet werden. Denn auch dies kann ein Grund sein, dass sich keine eindeutigen Schübe erkennen lassen.

Natürlich ist es auch in seltenen Fällen möglich, dass ärztlicherseits die Krankheit Fibromyalgie diagnostiziert wurde, der Patient jedoch an einer anderen Krankheit leidet. In diesem Fall bleibt das Guaifenesin wirkungslos. Unseres Erachtens ist deshalb das Guaifenesin auch bestens zur Diagnosefindung unserer Krankheit geeignet.

1.Beispiel
Insgesamt hat meine Erstverschlimmerung acht Wochen gedauert. Dann begannen sich stundenweise erste Verbesserungen einzustellen. Als erstes hatte ich nach vielen Jahren voller tiefer Depressionen wieder kurze Glücksmomente. Es war für mich überwältigend. Die positive Wirkung des Guaifs. begann bei mir mit einigen wenigen Minuten von unvorstellbarem Glück, so einfach aus dem Nichts heraus - grad wie vom Himmel gefallen. Und das machte mich total an, das machte mich süchtig, davon wollte ich noch vieeeeeeeeeeeeeeeeel mehr haben. Und nach diesen Glücksgefühlen, auf die ich zuvor länger als 20 Jahre verzichten musste, kam Energie zu mir. Es war ein wunderbares Gefühl. Auch nicht lange, aber ich fühlte mich voller Power, wo ich doch sonst fast nur noch schlich. Als erstes ergriff ich mein Hundi und humpelte leicht tanzend

durch die Stube und war dabei einfach überglücklich. So hatte ich früher oft getanzt, aber mit meinem Lütten oder auch allein - ich bewegte mich gern nach klassischer Musik und tanzte auf diese Weise mein privates Ballett.
Nach dieser kurzfristig glücklich machenden Zeit setzten dann die ersten Minuten und dann Stunden ohne Schmerzen ein. Das Alles begann aber leider bei mir erst nach 8 Wochen Verschlechterung. Es wollte und wollte nichts Positives kommen. Doch die ersten guten Wochen genoss ich wie Ihr voller Freude. Dann spürte ich etwas an Kraft und Lebenswillen zurückkehren. Innerhalb der ersten vier Monate konnte ich dann sogar die Treppen wieder hoch und runter kommen. Es war ein herrliches Gefühl, denn ich war vor Therapiebeginn unmittelbar vor der ständigen Bettlägerigkeit. So musste ich mich vor Beginn der Guaifenesintherapie selbst nach einer Viertelstunde Staubwischen wieder ins Bett legen, weil ich völlig erschöpft war, fror, zitterte und mir ganz übel vor Schwäche wurde.

2. Beispiel:
Leider bist du wohl die Einzigste hier, die das Guaif. so lange nimmt und so kann ich dir mit meiner erst 3-monatigen Erfahrung nicht viel weiter helfen. Das Einzige, was ich immer wieder lese im amerikanischen Forum ist, dass es derart unterschiedliche Reaktionstypen gibt auf das Guaf. und dass es länger und heftiger wird, je länger man die Fibro schon hatte vorher...

3. Beispiel
Ganz sicher spielen zu Beginn der Therapie auch unsere Erwartungshaltung und eben auch die täglichen Unterschiede in unserem Gesundheitsbild durch Wetter etc. mit ein. Und deshalb ist es so wichtig, erst einmal 4 Wochen lang zu schauen und dann, wenn man meint, ein kleines bisschen doller könnte der Schmerz noch zu ertragen sein, die erste Erhöhung vornehmen. Ich persönlich hatte so oft erhöht, bis ich auf 2400 mg war. Aber dann ging es mir echt schlecht. Da ich aber außer ein paar Telefonaten mit Dora M. ganz allein die Therapie durchzog, unser Forum gab es damals noch nicht, war es mir wichtig, intensiv zu wissen, dass ich nun wirklich!!! eine Erstverschlimmerung durchmachte. Nach zwei Jahren habe ich dann allerdings die Dosis auf 1800 mg gesenkt und bin noch heute im 5. Jahr bei dieser Dosis. Und mir geht's in vielen Bereichen ausgesprochen gut. Jetzt hatte ich wieder mal einen stärkeren Schub und darüber werde ich unter: Hilfe, ein neuer Schub schreiben. Ich habe damals zwar kein Symptomtagebuch geführt, bin gar nicht auf diese Idee gekommen, aber da ich die erste Patientin im B.-Forum war, die diese Therapie versuchte, berichtete ich in diesem Forum regelmäßig über meinen jeweiligen Zustand. Seit ich das Fibromyalgieforum für unsere

Guaifenesintherapie eröffnete, schreibe ich jährliche Einschätzungen zum Vergleich aller Symptome, die mich vor der Therapie quälten. Darüber kannst du auch hier im Forum unter: „Was verbesserte sich bei mir nach welchem Zeitraum" nachlesen. Also, Kopf hoch und tapfer und mutig weiter - alles was du raus hast, kann dich nicht mehr quälen und ständig gehst du der Schmerzfreiheit ein kleines Stück entgegen. Aber nie dabei vergessen: Was über Jahre eingelagert wurde, benötigt nach Dr. Amand für ein Jahr etwa zwei Monate zur Ausschwemmungszeit.

4. Beispiel:
Ich habe gehört, dass manche ganz schön unter ihren rückwärtigen Schüben zu leiden haben. Doch von mir selber weiß ich, dass kein Schub bisher schlimmer war, als die Zeit vor der Therapie. Allerdings habe ich es von anderen schon öfter gehört, dass man einfach vergisst, wie schlimm die Schmerzen mal waren. Und ich sehe das so, wenn der Gendefekt nicht zu beheben ist, dann sammelt sich immer wieder neue Schlacke und folglich haben wir auch immer wieder mal mehr und mal weniger Schmerzen. Aber mit der Einnahme von Guaif. werden es niemals wieder so viele Ablagerungen wie vor der Behandlung. Die Voraussetzung dafür ist natürlich, dass wir diese Therapie unser Leben lang anwenden. Aber wenn ich dafür Schmerzfreiheit und Energie eintausche, dann mache ich dies gern. Bei einigen anderen Krankheiten muss man ja auch ein Leben lang Medikamente zu sich nehmen.

5. Beispiel
Schön, dass du doch auch schon einige Fortschritte verzeichnen kannst, auch wenn deine Ausgangslage bestimmt keine einfache war, mit all den Beschwerden, die du hattest. Nach allem was ich bisher gelesen habe, scheint es tatsächlich so zu sein, dass die Besserungen umso länger dauern, je länger die "Fibrokarriere" schon andauert. Aber Hauptsache, es tut sich überhaupt etwas! Und mit jedem Jahr werden wir wieder gesünder, davon bin ich überzeugt.

3. Verlauf der ersten Zyklen und häufig (typische) auftretende Symptome

3.1 Vielseitigkeit des Verlaufs

Wir wollen an dieser Stelle Hinweise geben, welche vielseitigen Symptom-Möglichkeiten besonders zu Beginn der Therapie auftreten können. Um die verständliche, anfängliche Unsicherheit und gar Angst etwas verringern zu helfen, haben wir die wesentlichsten Symptome aufgezählt und an Beispielen unserer Mitglieder erläutert. Besonders dadurch wird die Vielseitigkeit des anfänglichen Ausschwemmens deutlich. Kurz gesagt, es ist also ganz normal, wenn sich bald ein schneller Wechsel zwischen guten und schlechten Tagen einstellt, aber genau so normal ist es auch, wenn die guten Tage auf sich warten lassen oder das Erkennen von Schüben nicht eindeutig verläuft. Denn jeder Mensch zeigt sein eigenes, ganz spezielles Ausschwemmungsbild.
Grundlegend können wir nach unseren Erfahrungen aus dem Forum sagen, dass sich fast immer innerhalb der ersten zwei Monate wesentlich bessere und schmerzärmere oder sogar völlige schmerzfreie Zeiten einstellen. Diese gute Zeit hält leider nicht lange an. Meistens geht das Ausschwemmen dann erst richtig los. Doch das wollen wir ja auch erreichen - ein intensives Ausschwemmen der uns die Schmerzen verursachenden Ablagerungen.
Um aber so intensiv ausschwemmen zu können, benötigt unser Körper vermehrt Flüssigkeit. Wir sollten uns unbedingt angewöhnen, täglich mindestens zwei Liter Flüssigkeit, am besten Wasser zu trinken.

1.Beispiel:
Ich hatte die letzte Zeit ganz vergessen, wie wichtig es ist, viel Wasser zu trinken - habe das nun korrigiert und ich habe tatsächlich einen sehr großen Unterschied im Befinden festgestellt. Wenn ich bedenke, dass die eingelagerten Phosphate zunächst aus dem Gewebe ausgeschwemmt werden müssen und dann über die Nieren ausgeleitet werden, so kann ich die dazu benötigte Menge Flüssigkeit meinem Körper keinesfalls bereitstellen, indem ich viel Kaffee trinke. Denn Kaffee raubt ja meinem Körper zusätzlich Flüssigkeit. Am besten ist, wenn man sich angewöhnt Sprudelwasser mit Mineralien zu trinken. Man kann ja, wenn reiner Sprudel nicht schmeckt, noch ein bisschen frischgepressten Saft dazugeben. Ich komme damit bestens klar und wie es aussieht auch mein Körper, denn mein Urin ist fast immer sehr hell. Und so sollte es auch sein. Wenn dein Urin dunkel ist, so ist dies der Beweis, dass du zu wenig trinkst!"

Am Ende des ersten Jahres sind viele Guaif. - Anwender erstaunt, wie viel sich bereits bei ihnen verbessert hat, wie viele Symptome sich schon zurückgebildet haben. Doch um diese Unterschiede feststellen zu können, ist es dringend erforderlich, ein Symptomtagebuch zu führen, in welchem von Zeit zu Zeit (aber nicht in zu langen Abständen) das Befinden eingetragen wird.
Eine Erfahrung, über die Sie sich ganz gewiss freuen werden ist die, dass sich die langen schmerzhaften rückwärtigen Schübe allmählich ständig mehr in kürzere und geringer schmerzhafte Rückwärtsschübe umkehren und die besseren bis guten Zeiten ständig zunehmen. Beispiele dazu können Sie besonders unter der Thematik „Verbesserungen" finden. In unserem Forum nutzen wir diese Erfahrungsberichte besonders dann, wenn es uns mal schlechter geht und wir etwas Trost und psychische Unterstützung gebrauchen können.

Es ist o.k., wenn man am Anfang der Therapie, bzw. solange es nötig ist, die Schmerzmedikamente weiternimmt, bzw. erhöht (außer in dem geschilderten Fall, dass sich keine eindeutigen Schübe erkennen lassen!). Nach einiger Zeit werden diese Tabletten ganz sicher nicht mehr nötig sein. Doch uns zu sehr mit anfänglichen Schmerzen zu quälen, raubt uns die Energie, die unser Körper dringend zur Ausschwemmung benötigt.

Wir nutzen im nun folgenden Text vielseitige Aussagen aus unserem Forum, um Ihnen die Problematik der Erstverschlimmerungen näher zu bringen, aber gleichzeitig auch, um Ihnen die Sorgen zu nehmen, dass bei Ihrer Ausschwemmung nicht alles normal verlaufen könnte.
Den größten Fehler, den wir bei Anfängern häufig finden, ist der, dass sie davon ausgehen, dass sich ihre ständigen Verbesserungen in kürzester Zeit einstellen. Da aber die Guaifenesintherapie die abgelagerten Stoffe, die der Körper seit Beginn der Geburt in sich aufnehmen musste, erst jetzt wieder auszuschwemmen versucht, kann der Prozess der ständigen Schmerzverringerung nicht schlagartig einsetzen.

Eine große Chance für einen schnellen Therapieverlauf bis zum Erreichen einer Schmerzfreiheit stellt das Stadium dar, in welchem sich die Krankheit Fibromyalgie noch durch einen ständigen Wechsel zwischen guten und schlechten Tagen bemerkbar macht. Auch eine kurze Zeit mit ständigen Beschwerden lässt noch auf einen schnellen Therapieerfolg hoffen. Je mehr Jahre allerdings mit nur noch SCHLECHTEN Zeiten vergangen sind, umso mehr Ausschwemmungsarbeit wird der Körper leisten müssen; umso vielschichtigere Phosphatablagerungen gilt es zu entfernen. Leider ist auch dann die Gefahr von nicht mehr korrigierbaren Schäden verstärkt gegeben. Doch Sie persönlich legen

nun der weiteren Verschlechterung mit Ihrer Therapie einen Riegel vor. Deshalb nutzen Sie bitte die Hoffnung auf bessere Zeiten und unterstützen Sie Ihren Körper bei seiner Schwerstarbeit mit positiven Gedanken.

Als Grundregel gilt: Zwei Monate des Ausschwemmens bringen Sie ein ganzes Jahr zu Ihren guten Zeiten zurück. Wenn Sie also Ihren ersten Guaif.-Geburtstag feiern, dann haben Sie sich bereits um sechs Jahre Ihren guten Zeiten genähert oder anders ausgedrückt sechs Jahre Ihrer Krankheit Fibromyalgie haben Sie nun schon hinter sich lassen können. Dieses Wissen sollten wir immer vor Augen haben und nicht ungeduldig zu werden. Ein Anzweifeln der Therapie bringt uns nur inneren Stress und nimmt unserem Körper die Energie, die er sinnvoller für die Guaifenesintherapie einsetzen kann. Denn wenn sich bei einem harten Schub durchaus auch Zweifel bzgl. des Funktionierens dieser Therapie einstellen können, so sind diese Zweifel bei den nächsten guten Tagen völlig entkräftet und Sie sind glücklich, sich für diese Therapie entschieden zu haben.

2. Beispiel:
Es quält mich schon einige Tage ein hässlicher Schub. Das ist auch der Grund, weshalb ich mich etwas zurückhalte. Mir fehlt der Schwung und die Lust. Ja wie begann das Ganze? Eigentlich aus heiterem Himmel, eine Art Hexenschuss beim morgendlichen genüsslichen Räkeln. Natürlich war ich mir da durchaus nicht sicher, ob echter Hexenschuss oder Schub? Doch sehr schnell kamen dann mal wieder die zusätzlichen Wachstumsschmerzen, die wir ja fast alle ziemlich gut kennen. Mal der Arm, mal das Bein und selbst der Hexenschuss wanderte vom Steißbein bis zur Taille und auch wieder zurück. Das ging so ein paar Tage lang und gestern ging es mir dann richtig toll mies. Der ganze Körper schmerzte wie bei einer Grippe und dazu kam eine große Schlappheit und depressive Stimmung, so dass ich mich schließlich am hellerlichten Tage ins Bett schleppte. In der Nacht habe ich tüchtig geschwitzt und heute sind alle Schmerzen, außer im Steißbeinbereich wieder weg. Dort tut es weh, als hätte ich meinen Hintern platt gesessen.
Meine Stimmung ist heute wieder o.k. und ich habe sogar, den Rückenbeschwerden zum Trotz, im Vorgarten die Blumenbeete abgeharkt. Also, ich habe das als älterer Hase auch mal so intensiv geschildert wie ich einen Schub erlebe, um euch anderen Betroffenen und vor Allem den Neulingen unter uns wieder ein bisschen mehr Mut zu machen.

3. Beispiel:
Oft, wenn es mir schlecht ging, begann ich an der Wirksamkeit der Therapie zu zweifeln - für kurze Zeit. Wenn ich in einer schmerzfreien Phase

war, war ich überglücklich die Guaifenesintherapie gefunden zu haben. Das ist normal, denn unser Weg ist nicht einfach. Im Laufe der Zeit lernt man auch, seinen eigenen Körper und die Reaktion auf die Ausschwemmungsphasen besser zu erkennen und dann **sofort** langsamer zu machen. Die Anfangszeit ist die Schlimmste, da ja niemand weiß, wann die bessere Zeit beginnt. Das macht Angst und Zweifel breiten sich aus.
Wenn die Zyklen nicht so lange dauern, ist natürlich die gesamte Therapie besser auszuhalten. Dennoch habe ich nie an der Wirksamkeit der Therapie gezweifelt, zu viele Betroffene haben schon ihr Leben zurückerobert. Und genau das werde auch ich schaffen. Wenn du jetzt ein heftiges Ausschwemmen hast, so hängt das von vielen Faktoren ab: ob man gerade Stress hat; ob man sich körperlich übernommen hat. Auch am Anfang der HG-Diät kann's schlimmer werden. Also, halte durch! Wir haben das alle schon durchgemacht und werden es wieder erleben - aber es WIRD besser, mit der Zeit, und dann werden auch die Zyklen leichter, schneller, einfacher. Auch die Uralt-Hasen aus dem Ami-Forum haben ab und zu mal noch Cycles, aber das ist überhaupt kein Vergleich mehr zu früher, oft kaum noch spürbar.

Häufig anzutreffende Symptome im ersten Ausschwemmungsjahr sind:

1. Hypoglykämie
2. Depressionen
3. Harnblasen-/Vaginal-/Analbeschwerden, verstopfte Nase, Augenbrennen, Mundhöhlenentzündungen
4. Auffallende Veränderungen des Urins / Sichtbare Partikel
5. Zahn- und Kieferschmerzen
6. Magenbeschwerden / Darmbeschwerden
7. Verstärkte Wasseransammlungen
8. Beschwerden, die einen Infekt vortäuschen
9. Neue Symptome
10. Hautbeschwerden
11. Schwindel
12. Fibronebel
13. Frieren oder starkes Schwitzen
14. Schlafstörungen, Erschöpfung
15. Schmerzen im Rücken, der Wirbelsäule und in den Gliedmaßen

Ein Mitglied, welches voller Freude und Optimismus nach Jahren des Schmerzes die erste schmerzfreie Zeit erlebt hatte, erlebte ihren zweiten Schub folgendermaßen:

<u>Frage:</u>
Hab ich nun "einfach" nur einen langen, harten Klärungs-Schub? Fast alle Symptome sind wieder da und dazu DAUERschmerzen, die ich in

dieser Form noch nicht erlebt habe. Als erstes habe ich mich gefragt, ob mich etwas „blockiert". Aber ich wüsste nicht, WAS? Habe keine neuen Produkte gekauft und nicht mit Pflanzen gearbeitet.

Ein häufig zu beobachtendes Merkmal der erfolgreichen Ausschwemmung besonders zu Therapiebeginn ist das Auftreten der Schmerzen in vielen Bereichen des Körpers gleichzeitig.

Meine Antwort dazu:
Ich vergleiche deine Probleme mit den meinigen zu Anfang, und da kann ich dir sagen, bei mir war es so, dass nach der ersten tollen wochenlangen Verbesserung die Ausschwemmung erst so richtig losging. Und das zeigte sich dann unangenehmerweise in fast monatelangen Dauerschmerzen. Es machte also auch den Anschein, als sei alles noch schlimmer geworden. Die Besserfühltage waren meist nur kurz, ja meist nur noch stündlich vorhanden. Aber dann war ich ehrlich zu mir und musste doch eine ganze Reihe von Verbesserungen gegenüber vorher aufzählen. Ich hatte sie in meinem "alles tut wieder mehr weh" Zustand völlig ignoriert. Und genau dieser Zustand wiederholte sich innerhalb meiner ersten zweieinhalb Jahre ständig wieder.
Ich musste lernen, dass diese Dauerschmerzen mit zum Ausschwemmungsprozess gehören und eigentlich doch sehr gut sind, denn sie zeigen mir, dass das Guaif. funktioniert und am Arbeiten ist. Und gerade in diesem Zustand brauche ich dringend die Hilfe von optimistischen Menschen.
Also kann man eben nur immer wieder sagen: Geduld, Zähne zusammenbeißen und durch. Und daran denken, wie weit wohl unser Gesundheitszustand jetzt ohne das Guaif. schon abgebaut hätte.

Vielen Dank für deine Antwort!
Jetzt bin ich doch sehr beruhigt, da es bei dir am Anfang ähnlich war. Denn solche Dauerschmerzen kannte ich überhaupt nicht, auch nicht VOR der Guaifenesintherapie, so dass ich doch ziemlich besorgt war. Und du weißt ja, dass meine ersten Monate ja wirklich "stürmig" verliefen, also sehr starke, aber kurze Schübe und danach wirklich gute Zeiten! Damit ließ es sich allerdings besser leben als mit diesen zermürbenden Dauerschmerzen... Doch auch da müssen wir durch, irgendwann hätte ich ohne das Guaifenesin diese Dauerschmerzen ganz sicher auch bekommen und hätte von dieser Zeit an ständig damit leben müssen. Doch jetzt richten sie keinen Schaden mehr an, sondern entstehen durch die Ausschwemmung. Dr. Amand sagte ja nicht umsonst in seinem Buch, dass diese Therapie nichts für "Weicheier" ist. Nur braucht man ab und zu mal jemanden, der einem wieder Mut macht, danke.

Und nun wollen wir zu den häufig anzutreffenden Symptomen im ersten Ausschwemmungsjahr Beispiele aus unserem Forum aufzeigen:

3.2 Häufige Symptome innerhalb des ersten Ausschwemmungsjahres

Zu 1. Hypoglykämie

Da der nun folgende Bereich des Buches vor Allem zum Nachschlagen und Vergleichen der eigenen Beschwerden vorgesehen ist, werden hier sämtliche Beispiele aus dem Forum in Kursivschrift dargestellt. Wir möchten Ihnen auf diese Weise den Umgang mit Ihrem täglichen Nachschlagewerk etwas erleichtern, indem wir die nun folgenden Texte, welche Erfahrungswerte unserer Mitglieder darstellen, visuell etwas hervorheben.
Bei Vorhandensein der folgenden Symptome ist es unbedingt ratsam, eine spezielle Diät gegen Unterzuckerungen durchzuführen:
Heißhungerattacken; Heißhunger besonders auf Süßes; Übelkeit; Erbrechen; Schwäche; Blässe; Schweißausbrüche; Zittrigkeit; Herzklopfen; Herzrhythmusstörungen; Kribbeln; Kopfschmerzen; Nervosität; Sehstörungen; Schwindel; Verwirrung; Bewusstseinsstörungen; Angstgefühle; Panikattacken; Alpträume; Gewichtszunahme.
Dr. Amand bietet eine liberale und eine strenge Diät an. Die strenge Diät erfordert eine konsequente Umstellung der bisherigen Essgewohnheiten und sollte besonders bei zusätzlicher Fettleibigkeit zur Verringerung des Körpergewichtes eingesetzt werden. Genaue Pläne zur Durchführung beider Diätprogramme finden Sie in Dr. Amands Buch „Fibromyalgie – die revolutionäre Behandlungsmethode durch die man vollständig von Beschwerden frei werden kann und im Anhang unseres Buches.
Mit den folgenden Beispielen wollen wir Ihnen Hinweise anbieten, in welchen Situationen Sie einem Verdacht auf Hypoglykämie nachgehen sollten.

1. Beispiel:
*Irgendwo habe ich mal im Ami-Forum gelesen, dass es während eines „Cyclings" vorkommen kann, dass man VORÜBERGEHEND hypoglykämisch wird. Mit den Symptomen Müdigkeit, Zittern, Schwäche, Herzjagen. Die Cyclings können sehr stressig sein für den Körper und kosten eine Menge Energie. Es kann hilfreich sein, dann die liberale HG-Diät anzuwenden. Hypoglykämie (*Unterzuckerung*) ändert sich ständig und ist sehr abhängig vom jeweiligen Stress-Level."*

2. Beispiel:
Auch wenn ich keinen med. Grund hatte in eine Diät einzusteigen, habe ich die verbotenen Nahrungsmittel aus meiner Küche verbannt und mit

der liberalen Diät Anfang Juni 08 begonnen. Schon nach einer Woche habe ich gemerkt, dass es mir körperlich (nicht schmerzlich) besser ging. Ich esse heute so weiter wie es mir gut tut.
Da ich auch sehr magenempfindlich bin, habe ich vor 14 Tagen mit Kapseln (habe gelesen die sind dann besser als Pulver) 2x 300 mg begonnen und vertrage sie gut.

3. Beispiel:
Es quälte mich jetzt tagelang extreme Übelkeit und dazu natürlich ein unangenehmer Blähbauch. Auch war die Erschöpfung mal wieder so rasant, dass ich mich zwei Tage des Nachmittags ins Bett legen musste.
Ich denke mal, es kam da einiges zusammen. Denn ich verspürte auch, dass ich den Morgenkaffee überhaupt nicht mehr vertrug, es wurde langsam aber ständig schlechter.
Ja und dann ging mir plötzlich ein Lichtlein im Fibronebel auf und ich fragte meinen Mann, ob er anderen Kaffee eingekauft hatte. Denn der Kaffee schmeckte mir mit einem Mal doll bitter. Ja klar, hatte er. Aber mein Fibrokopf hatte das wohl vorher nicht registriert. Seit dieser Zeit trinke ich zum Frühstück wieder koffeinfreien Kaffee und mir geht es wieder bestens.

4. Beispiel:
Apropos Luft, mit meinen immerwährenden Blähungen ist's erst mal gut. Liegt es an der Nahrungsumstellung, kein Fleisch und Wurst und an der im Allgemeinen gesünderen Ernährung mit viel Gemüse und Obst?
Ich muss sehr viel Wasser lassen und am besten ganz dringend und schnell.

Antwort:
Du, mit deiner Diät das klingt gut! Nur solltest du darauf achten, dass du viel Eiweiß zu dir nimmst und gute Pflanzenfette, sonst hält der Körper immer an deinen Depots fest, bleibt in Alarmbereitschaft, gibt nichts her von den Fetten.
Gute Fette und Eiweiß, damit ist der Körper zufrieden und gibt auch was her, für Vegetarier und auch für Lactoseintollerante wie mich...

5. Beispiel:
Ich möchte alle mit Zucker/Stärke Sensibilität bestärken die HG Diät durchzuziehen. Da ich schon seit meiner Kindheit zuckersüchtig bin, dauerte es recht lange, bis ich realisierte, dass es der Zucker war, der mich krank machte.

6. Beispiel:
Bei der strengen Diät tat sich mein Körper recht schwer, doch als ich die liberale HG Diät begann, merkte ich, dass ich das schon schnell hinbe-

kommen würde. Die Magen- und Darmbeschwerden ließen schlagartig nach. Zu Tageszeiten, an denen ich vor der Diät unbedingt Süßes in mich hineinschieben musste, genieße ich jetzt einen Naturjoghurt mit erlaubten Früchten und zerkleinerten Nüssen. So stellt sich auch kein Heißhunger besonders kurz vor der Mittagszeit mehr ein. Meine zitterigen Hände gehören der Vergangenheit an.

7. Beispiel:
Heute Morgen ist mir echt etwas Beängstigendes passiert: Mir wurde mitten auf der Schnellstraße im Auto plötzlich schwindlig/schlecht, wie kurz vor dem Ohnmächtig-Werden. Zum Glück saß nicht ich wie sonst immer, sondern mein Mann am Lenkrad. Zu Hause angekommen habe ich mir gleich Dr. Amands Buch zur Hand genommen und bei Hypoglykämie nachgelesen. Dieses Kapitel über die Hypoglykämie muss ich unbedingt noch einmal bewusster durchlesen. Denn zuerst hatte ich es überflogen, weil ich der Meinung war, darunter ja nicht zu leiden. Aber der heutige Tag hat mich eines Besseren belehrt. Ich werde AB SOFORT mal jeglichen Zucker weglassen, Vollkornnudeln und Vollkornbrot kaufen und dann mal sehen, was passiert.

Antwort:
Ja also, das klingt schon eigenartig, wenn du so etwas noch nie hattest. Sag mal, hast du vor dem Abfahren etwas gegessen? Denn eigentlich klingt das nach Hypoglykämie, also plötzliches starkes Absacken des Zuckerspiegels. Ich denke, da sind viele Fibros von betroffen. Aber vielleicht verstärkt es sich auch bei der Therapie. Auf jeden Fall dient die Diät, die Dr. Amand beschreibt ja zur Verhinderung dieses Symptoms. Ich kenne diese Unterzuckerungen zur Genüge. Besonders eklig sind sie, wenn sie während der Einschlafphase im Bett erscheinen. Man hat das Gefühl, man falle noch im Bett jeden Moment in Ohnmacht und man will nur noch so schnell wie möglich aus dem Bett, weg von diesem ekligen Gefühl.

Weitere Antwort:
Du Ähnliches ist mir auch schon passiert. Deshalb hatte ich mir dann mal in der Apotheke meinen Blutzucker messen lassen und er war tatsächlich erniedrigt. Mir war's dann irgendwann schon klar, dass auch ich zu den Hypoglykämikern gehöre. Meine früheren Symptome passten voll dazu, aber erst durch das Guaif. sind sie erheblich schlimmer geworden. Deshalb mache ja auch ich die liberale Diät.

Weitere Antwort:
Und wie war die Umstellung bei dir, war's derb? Gemüse und Obst esse ich ja eh schon täglich und wenn ich nun auch Zucker und Weißmehlprodukte weglasse, müsste ich ja eigentlich nach 14 Tagen sehen, ob es

besser wird. Aber trotzdem wäre ich natürlich froh, wenn's „nur" die Ausschwemmungen wären. B., hattest du auch diesen Schwindel während des Guaifs? Machst du denn auch diese Diät? Ich danke euch Beiden jedenfalls ganz herzlich für Eure Hilfe, ich bin nun schon wieder etwas beruhigt.

8. Beispiel:

Auch mir war die ersten drei Monate gar nicht bewusst, dass ich vielleicht auch HG habe; habe einfach alle Symptome der Fibro zugeschrieben. Eigentlich habe ich den Gedanken der Diäten immer weit weg geschoben und gemeint, das betrifft mich ja nicht. Erst die extremen Schwindel-Anfälle, die ich ja vorher so nicht kannte, brachten mich dann dazu, da noch mal genauer nachzulesen. Allerdings weiß ich durch D., dass bei einer Ausschwemmphase starke Symptome einer HG auftreten können, auch wenn man ansonsten gar keine HG hat.
Das würde bedeuten, dass sie im Laufe der Therapie wieder verschwinden... und man später „normal" essen kann.

9. Beispiel:

Meine schon vorher unterschwellig vorhandene HG hatte sich während der Guaif.-Therapie derart verschlimmert, dass es erst während des intensiven Ausschwemmens so richtig deutlich zutage trat. Nun mache ich die „liberale" Diät und esse viel Obst und Gemüse und komme damit gut klar.
Nach den ersten Wochen ohne Süßes gehen die Gelüste darauf wirklich von selber weg! Ich habe jetzt nur noch 70%ige Schokolade im Haus. Wenn ich mal zu Besuch bin und mir bietet jemand Vollmilchschokolade an, finde ich die total widerlich, obwohl ich die früher nur so wegnaschen konnte.
Außerdem habe ich feststellen können, dass mir so'n süßes Zeugs gar nicht wirklich bekommt. Mein Fibronebel und vor Allem mein verschwommenes Sehen treten immer nach so einem „süßen" Tag verstärkt auf.

10. Beispiel:

Beim Stress des Mittagbrotkochens übersah ich wohl das sich einstellende Hungergefühl, verspürte nur erschreckt das plötzlich einsetzende starke Zittern der Hände. Ja, da merkte ich, weil ich diesen Zustand ja oft und lange genug hatte, natürlich gleich, dass sich die ersten Anfänge einer Unterzuckerung einstellten. Da habe ich natürlich rasch noch einmal Bienenhonig hineingeschoben und dann zwei Stück Schokolade (nur noch über 80%) Aber so schnell setzte die positive Wirkung dennoch nicht ein. Mir war wieder schrecklich mies. Im ganzen Körper ekliges Zittern, starke Unruhe, kräftiges Herzklopfen und eine akute Schwäche, die mich zwang, mich sofort hinzusetzen. Als mir besser wurde, ging's dann an den Mittagstisch. Aber erst, nachdem ich die Hälfte des Mittagbrotes verzehrt hatte, fühlte ich mich wieder richtig wohl.

Zu 2. Depressionen

Frage:

Mein jetziges großes Problem ist, dass ich eine totale Verschlimmerung meiner Depressionen habe. Früher hatte ich auch immer mal Phasen, in denen es mir so ging, aber nie so lang anhaltend. Woran kann das liegen? Meine Muskelverhärtungen und Knubbel, werden ja langsam kleiner. Also wirkt doch das Ausschwemmen. Gut, wenn schon selbst die Verringerung der Knubbel auffällt.

Antwort:

Ja, eine Verschlimmerung der Depressionen kann am Anfang der Guaif. - Therapie durchaus vorkommen; denn es sind ja auch die Nervenzellen und das Gehirn am Ausschwemm-Prozess beteiligt. Auch ich bin familiär vorbelastet und scheue mich nicht mehr, wenn es notwendig ist, für kurze Zeit ein Medikament zu nehmen, wenn ich eine ernste Depression herannahen fühle. Aber bitte denke daran, dass wir keine pflanzlichen Medikamente verwenden dürfen, wie zum Beispiel Johanniskrautdragees, denn dann würden wir blockieren.

Auch verursacht Guaif. keine Depressionen, aber während einer „Ausschwemmungsphase" können sich durchaus auch Depressionen zeigen. Ich war nach einem Jahr Guaif. in der Lage, meine Antidepressivamenge zu halbieren. Zu Beginn der Therapie litt ich noch ununterbrochen an schweren Depressionen. Sicher kannst du dir meine Überraschung und riesige Freude vorstellen, als ich meine ersten Verbesserungen als starke Glücksgefühle erlebte. Dieses Glückgefühl war mir schon seit Jahrzehnten abhanden gekommen.

Wenn ich versuche, meine Dosis über meine normale Dosis etwas zu erhöhen, dann bekomme ich auch jedes Mal leichte Depressionen. Im Buch nennt Dr. Amand dies "einen Gehirn-Cycling durchmachen".

Bevor du dir aber von deinem Arzt für kurze Zeit Antidepressiva verschreiben lässt, versuche es doch mal mit dem Tipp aus dem amerikanischen Forum: Nimm dir die Zeit, den Geruch von Rosen zu riechen, das schöne Leben zu genießen.

Und meine Bitte, tue dies ganz bewusst, leg' dir beispielsweise ein Büchlein an, in welchem du TÄGlICH 10 kleine Dinge aufschreibst, die dich erfreuen können. So wird dein Blick von der Grübel- und Depriphase zurück zur schönen Natur geholt. Denn die ist immer für uns da, und wir brauchen nichts weiter zu tun, als sie auch wahrzunehmen und uns daran zu erfreuen - ohne jede Art von Nebenwirkungen. Ich denke und weiß auch aus Erfahrung, dass dies auf jeden Fall einen Versuch wert ist. Auf Antidepressiva kannst du dann, wenn es gar nicht anders geht, immer noch zurückgreifen.

Weitere Antwort:

...schön, dass du schon so weit durchgehalten hast. Denn irgendwann wird auch die Depri wesentlich besser. Auch ich leide noch immer sehr unter Depressionen. Bei manchen Leuten werden sie für eine Weile schlimmer, andere so wie ich müssen noch nach drei Jahren ihre Antidepressiva weiternehmen, bei einigen Guaifs. klingen sie relativ bald aus. Dafür brauche ich aber keine Schmerzmedis mehr. Und das ist doch auch einfach toll, ja? Ich nehme an, dass meine Depressionen noch eine weitere Ursache haben und durch die Fibro sind sie sicher noch verstärkt.

Aber was ich mit Sicherheit sagen kann ist, dass ich auch psychomäßig viele Fortschritte gemacht habe:

Während vor der Guaifenensintherapie die stark belastenden, schweren Depriphasen überwogen haben, stellen sich immer häufiger Phasen ein, wo die Depris mich nur mäßig stark belasten. So habe ich es jetzt schon geschafft, mich selbst wieder derart aufzubauen, dass ich keine Phasen mehr habe, wo mir alles egal ist, wo ich alles schleifen lasse. Mir gelingt es wieder, Pläne zu machen und diese auch in Taten umzusetzen. Da ging vorher nichts mehr, ich lebte nur noch in den Tag hinein. ***Und das ist für mich ein riesiger Erfolg!*** *Also überprüfe doch bitte einmal, ob es auch für dich sinnvoll wäre, für ein Weilchen Antidepressiva zu nehmen. Denn natürlich kann der Körper viel langsamer heilen, wenn die Psyche derart stark durchhängt.*

Frage:

Wisst ihr, ob ich Johanniskraut-Tee oder Baldrian Dragees nehmen kann? Wegen des Salicylats. Ich bin ja erst vor ca. zwei Monaten umgezogen und muss mir hier erst mal einen Arzt suchen bei dem ich mich gut aufgehoben fühle und mich öffnen kann. Kann ich solche Antidepressiva auch einfach in der Apotheke kaufen? Ich kann es kaum erwarten, dass es endlich wieder besser geht.

Antwort:

Nein beide Mittel, die du angeführt hast, solltest du wegen der Blockierungsgefahr nicht nehmen. Und so viel mir bekannt ist, bekommt man Stimmungsaufheller ohne Rezept auch nur auf pflanzlicher Basis, kommt also für uns nicht in Betracht. Wenn du momentan noch keinen Arzt deines Vertrauens gefunden hast, dann versuche es doch mal mit dem Tipp, den ich dir im vorigen Beitrag gab.

Antwort:

...nein, keine Baldrian- oder Johanniskraut-Kapseln, da sind Extrakte drin, die blockieren. Tee wäre o.k. Aber leider ist Johanniskrauttee viel zu schwach, um wirklich zu helfen. Für Antidepressiva brauchst du ein

Rezept. Da Depressionen inzwischen zur Volkskrankheit geworden sind, hat nun jeder Allgemeinmediziner Erfahrung mit den neuen Antidepressiva und verschreibt sie auch. Und eines möchte ich noch anmerken: Es ist innerhalb der Psychologie bewiesen, dass es einige Lebensumstände gibt, die Depressionen fördern bzw. auslösen können. An erster Stelle steht der Tod eines geliebten Menschen 2. Verlust des Arbeitsplatzes und 3. ein Umzug!!!! Also, da brauchst du dich eigentlich über deine jetzigen Depressionen gar nicht zu wundern.

Beispiel:
Als ich mit der Therapie angefangen habe, stellten sich sehr bald gute Fortschritte ein. Und dennoch merkte ich, dass ich zunehmend depressiver wurde. Da habe ich im Ami -Forum mal rumgesucht und fand vom Admin-Team eine Antwort auf mein Problem: „Guaif. verursacht keine Depressionen, aber während eines „Cyclings" kann es durchaus dazu kommen." Meine verordneten Antidepressiva konnte ich dann auch tatsächlich bald wieder abzusetzen. Und seither werde ich während einem Cycling immer etwas nervös und depressiv. Es ist nie so stark, dass ich mir Sorgen darüber mache und geht auch immer schnell wieder weg. Wenn ich aber bisher versucht habe, meine Dosis zu erhöhen, dann bekam ich auch jedes Mal depressive Phasen. Guck doch mal bei Dr. Amands Buch im Glossar unter Depressionen nach, da findest du auch viele Hinweise.

Zu 3. Harnblasen-/Vaginal-/Analbeschwerden, verstopfte Nase, Augenbrennen, Mundentzündungen

1. Beispiel

Ich fasse hier einmal alle Symptome zusammen, die wir sozusagen bei Körperöffnungen bekommen können. Dr. Amand schreibt von diesen Symptomen, dass sie dadurch entstehen, weil die Phosphate versuchen aus allen Körperöffnungen zu entweichen, da es ja über die Nieren nicht geht. Dadurch sind bei uns auch die Tränen schmerzhaft, denn es können winzigste Kristalle darin sein, die die Augen entzünden. Das Gleiche passiert eben auch in der Harnblase und im Vaginalbereich und sicher auch im Analbereich und eben auch in der Nase. Na wir kennen ja alle diese Stellen, die so schmerzhaft brennen können, ohne das da wirklich eine Entzündung entsprechend des starken Schmerzes zu sehen ist. Und selbst eine Überempfindlichkeit der Mundschleimhaut (evtl. auch Kehlkopfbeschwerden) können darauf zurückzuführen sein.

2. Beispiel:

...na dieses Mal scheint ja mein Schub wieder vielseitiger zu sein. Während ich heute Morgen noch erhebliche Beschwerden im Nacken-Schulterbereich hatte, sind die Beschwerden jetzt zum Abend fast völlig verschwunden. Dafür hat sich allerdings etwas anderes eingestellt, aber so bin ich es eigentlich gewöhnt. Mir scheint es ähnlich wie... zu gehen, laufe häufig zur Toilette zum Pullern. Es ist allerdings nie sonderlich viel. Dafür habe ich aber wie in den letzten Jahren vor der Guaifenesintherapie anschließend erhebliches Brennen. Eine Erkältung scheint allerdings nicht im Anzuge zu sein, ich vermute eher, so wie es Dr. Amand ja auch schon erwähnte, erhöhte Ausscheidungen von Phosphor.

3. Beispiel:

*...Also, nun zeigt es sich eindeutig. Ich habe doch wieder einen Harnblaseninfekt und benötige leider wieder Antibiotika - das Ganze ist mit einem richtigen kräftigen Schub verbunden. Ich habe das Gefühl, für **Jahre** in diesen Tagen das Phosphat aus meinem Körper herausbugsiert zu haben. Ich entleere Mengen an Flüssigkeit, die würden in keinen Nachttopf passen. Ja und der Schweiß bricht mir fast ununterbrochen und bei der kleinsten Betätigung aus. Die Augen brennen, auch dort scheint es die Flüssigkeit zu verursachen. Das Ganze hatte ich schon einmal und zwar zwei Jahre lang unmittelbar bevor ich mit der Guaifenesintherapie begann. Meine derzeitigen Muskelschmerzen kann man eher als dezent bezeichnen, so'n leichtes Ziehen, wie wir es ja als Wachstumsschmerzen bezeichnet kennen. Also, minimal und unerheblich, aber es erinnert eben stark daran, dass sich hier mal wieder ein rückwärtiger Schub austobt. Aber ich muss sagen, so belastend das auch alles ist, es macht mich rich-*

tig optimistisch, nun bald wieder einer besseren und längeren guten Zeit entgegen gehen zu können.

4. Beispiel:
...und wieder scheint ein Schub zugeschlagen zu haben. Aber doch eben sehr eigenartig, wie ja diese Krankheit meist eh verläuft. Gestern ging es mir stündlich immer schlechter und zwar ganz kompakt. Meine Lippen waren feuerrot und brannten wie bei einer Erkältung, die Drüsen rechts und links vom Kinn schmerzten ganz erheblich und dies strahlte auch in den Rachenraum aus, obwohl nur eine sehr schwache Rötung sichtbar war. Mein gesamtes Genick schmerzte mit und ohne Bewegung, die Ohren und die Nase waren laufend verstopft. In meinem Bauch rumpelte es und ich hatte mehrere dünne Stühle, die sehr scharf waren, so dass untenrum wieder mal alles brannte. Und insgesamt schmerzten sämtliche Knochen und Sehnen. Die Nacht war recht erträglich, aber der morgen brachte noch starke Kopfschmerzen dazu und jetzt 6 Stunden später ist alles wie weggeblasen.

5. Beispiel:
....ja also doch wieder die Fibro. Und es hat tatsächlich etwas mit deiner nun bereits stattfindenden Ausleitung zu tun, freu. Ich habe ja zur Zeit auch wieder mal einen Schub und du wirst es nicht glauben, auch bei mir ist das Brennen wieder vorhanden. Allerdings nicht ununterbrochen, sondern immer ***nach*** *dem Wasserlassen. Das stimmt auch voll zu dem, was Dr. Amand zu diesen Beschwerden äußert. Da wir ja durch die Ausschwemmung verstärkt winzige Kristalle von Phosphaten und evtl. auch andere Stoffe über die Nieren verlieren, entzündet sich die empfindliche Schleimhaut ja noch stärker als sonst. Um Infektionen vorzubeugen, verwende ich nun natürlich nach jedem! Wasserlassen auch wieder die Blutwurztinktur. Das brennt zwar im Moment kräftig, dann setzt aber bald die schmerzlindernde Wirkung ein. Betupfe ich mich nicht, so hält das Brennen um vieles länger an, das merke ich sehr schnell, wenn ich die Blutwurztinktur mal vergessen habe. Das ist schon ein prima Mittel.*

6. Beispiel:
Gestern hatte ich euch ja von meinen Beschwerden mit dem Zahnfleisch berichtet. Das kam so richtig in Gang, nachdem meine Hausärztin bei der jährlichen Grunduntersuchung mein Gesicht abtastete. Da konnte ich ihr wahrlich nicht sagen, wo es mehr schmerzt und sie meinte, dass wir Fibros ja besonders im Gesicht viele Schmerzpunkte hätten. Besonders schmerzhaft war der Druck auf dem linken Nasennebenhöhlenbereich.
Zu Hause angekommen, verstärkte sich die leichte Migräne, die schon in der Praxis begann. Und dann kam ein richtiger Schmerz der Nasennebenhöhlen und auch der Nasenschleimhaut dazu. Und das griff dann

über auf das Zahnfleisch unter dieser schmerzenden Nasennebenöhlen. Ober- und Unterkiefer reagierten und auch wieder ein bekronter Zahn, der sehr oft schmerzt, obwohl auf dem Röntgenbild nichts zu sehen ist. Dann setzte sich das Ganze in den Halsdrüsen fort, ja und beim Wenden des Kopfes schmerzten sogar die Sehnen erheblich. Schließlich ergriff es auch die andere Gesichtsseite und das re. Ohr. Mir ging's ausgesprochen mies, benebelt, heiße rote Flecken besonders an den stark schmerzenden Stellen und sehr schlapp. Und heute ist wieder alles vorbei.

7. Beispiel:
Ich glaube, ich cycle momentan die Haut und den Bauch. Ich sehe aus, als wäre ich schwanger - gestern hatte ich sogar beim Bücken mehrfach etwas Urinverlust, was ich sonst gar nicht kenne. Dann ist meine Gesichtshaut total fettig, was macht man dagegen? Jetzt habe ich mir schon eine nicht fettende Lotion ohne Salis gekauft, aber selbst die ist zu viel. Hat jemand von euch Erfahrungen damit?

Antwort:
Totes Meer - Salzcreme ist am besten. Diesen Urinverlust hatte ich auch ganz doll, dachte schon über eine OP nach. Und siehe da, es ist ganz viel besser, so gut wie weg, so als ob nie etwas war. Ich kann es noch gar nicht glauben, also mache dich nicht verrückt, stell dich darauf ein, dass du zurzeit etwas undicht bist. Nimm immer vorsorglich eine Einlage, die sind superdünn und sehr diskret heutzutage. Es geht bestimmt vorbei auch bei dir.

8. Beispiel:
Neben den starken Schmerzen, die mich des Nachts, wenn ich endlich eingeschlafen war, wieder aus dem Schlaf rissen, sind es besonders die nächtlichen Schleimbildungen im Nasen- und Rachenraum und den Bronchien, die meinen Schlaf viel zu oft behindern. Eine verstopfte Nase ist bei Fibromyalgiepatienten ein häufig auftretendes Symptom und besonders des Nachts ist dies nicht nur lästig, sondern auch schlafstörend. Davon bin ich leider noch immer nicht befreit.

9. Beispiel:
Lange Zeit habe ich extrem unter brennenden Augen zu leiden gehabt, so stark, dass die Augen dadurch schließlich zu tränen begannen. Oft hatte ich danach etwas Linderung, es war fast so, als wären Sandkörnerchen aus meinen Augen rausgeschwemmt worden. Heute leide ich darunter nicht mehr. Ich habe zwar bei einem Schub fast immer auch noch kurzzeitig ein Augenbrennen, doch nie mehr das Gefühl Sand in den Augen zu haben. Damit kann ich jetzt gut leben, denn das kurzzeitige Brennen der Augen sagt mir, genau wie auch die kurzzeitigen sogenannten Wachstumsschmerzen, dass mein Körper mal wieder am Ausschwemmen ist.

Häufig fehlen weitere Beschwerden. Also, ich bin größtenteils beschwerdefrei.

10. Beispiel:

Zu den schlimmsten nächtlichen Beschwerden traten neben den extrem starken Glieder- oder Rückenschmerzen noch nächtliche mich sehr stark belastende Hustenattacken auf. Es waren regelrechte Erstickungsanfälle, die mich an das offene Fenster trieben. Die Ursache war stets dieselbe: Es hatte sich Schleim aus dem Nasenhöhlenbereich gelöst und war bis zum Kehlkopf vorgedrungen und verklebte diesen, so dass ich dann auch kaum fähig war, überhaupt nur ein einziges Wort zu formulieren, ich brachte nur noch krächzende Geräusche zustande.

Erst nach langem Abhusten, Trinken und Einatmen von frischer Luft beruhigte sich dieser Zustand allmählich und ich fiel dann meist klitschnass geschwitzt und völlig erschöpft erneut in einen unruhigen Schlaf.

Diese Symptome hatte ich schon viele Jahre vor meiner Diagnose und auch noch während der ersten Jahre der Guaifenesintherapie. Jetzt leide ich unter diesen Hustenanfällen im Verhältnis zu vorher nur noch sehr geringfügig. Ein HNO-Arzt sagte mir, als ich ihm diese mich sehr belastenden und beängstigenden Symptome schilderte nur: „Ignorieren!"

Zu 4. Auffallende Veränderungen des Urins

1. Beispiel:

Da ich ja nun nach eurem Feststellen von Schnee im Urin auch schon häufig kontrollierte und etwa zwei Stunden nach der Guaif. Einnahme immer einige weiße Stippchen und hin und hin und wieder Bereiche mit Wölkchen sehe, war ich heute echt überrascht, nach diesem schmerzhaften Schub doch um VIELES mehr Schneeflöckchen als sonst zu sehen. Und man bedenke dabei, bei mir beginnt ja bald das sechste Jahr der Therapie.

Also war auch gestern das Ausschwemmen voll in Gang. Ich habe das nun einfach mal fotografiert und wäre natürlich echt gespannt, wie das bei denen aussieht, die das Glas voller weißer Flöckchen haben.

Antwort:

Tolle Idee mit dem Foto, ja genauso sieht es bei mir fast täglich aus, super. Da staune ich ja, dass so etwas nach fünf Jahren noch möglich ist. Schade, dass du dieses nicht in den Anfangszeiten getestet hattest und es labormäßig nicht erfasst werden kann.

Antwort:

Ja genau, liebe B. echt schade. Aber damals habe ich nie in ein Glas gepullert und ohne dem sieht man ja den Schnee nicht.

Was hätte ich doch damals vor fünf Jahren darum gegeben, so eine Gruppe wie unsere zu finden. Ich konnte mich leider NUR auf D. Homepage schlau machen, denn das Buch zum Guaifenesinprotokoll gab es ja derzeit noch nicht im Deutschen. Von der Homepage habe ich natürlich den gesamten Text ausgedruckt. Aber ich war überglücklich, D. und ihre Seite überhaupt gefunden zu haben. Denn diese zusammengefasste Übersetzung von Dr. Amands Buch, durch D. Tochter übersetzt und ab und an Anrufe zu D. waren ja meine einzigen Informationsquellen zur Therapie. Das habe ich wohl auch nur deshalb geschafft, weil ich keinerlei Alternativen mehr hatte. Im Haushalt ging gar nichts mehr, ich lag sehr viel im Bett oder auf dem Sofa, weil ich die unerträglichen Schmerzen nach dem Wasserlassen und nach dem Stuhlgang nur auf diese Weise verringern konnte. Und das zwei Jahre lang, in denen es mir trotz Aufsuchen verschiedener Fachärzte ständig schlechter ging. Ohne meine tägliche Beckenbodengymnastik, mit der ich sowohl die Rücken- als auch die Bauchmuskulatur intensiv trainierte, wäre ich wohl vor Kraftlosigkeit im Rollstuhl gelandet. Etwa die ersten zwei Jahre des Forumbestehens konnten wir auch nur mit Hilfe des Homepagetextes von D. die Therapie durchziehen. Als uns C. Texte vom Ami-Forum übersetzte, wurde es schon etwas leichter. Aber so toll wie jetzt, dass sich wohl jeder von uns so intensiv einbringt und unsere Forentätigkeit ein gegenseitiges Nehmen und Geben ist, dies war zwar mein leiser Traum, aber damals eben nur Anfänge von heute. Übrigens grummelts wieder in meinem Körper und der Bauch ist aufgedunsen, wenn ich es nicht besser wüsste, käme mir der Gedanke schwanger zu sein, schmunzel.

Antwort:
Lass diese Bilder BITTE NICHT in der Versenkung verschwinden. An ganz miesen Tagen, stehe ich im Bad und schaue ins Glas und sehe, wie diese Partikel den Körper verlassen und das gibt mir eine große Sicherheit. Nach all den bisherigen Therapien ist dies der einzig richtige Weg. Die meisten von uns wurden mit Versprechen schon zu oft enttäuscht und hier kann man sehen, es passiert etwas und allmählich fühle ich es auch immer ein bisschen mehr. Es ist das schönste Geschenk, dass das Leben uns Fibros geben kann und alle Anfänger sollen es sehen, der Weg ist steinig aber er lohnt.

Antwort:
Es ist nur schade, dass nicht alle Betroffenen, die die Guaifenesintherapie durchführen, auch solche Auffälligkeiten im Urin haben müssen. Bei einigen wird er ganz normal, so wie bisher auch aussehen und dennoch verläuft das Ausschwemmen auf Hochtouren. Deshalb ist es ja auch besonders wichtig, noch zusätzlich das Symptomtagebuch zu führen. Wer sich dann auch noch kartieren lassen kann, ist natürlich am Besten dran.

Antwort:
Aber ist ja ein gutes Zeichen, dass du noch immer voll am Ausschwemmen bist! Also, ich finde, diese Idee ist wirklich gut! So kann man vergleichen - mein Pipi schaut ähnlich aus, wenn doch nicht so viele und vor allem so große Partikelchen zu sehen sind. Freut mich für dich, dass du nach so langer Zeit auch noch so stark ausschwemmst!!! Hat sich doch über die Jahre ziemlich was abgelagert, dann wundern mich deine beschriebenen Schmerzen wahrlich nicht.

2. Beispiel:
So ich versuche es mal, euch in meine Schneekugel sehen zu lassen. Huhu, so sieht das aktuell bei mir aus.

Antwort:
Ich habe mir gerade deine Bilder angeschaut, das ist vielleicht heftig. So extrem sieht es bei mir nicht aus, an manchen Tagen ungefähr mal so, aber dann auch wieder weniger. Bin gespannt was I. dazu sagt. Rauchen hat dich mit Sicherheit blockiert aber diese Menge Partikelchen, Wahnsinn.

Antwort:
...das ist ja ein richtiger Schneesturm im Glas. Viel mehr kann man ja bald nicht mit einem Mal ausschwemmen. Dann ist deine Dosis bestimmt

jetzt richtig. Sag mal, als du vorher noch geraucht hast, sind da deine Schmerzen ständig schlimmer geworden? Denn nur dann wärst du ja blockiert. Es kann natürlich auch sein, dass dem Körper einfach die nötige Energie durch die zusätzliche Belastung vom Rauchen für ein intensiveres Ausschwemmen fehlte. Oder hast du Mentholzigaretten geraucht, doch sicher nicht. Aber auf jeden Fall ganz prima liebe M., was sich da jetzt SICHTBAR in deinem Körper tut. Ich drücke dir die Daumen, dass auch bald wieder bessere, erträglichere Tage kommen. Aber eigentlich müssen wir ja froh sein, wenn der Körper mit solchem intensiven Ausschwemmen beschäftigt ist. Denn umso schneller erreichen wir die schmerzfreien Tage.

Antwort:
...nein keine Mentholzigaretten. Ich weiß nicht, vorher war das Ausschwemmen nicht so eindeutig. Jetzt ist es, als ob jemand die Schleusen geöffnet hätte. Ich merke wie der Körper arbeitet, wie viel Kraft dies kostet und meine Schmerzen sind zum Glück nicht das überwiegende Problem in meiner Fibrozeit.

3. Beispiel:
Ja das ist eh das Wichtigste, dass man sich und die Reaktionen des Körpers beobachtet. Später, wenn man gut ausgeschwemmt ist, kann man mit den dann nicht oder kaum noch vorhandenen Partikeln im Urin nicht mehr so gut deuten -oje-, das find' ich schade. Jetzt beim Toilettengang schau ich ins Glas - alles oki und weiter geht's. ***Deswegen, weil wohl jeder unterschiedlich bis gar nicht sichtbar ausschwemmt, hat das Dr. Amand bestimmt auch nicht als Leitschiene erwähnt, sondern nur am Rande.*** *Und deshalb sollte wohl jeder seine Schübe spüren lernen, auch wenn dabei die Gefahr vorhanden ist, zunächst eine zu hohe Dosis einzusetzen. Da man ohne Partikelbeurteilung ja quasi blind nach Gefühl verfahren muss, ist dann eine laufende Kontrolle des Symptomtagebuches unerlässlich. Ich bin froh, dass es bei mir so gut zu sehen ist.*

Antwort:
...das sehe ich genau so. Leider habe ich ja erst im Frühjahr mit dieser Form der Ausschwemmungskontrolle angefangen. Denn sonst hätte mich echt interessiert, wie es bei mir während des letzten halben Jahres aussah, als bei mir die typischen Beschwerden an Gliedmaßen, Nacken und Rücken völlig fehlten, ich also von der Fibro völlig schmerzfrei war - ein halbes Jahr lang.

Antwort:
Dass du immer noch so viel sichtbar ausscheidest, echt noch viel. Ich hatte gestern einen üblen Tag mit Übelkeit, Verstopfung, Blähungen, Gelenkschmerzen und immer noch der Fuß. Bin dann in die Sauna und Solebad, obwohl ich mir nicht sicher war, ob es gut ist. War sehr an-

strengend, aber auch sehr entspannend, heute morgen war noch alles steif - nun aber nach der Schicht ist es bestens. Soll ich denn nun weiter erhöhen?

Antwort:
Jetzt nicht wieder erhöhen. Lass es nun mal ein Weilchen so, dass du dich nicht zu sehr verausgabst. Denn da du noch arbeitest, muss ja auch dafür noch Kraft vorhanden sein. Später, wenn es dir längere Zeit besser geht, kannst du ja immer noch einmal versuchen zu erhöhen.
Antwort:
Ich hatte nun doch die Dosis etwas verringert und ich glaube es nicht, nun muss ich die Partikel mit der Lupe suchen, werde es weiter beobachten.

Antwort:
...das finde ich aber nicht so toll, dass du die Partikel nun mit der Lupe suchen musst. Denn das bedeutet ja, dass deine Dosis jetzt zu gering ist, um eine wirklich intensive Ausschwemmung herbeiführen zu können. Und sicher kommt auch daher dein jetziges Schlechterfühlen.
Also, meiner Meinung ist das eher ein schlechtes Zeichen, da du ja vorher so sehr viele Partikel hattest. Ich würde dir dann eigentlich raten, mit einer Einzeldosis pro Tag zu steigern, dass würde ja in deinem Fall wohl täglich statt 600 mg nun 900 mg betragen. Wenn du das machst, dann nimm die neue Dosis nicht zur Nacht, denn es ist ja zu vermuten, dass die nächtliche Ausschwemmung infolge der gesamten Stoffwechselreduzierung auch verringert erfolgt. Günstig wäre sicherlich morgens 600 mg und abends 300 mg.

Antwort:
Da muss ich I. Recht geben, kaum Partikel bedeutet in deinem Fall nur ganz geringe Ausschwemmung und die Zeit verlängert sich total. Mein Gradmesser sind echt die tgl. Partikel, da musst du schauen, dass du ausschwemmst und trotzdem noch funktionierst. Ich weiß, es ist alles nicht so einfach, aber es funktioniert.

4. Beispiel:
Ich beobachte den Urin nun schon fast acht Monate täglich. Es ist unterschiedlich mit den Partikeln. An Tagen, wo ich starke Schmerzen habe, sprich Schübe ist bei mir oft weniger zu sehen, dann einige Tage später wieder viel mehr. Meine Theorie dazu allerdings ohne Gewähr: Zuerst müssen die Phosphate ja gelöst und dann erst ausgeschwemmt werden, könnte doch so ähnlich sein.

Zu 5. Zahn- und Kieferbeschwerden

1. Beispiel:

Seit fast drei Wochen nehme ich 2 x 300 mg Guai. Ich reagiere mäßig darauf, kann es also gut aushalten. Leider schmerzt jetzt schon zum 2. Mal das rechte Kiefergelenk sehr stark. Diesmal kann ich den Mund nur etwa halb öffnen und beim Kauen schiebe ich den Unterkiefer nach links. Dadurch entstehen jetzt auch auf der linken Seite leichte Schmerzen. Ich bin mir auch unschlüssig, ob ich es mit Kälte oder Wärme versuchen soll. Bisher hatte ich nie Beschwerden in den Kiefergelenken.

Antwort:

Du Ärmste. Bist du dir sicher, dass dies vom Ausschwemmen ist? Nicht, dass sich bei dir irgendetwas versteckt im Kiefer. Ich wüsste auch wirklich nicht, womit du diese Schmerzen lindern könntest, es tut mir echt leid. Zahnschmerzen und schlimme Mund- und Zahnfleischentzündungen als Folge der Fibromyalgie kenne ich ja auch zur Genüge. Auch gehen diese Schmerzen öfter bis zu den Gelenken und tief in die Kieferknochen rein, aber so schlimm?

Bemerkung: Die zahnärztliche Untersuchung stellte keinen entsprechenden Befund fest, also aller Wahrscheinlichkeit nach Schmerzen infolge der Ausschwemmung.

2. Beispiel:

Ich kann da noch einiges hinzufügen, grumpf. Besonders belastend sind für mich Probleme im Mundbereich, also Zahnfleischentzündungen mit und ohne Infekte. Es reicht schon aus, wenn ich mal Salzgebäck knabbern möchte, auch Brötchen kann ich nicht mehr essen, ohne hinterher im Mund viele wunde Stellen zu verspüren. Aber nicht nur das Zahnfleisch, auch die Zähne selber, machen erhebliche Probleme. Ich habe mir sogar schon mal einen frisch gekronten Zahn ziehen lassen, weil die Schmerzen an ihm kein Ende fanden. Das Ergebnis: an der Wurzel war nichts zu sehen. Doch ich muss gerechterweise hinzufügen, dass alle diese Beschwerden seit ich die Guaif. Therapie mache, langsam aber sicher immer weniger geworden sind, freu.
Meine dunklen Wochenendbrötchen kann ich schon wieder genießen.

3. Beispiel:

Häufig schmerzen auch sämtliche Zähne einer Seite, egal ob Ober- oder Unterkiefer. Und meistens schmerzen dann die Drüsen unter dem Kinn ebenfalls intensiv. Wobei ich jetzt der Ehrlichkeit halber hinzufügen muss, dass ich jetzt schon lange keine Schmerztabletten deshalb brauchte und auch schon das 3. Quartal nicht mehr zur Zahnärztin musste.

Ganz sicher ist auch dies ein Hinweis für die positive Wirkung des Guaifenesins. Denn noch vor einem Jahr verging kein Quartal, an dem ich nicht zur Zahnarztbehandlung musste.
Ach ja und die extreme Überempfindlichkeit meiner Zähne gegen heiß und kalt spüre ich auch kaum noch, wie schnell man doch Negatives vergisst, freu. Vorher konnte ich ja schon jahrelang meinen Kaffee nur noch lauwarm trinken.

4. Beispiel:
Seit sieben Monaten mache ich jetzt meine Guaifenesintherapie und Zahnschmerzen und Zahnfleischentzündungen sind verschwunden. Sogar mein Zahnstein ist weniger geworden.

Antwort:
...auch mein Zahnstein wurde mit jedem Jahr der Guaif.-Therapie weniger. In diesem Jahr hat die Zahnärztin bei der Kontrolluntersuchung überhaupt kein Zahnstein mehr gefunden. Und darüber bin ich sehr froh, denn noch vor Therapiebeginn bedeutete für mich das Zahnsteinentfernen wochenlange Zahnfleischentzündungen durch das Gekratze an den Zähnen.

5. Beispiel:
Mir geht es gar nicht sonderlich gut, habe Zahnschmerzen. Ich hoffe, nicht wieder am Wochenende zum Röntgen in die Zahnklinik zu müssen und dann wird doch wieder nichts gefunden. Das ist so schrecklich, wenn die einen dann immer mit so einem schiefen Blick angucken.

6. Beispiel:
Ich habe heute mal wieder Zahnschmerzen. Dieser Zahn ist angeblich abgetötet und trägt stolz seine Krone. Doch er machte von Anfang an, seit er diese Verschönerung hat, Beschwerden. Bekam deshalb extra ins Zahnfleisch Vitaminspritzen. Dann wurde es besser, aber sowie irgendwo ein wenig Essensreste versteckt sind, grummelt er wieder. Da ist es auch sehr schwer zu sagen, durch Fibro oder nicht?

7. Beispiel:
Zahnschmerzen, wie wir Fibros sie kennen, also ohne Befund habe ich des Öfteren noch, aber auf heiß und kalt reagiere ich wieder normal. Auch ich konnte ja vorher weder heißen Kaffee trinken noch heiße Suppen essen. Zahnfleischentzündungen sind um vieles seltener geworden, jahrelang waren sie ständig vorhanden.

Zu 6. Magenbeschwerden / Darmbeschwerden

Unsere bisherigen Erfahrungen:

Die schlimmen Probleme mit dem Darm habe ich, wie viele andere Mitglieder auch zur Genüge kennen gelernt. Jetzt nach einem Jahr und zehn Monaten der Einnahme des Guaifs. habe ich diesbezüglich keine Schmerzen mehr und normalen Stuhlgang. Nur ab und an bekomme ich noch erträgliche Schmerzen an den Hämorriden.
Wir hatten zwei Mitglieder deren Durchfallbeschwerden nicht abklangen. Ein Mitglied beendete deshalb ihre Guaifenesintherapie, weil sie befürchtete, allergisch auf das Guaifenesin zu reagieren. Doch dies war nicht der Fall, denn nach einem weiteren Jahr bestanden diese Symptome noch immer und sie musste zur stationären Behandlung. Dort wurden bei ihr Unverträglichkeitsreaktionen auf andere Stoffe festgestellt.
Auch unserem zweiten Mitglied wurde diese Diagnose bestätigt. Damit haben wir bisher kein einziges Mitglied, welches auf das Guaifenesin mit Durchfall reagierte.

1.Beispiel
...wer kennt diese Beschwerden: habe seit ca. einer Woche immer wieder Magenschmerzen mit viel Sodbrennen und Übelkeit. Mittlerweile esse ich nur Haferschleim, weil alles andere nur noch brennt. Wer weiß, was man da machen kann, dass die Beschwerden weniger werden? Liegt es an dem Guaifenesin oder hängt das mit der Fibro zusammen oder könnte es beides sein? Euch wünsche ich ein schönes Wochenende und wenig Beschwerden.

Antwort:
...hast du diese Symptome irgendwann schon einmal gehabt? Müssen nicht unbedingt alle drei Symptome zur selben Zeit gewesen sein. Wenn das so war, dann würde ich sagen, es ist auch die Fibro und die Beschwerden kommen jetzt durch die Ausleitung, also wie ein rückwärtiger Schub. Wenn du solche Symptome bisher noch nie kennen gelernt hast, dann würde ich dir allerdings unbedingt zu einem Arztbesuch raten. Denn es muss dann nicht unbedingt Fibro sein!

Weitere Antwort:
...ja, ich hatte vor ca. 20 Jahren bestimmt drei Jahre mit Magenschleimhautentzündung zu tun. Das wurde wieder besser, aber ich muss immer aufpassen mit dem Essen, der Magen ist schon empfindlich geblieben. Nun hat sich das sehr verschlimmert, vor allem merke ich es dann immer sehr, wenn ich die Kapseln geschluckt habe. Habe allerdings auch die grün-gelben Kapseln. Nun habe ich ja die Kapseln von Frau M. bekom-

men, sie sind farblos und aus Gelatine. Meine Frage: Sind das die Kapseln die sich im Darm auflösen und nicht sofort im Magen?

Meine Antwort:
Also, genau kann ich dir das nicht beantworten, D. sicher eher. Aber ich sage dir hier meine Vermutung. Ich nehme an, dass sich die Kapseln schon im Magen auflösen. Ob die Farbe dabei eine Rolle spielt, könnte man nur sagen, wenn man den Inhalt des Farbstoffes kennen würde. Doch auf jeden Fall vermute ich, da du diese Beschwerden innerhalb Deiner Fibro hattest, dass es zum Umkehrprozess gehört. Aber vielleicht kannst du diese Beschwerden etwas lindern, indem du die Kapseln immer nur ***während*** *einer Mahlzeit einnimmst und niemals auf leerem Magen. Bei mir brennt es beispielsweise auch am Mageneingang bzw. am Ende der Speiseröhre, wenn ich die Kapseln mit sehr wenig Flüssigkeit einnehme. Deshalb schlucke ich die Kapseln nicht wie früher nach dem Essen, sondern während einer Mahlzeit. Seitdem ist dieses Brennen verschwunden. Wenn das nicht hilft, würde ich dir raten, die Menge etwas zu reduzieren, denn Dauerschmerzen dürfen bei der Therapie sicher nicht auftreten. Obwohl bei dem Medikament ja auch laut ROTER Liste so gut wie keine Nebenwirkungen auftreten, kann es doch " im Einzelfall" mal zu Magenbeschwerden kommen, die dann nicht zur Ausschwemmung gehören müssen. Ich drücke dir die Daumen, dass du nicht dieser aufgeführte Einzelfall bist!!! Man könnte evtl. auch versuchen, die Menge in z. B. vier verschiedenen Einzelzeiten auf den Tag verteilt einzunehmen. Die Wirkung müsste dieselbe bleiben, aber die evtl. Nebenwirkung könnte sich reduzieren.*

2. Beispiel:
Letzte Woche ging's mir doch nicht so gut. Ich hatte so schlimm Durchfall, deshalb habe ich mich im amerikanischen Forum schlau gemacht und dort gelesen, dass der Darm einer der ersten Regionen ist, die geklärt werden. Und das kann sich dann durch stärkere Durchfälle zeigen. Nun kann ich damit viel besser leben, denn ich weiß, dass ich bereits am ausschwemmen bin. Auch hat sich der Darm nun schon wieder beruhigt, also alles wieder im grünen Bereich. Wenn so ein Rückwärtsschub mit Klären dran ist, dann freu ich mich riesig, denn dann wirkt Guaif. und ich werde wieder gesund, juchhu!!!!

Antwort
....ich wünsche dir ein schnelles Klären und dass der Durchfall bald ein Ende nimmt! Ich kenne das auch, ich habe praktisch seit 20 Jahren damit zu kämpfen, seit Guaif. hab ich das nur noch ab und zu, wenn ich etwas gegessen habe, was ich nicht vertrage.

3. Beispiel:
Habe zurzeit Probleme mit dem Magen, von einer Sekunde auf die andere. Hatte ich früher öfters. Kann das sein, dass ich da auch ausschwemme?????

Antwort:
Magenbeschwerden habe ich auch. Bei mir stellen sich diese Magenbeschwerden auch immer ganz plötzlich ein. Ich hatte sie auch schon längere Zeit nicht und jetzt in den letzten drei Wochen nun schon zum dritten Mal. So schnell sie kommen, verschwinden sie dann auch wieder, genauso, wie die Blasenprobleme. Darum denke ich schon, dass es etwas mit der Ausschwemmung zu tun hat.

4. Beispiel:
Ich will euch hier von meinem neuen Schub berichten. Seit zwei Tagen plagen mich - immer wieder mal - Magenbeschwerden und dazwischen migräneartige Kopfschmerzen, die mal kommen und mal gehen. Und seit gestern habe ich wieder verstärkt Muskelschmerzen. Also, nicht mehr wie zu Anfang der Ausschwemmung viele Beschwerden am Stück, sondern es ist eigentlich mehr ein kurzzeitiges Kommen und Gehen. Das lässt sich gut ertragen.

5. Beispiel:
Mein Darm bereitet mir immer noch große bis sehr große Probleme. Ich habe noch einmal mein eigenes Fortschrittsprotokoll durchgelesen und habe dabei festgestellt, dass ich seit Beginn (jetzt 2 1/2 Jahre) immer unter Durchfall und Blähungen litt. Das habe ich wohl einfach verdrängt. Ich dachte immer, dass es auch zwischendrin Zeiten der Besserung gab, aber das ist wohl nicht so.
Da ich auch so stark abgenommen habe, leitete mein Arzt eine Komplettuntersuchung an. Dabei wurde festgestellt, dass ich eine Laktoseintoleranz, eine Fructoseintoleranz und auch eine Sorbitunverträglichkeit (keine Süßstoffe) habe. Die untersuchten und infrage kommenden Organe sind aber alle o.k. Nun heißt dies für mich, noch auf viel mehr, als nur auf Salicylate achten!!

7. Verstärkte Wasseransammlungen

1.Beispiel:

Auch wenn ich immer wieder mal über meinen super dicken aufgeschwemmten Körper schimpfe, so zeigt sich doch gerade dadurch, wie intensiv das Guaifenesin in uns Schwerstarbeit leistet. Also, immer schön viel trinken, so dass die eingelagerten Phosphate auch gut ausgeschwemmt werden können. So gibt es zwar durch das Guaifenesin während der starken Rückwärtsschübe auch weniger Erfreuliches, denn wer möchte schon aufgedunsen sein, aber am wichtigsten ist doch, dass das ganze eingelagerte Zeugs wieder aus unserem Körper rauskommt.

2. Beispiel

Das sage ich mir auch immer, kein Cycle kann schlimmer sein, als der Gedanke, es wird kontinuierlich immer schlechter und man muss hilflos zusehen.

3. Beispiel:

Hab mich dann aufgerafft und mir neue Hosen gekauft, eine Nummer größer - heul - aber ich kann den Druck auf den Bauch nicht mehr vertragen, wenn dieser durch die verstärkte Ausschwemmung angeschwollen ist.

4. Beispiel:

Über das Hosenproblem hab ich grade sehr lachen müssen. Größere Schuhe hab ich inzwischen schon **drei Paar** *aus dem Second Hand.*

5. Beispiel:

...weil du sagst größere Schuhe, da bringst du mich auf was. Gestern habe ich meine Matschstiefel angezogen und stell dir vor, die waren mir zu klein. Ich sagte zu meinem Mann, du, das kann doch nicht sein, meine Füße sind gewachsen. Aber vielleicht sind sie nur aufgeschwemmt und das engt mich so ein. Aber erst konnte ich mir das gar nicht erklären.

6. Beispiel:

...das kann ich nur dankbar und mit Freude unterstützen. An passenden Schuhen und Hosen soll es nicht scheitern. So viel Wasser einlagern wird der Körper ja auch nur, weil er die Phosphate aus dem Gewebe ausschwemmen muss. Wir schaffen das und ganz ehrlich, die Fibro ohne Guaifenesintherapie immer schlimmer zu bekommen, finde ich viel erschreckender als diese Ausschwemmungssymptome.

7. Beispiel:

Die letzten paar Tage hatte ich einen Nierendruckschmerz unter den Rippen. Hatte ich zwar früher auch hin und wieder, aber diesmal glaube ich hängt es mit dem Guaif zusammen. Scheinbar werden verstärkt Stoffe

wie Phosphor, Oxalsäure usw. ausgeschieden. Neulich hatte ich das zwei *Mal, dass es bis zu Kopfschmerzen ging, so in etwa wie der Anfang einer Migräne. Dazu auch verstärkt Augenlid-Schwellungen. Habe dazu was gefunden von Dr. Armand:*
>>Wenn eine Hauptregion gereinigt wird, transportiert die Flüssigkeit überschüssiges Phosphat, Oxalate und Kalzium aus der Zelle ins Blut. Die Menge ist so groß, dass die Nieren kurzzeitig überfordert sind. Das Blut lagert das gelöste Phosphat in Zwischenlagern im ganzen Körper ein, was zu Schmerzen am gesamten Körper führt. Deshalb dauern die Umkehrsymptome ein paar Tage an bis die Nieren nachkommen die Substanzen auszuscheiden und somit den Zyklus beenden. << Ja das wäre ja eine ganz gute Erklärung, denke ich mal.

8. Beschwerden wie bei Infekten / Grippeähnliche Symptome

1. Beispiel:
Grippeartige Beschwerden waren schon vor Beginn der Therapie meine allwöchentlichen Begleiter... dadurch habe ich dann auch schon mal eine Nasennebenhöhlenvereiterung verschleppt, weil ich sie als solche nicht erkannt habe... Gerade jetzt bahnt sich eine solche Symptomkette an, mir ist furchtbar kalt in den letzten drei Tagen, Kopfweh, schlapp, müde, verklebte Augen, verstopfte Nase, schwindelig, leichte Gliederschmerzen. Aber alles im relativ erträglichen Rahmen...

2. Beispiel:
Hallo, ich fand deinen Text heute morgen und da ich mich während eines Cyclings auch immer fühle wie bei einer Grippe, mit allem Drum und Dran, dachte ich, es interessiert euch auch. Die grippeähnlichen Symptome am ganzen Körper gehören ebenso dazu und machen mir immer sehr zu schaffen. Bisher hatte ich zwar auch Schmerzen, aber dieses „sich allgemein schlecht“ fühlen und die emotionalen Probleme sind immer da.

3. Beispiel:
Auch ich erkenne das neue Cyclen fast immer an Symptomen, die der Grippe ähnlich sind. Meine Nase ist ganz plötzlich verstopft, die Lippen beginnen zu brennen, die Augen brennen und mich überfällt eine schwer zu ertragende Müdigkeit. Ein weiteres Symptom, welches auf einen neuen Zyklus hinweist, sind Beschwerden, die mit Wachstumsschmerzen zu vergleichen sind. Früher sagten wir dazu Reißen. Diese Beschwerden befallen insbesondere die Beine in allen Bereichen oder in seltenen Fällen auch die Arme.
Besonders die zuerst genannten Symptome verschwinden völlig, wenn ich mich ins Bett lege und mir mindestens eine Stunde Ruhe gönne. Also, eindeutig ein akut vorhandener Energiemangel - wie recht doch Dr. Amand mit seiner Theorie hat.

4. Beispiel:
Nach Guaifbeginn - starkes Abhusten - laufende Nase - starkes Schwitzen Frösteln mit Schauer über den Rücken - tritt mittlerweile nur noch bei starken Schüben auf, die ich seit einigen Monaten nun ganz klar erkennen kann. Zurzeit wieder ganz erträglich – super, die Dosis scheint also zu stimmen.

5. Beispiel:
In den letzten Jahren war eine Grippe immer mit starken Schmerzen verbunden, wie ich sie sonst nicht kannte. Ohne Schmerzmittel konnte ich

kaum liegen oder sitzen und schon gar nicht schlafen. Es dauerte auch immer länger, bis ich mich von einer Grippe erholte.
Während der Guaif. Therapie habe ich in Abständen immer wieder das Gefühl, eine Erkältung zu bekommen. Die Nase läuft dann und in den Bronchien brodelt zäher Schleim, der sich schwer abhusten lässt. Mir ist dann kalt - auch wenn es draußen sehr warm ist, der Kopf ist wie in ner Wolke, ich fühle mich schlapp und kann nicht gut denken. Das geht so ein bis zwei Tage, dann ist alles wieder normal.

6. Beispiel:
Neben meinen bereits genannten Symptomen habe ich ja wieder einmal ziemlich entzündete Lippen, so als ob man eine Erkältung hätte. Im Rachen ist aber keine Entzündung zu sehen. Selbst die morgendliche kurze Heiserkeit und auch alle genannten Symptome haben eindeutig nichts mit einem Infekt zu tun. Nach ein paar Tagen klingt dann alles wieder aus ohne dass ein richtiger Infekt zustande kam.

7. Beispiel:
Diese Grippe-Erscheinungen, die dann doch keine Grippe werden, kenne ich auch schon seit Jahren. Es fängt an mit Niesen, verstopfter Nase, Halskratzen, Rücken- und Gliederschmerzen und meist auch leicht erhöhter Temperatur und dann denke ich, na das fehlt ja jetzt noch, ne Erkältung! Am nächsten Tag ist alles verschwunden, als wäre nichts gewesen. Manchmal dauerte es auch zwei Tage.
Was aber seltsam ist, eine wirkliche Erkältung hatte ich schon sehr lange nicht. Bin aber nicht traurig darüber. Seit ich Guaif. nehme, habe ich auch öfter solche Beschwerden, aber die sind anders und gehören sicher zur Ausschwemmung. Deshalb mache ich mir keine Gedanken darüber. Ich sehe es dann als Bereich, der gerade dran ist. Jetzt regelmäßig kribbelnde, laufende oder verstopfte Nase, Kopf- und Rückenschmerzen, Hals total verschleimt, Kloßgefühl usw.
Ist nicht angenehm, aber man gewöhnt sich daran.

Zu 9. Neue Symptome

1. Beispiel:

...dieses Symptom kenne ich noch nicht, aber mittlerweile befürchte ich, dass ich das alles auch noch kennen lernen werde. Vor einem Monat noch kannte ich auch keine ***unruhigen Beine*** *und vor zwei Wochen hatte ich doch zum aller ersten Mal diesen blöden* ***Drehschwindel****. Schon seltsam, muss ich denn nach Jahren noch alle Symptome, die ich bis dato noch nicht kannte, auch noch bekommen???*

Antwort:

Du wirst nur dort neue Symptome bekommen, wo dein Körper schon viele Ablagerungen eingespeichert hat. Du musst dir das so vorstellen, dass diese jetzt neu auftretenden Beschwerden auch ohne Guaif. demnächst zu Deinem Krankheitsbild gehört hätten.

2. Beispiel:

Herzrasen und Schwindel hab ich in regelmäßigen Abständen bei gleichbleibender Dosis. Ist ein ganz übles Symptom, welches ich auch schon vor der Therapie hatte, daher glaube ich nicht, dass ich eine zu hohe Dosis habe. Und es ist wahr, bei mir sind viele Symptome seit Guaif., die ich vorher wirklich nie hatte, dafür sind die Schmerzen (bis jetzt) nicht stärker geworden, anders ja. Ich habe auch mit ganz anderen Problemen gerechnet als es gekommen ist. Sehr interessant alles. Zurzeit habe ich eine Stelle in der linken Wade die zwickt und zwickt und z...

3. Beispiel:

...ja ich bin auch froh, dass ich nach nur fünf Jahren Leidenszeit zu euch gefunden habe - obwohl ich heute weiß, dass schon viel früher Symptome vorhanden waren. Aber ich mache jetzt frohen Mutes weiter, um eines Tages noch viel weniger Beschwerden zu haben. Ja, meine sogenannten Negativsymptome (diese Symptome traten bei der Patientin während der Therapie als neue Symptome auf.) sind eindeutig Bereiche, die früher oder später auch betroffen worden wären. Das hat mich zwar zu Beginn sehr beunruhigt, doch nun hat sich die Blase schon wieder normalisiert und der Schwindel ist auch weg. Bin jedes Mal dankbar, wenn ich darüber nachdenke, denn mit Guaif. habe ich kurzfristig erlebt, wie schlimm die Symptome noch geworden wären und um wie viel schlechter es anderen gehen kann. Bin froh, dass ihr mich so gut unterstützt und oft auch beruhigt habt.

4. Beispiel:

Dass auch dich nun der Schwindel ereilt hat, ist ja gar nicht schön. Aber einen wirklichen Tipp zum besseren Aushalten außer gedulden, bis der Drehdusel wieder abklingt und zusätzlich möglichst viel schonen, kann ich dir leider auch nicht geben.

Zu 10. Hautprobleme

1. Beispiel:

Ich habe heute mit Frau M. telefoniert. Der Ausschlag kommt durch die Ausleitung, auch das Brennen im Mund ist jetzt stärker. Im Genitalbereich ist es ebenfalls stärker geworden; das wünsche ich auch niemandem, denn dieses Brennen finde ich schlimmer als die Schmerzen, aber was soll's, muss ich durch damit's mir besser gehen kann. Ich soll jetzt auf keinen Fall die Dosis erhöhen. Soll die Dosis aber auch nicht herabsetzen. Also, heute ist nicht mein Schreibtag, ich glaub mein Gehirn brennt auch, ich mache erst mal Schluss.

2. Beispiel:

Kurz eine Info über meine Veränderung. Seit Freitag, dem 19.6. nehme ich nun nicht mehr 1500 mg, sondern 1200 mg. Die schlimmen Schmerzen gingen sehr schnell zurück, am anderen Tag hab ich das schon merken dürfen. Auch das Schwitzen in der Nacht ist wieder weg. Aber was mir noch aufgefallen ist, mich hat es am Unterarm so gejuckt auch am Hals, wie kleine Pickelchen sah das aus. Und dann hab ich mich wohl an vier kleinen Stellen aufgekratzt, es hat so kleine Krusten gegeben. Der Juckreiz war da, wo es mir so weh tat und es auch richtig hart und geschwollen war. Keine Ahnung, ob das wegen dem Guaif. ist.

Antwort:

Die Pickel und der Juckreiz können von der Guaif. Therapie kommen. Wenn diese Stellen vorher so arg schmerzhaft und verspannt waren, gehe ich davon aus, dass an der Stelle eine Ausschwemmung stattgefunden hat. Immer dort, wo Guaif. gerade wirkt, wird Wasser eingelagert. Daher kann man auch oft Beulen ertasten. Sobald das Zeug ausgeschwemmt wird und Guaif. sich einer anderen Stelle zuwendet, verschwinden diese wieder. Dass du allergisch reagierst, kann ich mir nicht vorstellen, dann hättest du schon früher reagiert, aber lass uns das mal beobachten. Jedenfalls sind Hautreizungen aller Art auch eine Fibro-Geschichte.

3. Beispiel:

Vor der Therapie hatte ich verklebte, trockene, talgige Haut mit extrem vielen Unreinheiten. Trotz Peeling und Cremen nicht in den Griff zu bekommen.. Jetzt ist meine Haut vorwiegend weich, ohne Verklebungen, reinere, kleine Poren. Nur in Schüben an den Ausschwemmungsstellen schon mal Porenverstopfungen oder eine trockene Stelle. Vorwiegend bei Schüben jedoch verklebt und vertalgt die Gesichtshaut nach wie vor...

4. Beispiel:

Während der ersten Monate mit Guaif. hatte ich kleine Wasserbläschen, die stark juckten zwischen den Fingern. Nun nach über einem Jahr der Therapie ist das gesamte Hautbild feinporiger geworden, nur noch bei Schüben stark glänzend und fettig.

Zu 11. Schwindel

1. Beispiel:

Dr. Amand fasst viele Symptome, die er mit Fibronebel bezeichnet unter den Symptomen des Zentralen Nervensystems zusammen. Neben Gedächtnis- und Schlafstörungen, Kopfschmerzen und Drehschwindel nennt er ja auch eine Überempfindlichkeit gegenüber Gerüche, Licht und Geräusche. Doch mich belasten auch besonders das häufig auftretende verschwommene Sehen und die vielen zusätzlichen inneren Hörgeräusche (Tinnitus). Dadurch muss ich mich dann immer besonders stark konzentrieren, um meine Umwelt richtig wahrzunehmen. Ich habe dadurch auch häufig das Empfinden neben mir zu stehen, alles irgendwie traumatisiert zu erleben. Wahrlich kein angenehmer Zustand, und wenn man dann auch noch berufsmäßig seinen Mann stehen muss, ist man leider sehr schnell überfordert. Wen wundert es dann, wenn wir auch vermehrt unter Kopfschmerzen und Migräne leiden. Und der dringend benötigte, aber leider häufig ausbleibende Schlaf vermehrt diesen Teufelskreis nur noch. Alles keine schönen Dinge, aber trotzdem kann ich hierzu Trost spenden. Denn ich spüre es nach jedem rückwärtigen Schub, dass das schlechte Sehen, Hören und alle genannten negativen Erscheinungen sich an guten Tagen in ein " Nichts" auflösen. Also liebe Leser, nur Mut, ihr erlebt auch wieder bessere Zeiten. Aber dennoch vermute ich, dass diese Erscheinungen immer wieder mal auftreten, niemals für immer verschwinden werden, denn wir werden ja leider nie völlig geheilt sein. Aber es wird uns auch immer häufiger gut gehen - und wenn doch Cyclen, dann nur in sehr leichter Form. Und darüber können wir doch sehr glücklich sein.

Frage:

Habe ich einen rückwärtigen Schub? Als ich heute aufstehen wollte, ging es mir ganz schlecht. Alles drehte sich und ich musste mich festhalten, und es war mir furchtbar übel!

Antwort:

...oh, das war ja heute kein guter Tagesanfang für dich. Dieses Schwindeligsein ist wirklich schrecklich. Das Beste ist dann wirklich, wenn du so lange es dir möglich ist, das Bett (Sofa) hütest. Nur gut, dass es dir am Nachmittag und sicher auch jetzt am Abend wieder besser geht. Du kannst mal den ersten Bericht von dieser Reihe hier lesen, da schreibt J. vom Drehschwindel. Übrigens leiden da sehr viele Fibros drunter. Aber ich drücke dir ganz doll die Daumen, dass du das nicht allzu oft bekommst!!!!!

Weitere Antwort: *...das kann ich gut nachempfinden, denn Drehschwindel und dieses ewige Benommensein kenne ich nur zugut. Es wird wieder* *besser, das weiß ich aus eigener Erfahrung. Ich wünsche dir gute Besserung und dass es schnell wieder aufhört.*

2.Beispiel:
Nachdem ich zwei Tage lang Diclac genommen habe, sind die körperlichen Schmerzen erheblich weniger geworden, nur der Rücken sagt mir noch, dass ich nicht ganz gesund bin. Aber dafür habe ich heute all die übrigen Symptome, die man so um den Kopf herum bekommen kann: Da ist natürlich als Erstes der garstige Fibronebel zu nennen, die Nase ist verquollen (kein Schnupfen), Augen brennen, verschwommenes Sehen, Schwindel und eben leider auch Migräne mit Übelkeit (aber letzteres hatte ich schon erheblich schlimmer.) Aber da die Wettervorhersage am Donnerstag schöneres Wetter verspricht, muss ich mich nun auch beeilen, meinen Schub wieder loszuwerden, denn ich möchte den Frühling ja noch ein bisschen " genießen".

3. Beispiel:
Ich wollte auch mal wieder meine gegenwärtige Befindlichkeit posten: Also angefangen Anfang März mit Guaif. hatte ich zuerst alle möglichen körperlichen Wehwehchen, jedoch ging mein mentaler Energiepegel enorm nach oben. Dann kamen zwei wirklich super gute Wochen Mitte April. Seit einer Woche habe ich jetzt einen Kopfschub:
Konzentrationsschwäche; Probleme stellen mich vor unüberwindliche Hindernisse, ich schalte lieber ab; Gedanken schweifen ab; Bedürfnis nach Ruhe; Geräuschempfindlichkeit. Allerdings bin ich so gut wie schmerzfrei. Kennt ihr das auch, dass Kopf und Körper so getrennt auftreten während der rückwärtigen Schübe?

Antwort:
...ja das ist völlig normal. Echt belastend ist es, wenn solch ein Fibronebelschub über Wochen dauert. Dann zweifelt man an seinem Verstand, besonders, wenn dann auch noch ein Elternteil der Alzheimer erlegen war. Aber es kommen gottlob auch wieder Wochen, in denen du merkst, dein Verstand ist gestochen scharf und du hast nun das gute Gefühl endlich wieder alles durch eine saubere Scheibe zu sehen, zu erleben und das Denken macht wieder richtig Spaß. Allerdings gesellen sich bei einer längeren Phase meistens doch irgendwann auch noch die Schmerzen dazu.
Ich hatte gestern einen regelrechten extremen Schwächeschub, da ist dann einfach die GANZE Luft raus, es geht gar nichts mehr und es ist nur noch Liegen angesagt - auch ohne Schmerzen, aber mit Übelkeit und Kopfweh. Blutzucker und Blutdruck sind dabei völlig normal. Also, mach dir bitte keine Sorgen, wenn du jetzt nach der Feierei etwas mehr erschöpft bist und dich womöglich fühlst, als wäre eine Krankheit im An-

marsch. Das ist die Art unseres Körpers sich vor weiteren Überforderungen zu schützen.

4. Beispiel:
Ja, wir werden dann gemeinsam im zweiten. Jahr kämpfen - habe schon etwas geschafft - man hat halt immer wieder neue Zyklen und somit immer andere Schmerzen - so geht es mir wenigstens. Manchmal kommen Sachen, die hab ich schon ganz vergessen, dass ich das auch schon mal gehabt habe. Aber man weiß, die Zyklen werden immer schwächer, bis man das Kapitel ganz abhaken kann. Z. Zt. geht es mir ganz gut mit den Schmerzen, nur der Schwindel macht mir momentan zu schaffen. War mit meinem Mann in der Stadt, konnte nicht lange bleiben, wenn alles vor meinen Augen verschwimmt und dann bin ich am liebsten daheim in der gewohnten Umgebung.

Zu 12. Fibronebel

Fibronebel?

"Selbst wer von Fibromyalgiepatienten dieses Wort Fibronebel noch nie gehört hat, wird sofort wissen, um welche Art von Beschwerden es sich bei diesem so genannten „Fibronebel " handelt. Neben den Schmerzen und der totalen Erschöpfung bereitet das Symptom den meisten Betroffenen die größten Unannehmlichkeiten und Ängste. Die Bewusstseinsänderungen, die jeder an sich selbst und häufig mit großer Sorge feststellt, werden ständig mehr, sind unerklärlich. Besonders belastend und schwer zu überwinden ist meines Erachtens das teilweise oder ständige Neben - sich - Stehen. Es ist eine Benommenheit, die dem Betroffenen das Gefühl vermittelt, nicht mehr real am Leben teilzunehmen. Wir kennen auch den Begriff „eine Mattscheibe haben." Dieses Gefühl hat wohl jeder an sich schon einmal verspürt, doch nie so intensiv, wie Fibromyalgiekranke darunter zu leiden haben. Das Leben scheint plötzlich nicht mehr real, wie im Traum abzulaufen. Man steht neben sich und beobachtet sein Handeln, ohne gedanklich und gefühlsmäßig richtig dabei zu sein. Man scheint ein anderer zu sein, der aber eigenartigerweise sich selbst beobachtet. Ich habe diese Situation auch folgendermaßen versucht zu erklären: Man schaut durch eine total verdreckte Glasscheibe. Da die Sicht sehr schlecht ist, gelingt es einem nicht, entsprechend der Situation schnell, zielsicher und korrekt zu reagieren.
Zu diesen unangenehmen Empfindungen kommen noch solche wie verschwommenes Sehen, Wortfindungs- und Aussprachestörungen hinzu. Selbst das Gehör bereitet Schwierigkeiten. Nicht wenige Betroffene, mit denen ich darüber sprach, hegten die Sorge allmählich „verrückt " zu werden. Nicht immer fällt der Fibronebel so drastisch aus. Aber auch folgende Beschwerden können einen Betroffenen ganz schön runter ziehen: Extreme Konzentrationsstörungen bei vorher guter Konzentration, sich nichts mehr einprägen zu können, auffallende Vergesslichkeit, Wortfindungsprobleme.

Diese Symptome gehören ganz sicher nicht zu den schmerzhaftesten, aber leider wohl zu den unangenehmsten Symptomen der Fibromyalgie. Aus Erfahrung und Gesprächen mit anderen Fibromyalgieerkrankten weiß wohl jeder, wie vielseitig sich auch diese Symptome zeigen können. Doch für einen Neuling ist es erschreckend. Man beginnt am eigenen Verstand zu zweifeln, befürchtet einen schrecklichen Ausgang. Und deshalb meine ich, gerade wir "alten" Hasen sollten dieses Thema einmal offen erläutern. Die Unerfahrenen werden es uns ganz sicher danken."

Auszug aus meinem Buch „Gefangen im Schmerz"

1. Beispiel:
Dr. Amand fasst ja viele Symptome, die er mit Fibronebel bezeichnet unter den Symptomen des Zentralen Nervensystems zusammen. Neben Gedächtnis- und Schlafstörungen, Kopfschmerzen und Drehschwindel nennt er ja auch eine Überempfindlichkeit gegenüber Gerüche, Licht und Geräusche. Doch mich belasten auch besonders das häufig auftretende verschwommene Sehen und die vielen zusätzlichen inneren Hörgeräusche (Tinnitus). Dadurch muss ich mich dann immer besonders stark konzentrieren, um meine Umwelt richtig wahrzunehmen.

Antwort:

So schlimm das auch ist, aber trotzdem kann ich euch Trost spenden. Denn ich spüre es nach jedem rückwärtigen Schub, dass das schlechte Sehen, Hören und alle genannten negativen Erscheinungen sich an guten Tagen in ein " Nichts" auflösen. Also, nur Mut, Ihr erlebt auch wieder bessere Zeiten. Sicher werden diese Erscheinungen immer wieder mal auftreten, niemals für immer verschwinden, denn wir werden ja leider nie völlig geheilt sein. Aber es wird wie die anderen Beschwerden auch ständig an Stärke abnehmen. Immer längere Zeit wird es uns gut gehen.

2. Beispiel:
...auch ich leide schon seit Jahren ganz stark an diesem FIBRONEBEL. Deshalb lese ich seit Jahren kaum noch und kann auch leider meine Lieblingsbeschäftigung, keine feinen Handarbeiten mehr machen. Sehr unangenehm sind für mich die plötzlich auftretenden Sehstörungen und Hörstörungen. Ich leide an Schwindelattacken, Kopfschmerzen, Nackenschmerzen. Oft habe ich das Gefühl mein Kopf würde zerplatzen. Ich habe dann Gedächtnislücken und Konzentrationsschwierigkeiten. Es geht sogar so weit, dass ich manche Wörter nicht mehr aussprechen kann. Oft habe ich Angst, nun auch noch Alzheimer zu bekommen. Aber wir dürfen uns nicht unterkriegen lassen. Im Ami-Forum wird immer wieder davon berichtet, dass auch diese Symptome alle wieder verschwinden oder nur mal ganz kurzzeitig vorhanden sind.

3. Beispiel:
...das sind schon alles sehr garstige Nebenwirkungen. Die Sehstörungen belasten mich auch noch sehr oft. Aber es wechselt tage- ja sogar stundenweise. Ich habe mir jetzt auch noch eine Brille mit unten eingeschliffenem Leseteil bestellt, denn mit der Gleitsichtbrille habe ich viel mehr Schwierigkeiten als mit meiner Nahsichtbrille. Aber etwas Positives ist mir nun während der Guaifenesintherapie doch aufgefallen: Obwohl ich bereits in früheren Jahren riesige Probleme beim Klavier spielen hatte, weil ich die Noten nur schwer erkannte, kann ich jetzt mit der Lesebrille alles wunderbar erkennen. Das ging vor der Therapie auch nicht mit

Lesebrille. Also, es besteht schon durchaus noch Hoffnung auf Besserung.

4. Beispiel:
Da kann ich euch tatsächlich schon richtig Mut machen. Stellt euch vor, meine Augenwerte haben sich seit der Guaif. Therapie so sehr verbessert, dass ich jetzt nach zwei Jahren meine alte Brille wieder hervorkramte und mit dieser nun viel besser sehen kann als mit der neueren.

5. Beispiel:
Hallo, ich bin neu hier in diesem Forum und bin beim Lesen auf den Fibronebel gestoßen. Bin sehr erstaunt, von euch zu hören, dass Sehstörungen zum Fibro-Krankheitsbild gehören, denn ich dachte doch tatsächlich, das hätte ich nur allein! Ich sehe meist nur stundenweise schlechter. Das fiel mir erst richtig auf, nachdem ich mehrere kleine Kratzer an meinem Auto gefunden hatte und mir das Einparken in der letzten Zeit immer schwerer fällt. Habe mich sogar schon mit dem Gedanken getragen, nun gar nicht mehr allein Auto zu fahren.

Zu 13. Frieren oder starkes Schwitzen

1.Beispiel:

Ich laufe mit dicken Winterschuhen herum, nur so gelingt es mir, die Füße warm zu halten. Aber der gesamte übrige Körper zerfließt förmlich vor laufender übermäßiger Schweißbildung.

Bei der kleinsten körperlichen Arbeit fange ich an zu schwitzen, wie es schlimmer nicht sein kann. So ein extremes Schwitzen kannte ich bisher nur dann, wenn ich mit 39° Fieber im Bett lag. Und unmittelbar danach stellt sich dann ein extremer Erschöpfungszustand ein.

Antwort:

So wie du diese Schwitz - Attacken beschreibst, fühlen sich auch meine Hitzewallungen an, sind oft ein Grund fürs Aufwachen in der Nacht. Schluss mit dem Gejammer, sei's wies sei. Da 'müss ma durch', wir haben wenigstens die Option auf Besserung und wir sind noch ein klitzekleiner Kreis von Fibros, die diese Chance bekommen haben!

Wenn man bedenkt, dass 4% der Bevölkerung an Fibro leiden, kann man sich vielleicht vorstellen, was das für viele bedeutet, die nie von dieser Therapie hören werden oder die einen Arzt haben, der ihnen das Guaif. ausredet.

Diese Vorstellung erschüttert mich immer wieder - umso mehr freue ich mich bei jedem neuen Mitglied im Forum, dass es den Weg zu uns gefunden hat.

Gemeinsam kann man den oft steinigen Weg einfach besser gehen.

Weitere Antwort:

Dieses Schwitzen könnte eine Reaktion des Körpers auf die anstrengende Ausscheidung sein, hab ich auch sehr oft. Schlafen kann ich jetzt nach vier Mon. schon erholter. Die erste Zeit ist es am schlimmsten, dann wird alles erträglicher, die Zyklen abgeschwächter. Ich bin weiterhin glücklich mit der Entscheidung die Therapie begonnen zu haben. Gibt mir jeden Tag Hoffnung, wo vorher nur Verzweiflung und Leere war. Und meine Gedanken gehen noch weiter, ich fange sogar schon an, wieder Pläne für die Zukunft zu machen.

2. Beispiel:

Auch ich leide unter ständigem Wechsel zwischen Schwitzen und Frieren. Jacke aus, Jacke an, da guckt mich die Familie schon manchmal recht verwundert an. Und das Komischste ist, bei mir tritt häufig auch beides gleichzeitig auf. Mein Oberkörper schwitzt, dass ich alles ausziehe oder die Ärmel hochkrempele und zur gleichen Zeit habe ich Eisbeine und stecke meine Füße in meinen elektrischen Wärmhausschuh.

3. Beispiel:
Bevor ich die Guaifenesintherapie begann, litt ich insbesondere unter einem extremen Frieren. Das konnte sich so stark auswirken, dass meine Gliedmaßen einschliefen und ich nicht mehr fähig war, mich normal zu bewegen. Das gehört nun allerdings auch schon etliche Jahre der Vergangenheit an, freu.

Zu 14. Schlafstörungen / Erschöpfung

„Die meisten der Fibromyalgiker leiden unter Schlafstörungen, viele Betroffene sogar ganz erheblich. Da der Schlaf durch eine Reihe von Störungen beeinträchtigt wird, findet natürlich auch nur eine sehr geringe Regenerierung des erschöpften Körpers statt. Besonders beeinträchtigt wird die Tiefschlafphase, der REM-Schlaf. Es ist daher auch nicht verwunderlich, dass sich morgens eine völlige Zerschlagenheit einstellt. Ich erklärte meinen Zustand jahrelang mit folgenden Worten: „Ich fühle mich, als wäre ich durch eine Hammermühle gedreht worden. Während meiner schlimmsten Belastungszeit schmerzte mir alles derart, als hätte mich eine „Dampfwalze" überrollt. Bereits nach dem Frühstücken war ich jahrelang so erschöpft, dass ich abermals das Bett aufsuchen musste. Denn die Schlafstörungen entwickeln sich häufig zur Hypersomnie, also zum abnormen Schlafbedürfnis." (Aus meinem Buch „Gefangen im Schmerz")

1.Beispiel:

Heute geht es mir so richtig be...scheiden. Schrecklich müde, habe gerade zwei Stunden fest geschlafen. Habe einen weiteren Rückwärtsschub, dachte, ich würde davon verschont. Die letzten drei Wochen war alles o.k., ich brauchte mittags keinen Schlaf, nur etwas Entspannung, hatte Tage, als gäbe es Fibro gar nicht. Deshalb spielte ich schon mit dem Gedanken meine Stundenzahl im Krankenhaus aufzustocken, aber das war leider noch nichts. Das warme Wetter haut mich glatt um. Habe ein Gefühl wie Muskelkater und müde, müde, müde. Meine Dosis liegt seit 10 Tagen auf 1500 pro Tag. Partikel im Urin mal mehr mal weniger. Nun warte ich noch eine Woche, danach muss es mir wieder besser gehen. Das war bisher nach jeder Dosiserhöhung so.

Antwort:

Bin heute um 9.30 Uhr von der Arbeit wieder nach Hause gegangen. Hatte Watte in den Beinen, Atemprobleme, bin fix und fertig, weil ich seit Tagen Schlafstörungen habe. Bin erschöpft bis zum geht nicht mehr und werde einfach nicht müde...

Ich warte sehnsüchtig auf das Gewitter und die danach folgende Abkühlung. Dementsprechend ist meine Konzentration.

2. Beispiel:

Ich glaube auch, dass es wichtig ist, dass du wieder richtig schlafen kannst. Ich weiß, du hattest die Hoffnung, die Schlaftablette ganz weg lassen zu können, aber Dein Körper ist wohl wirklich noch nicht so weit. Aber ich finde auch, dass so wenig Schlaf auch der Gesundheit schadet. Wie willst du denn sonst den ganzen Tag durchstehen. Hast du denn schon einmal ein Antidepressivum in leichter Dosierung versucht, das habe ich damals für meine Schlafstörungen bekommen.

3. Beispiel:

Das nicht müde werden, damit man einschlafen kann, kenne ich leider auch zu gut. Ohne Schlaftabletten schlafe ich erst nach 4.30 Uhr ein und um 8.00 Uhr stehe ich wieder auf. Nachmittagsschlaf gestatte ich mir nicht mehr, um dann wenigstens in der Nacht mit Schlaftabs schlafen zu können. Das Abgewöhnen hatte ja, wenn auch recht schwierig im letzten Herbst geklappt. Doch nachdem ich sechs Wochen lang mit täglich nur drei Stunden Schlaf auskommen musste, weil ich erst nach 4.30 Uhr so erschöpft war, dass ich endlich in den Schlaf fiel, war ich total alle und begann, weil auch Schüsslersalze nichts mehr brachten, abermals mit der Schlaftablette. Meine Hausärztin wollte mir Mut machen und fand es toll, dass ich schon mal sechs Wochen ohne ausgehalten habe. Aber ich gebe dennoch die Hoffnung nicht auf, dass mein Körper auch zum Selbstschlafen durch das Guaif. gebracht wird, irgendwann. Meine Schlafprobleme begannen mit 10 - 12 Jahren infolge des Traumas, also kann ich mir noch etwas Zeit lassen.

Zusatz: *Wochen später: Und jetzt musste ich erfahren, weshalb mir das Entwöhnen von der Schlaftablette selbst nach sechs Wochen kein normales Einschlafen ermöglichte: Ich hatte ja gegen meine Bauchknubbel (Lipomatose dolorosa) zur Entspannung der Bauchdecke Cymbalta verschrieben bekommen und habe erst nach zwei Jahren entdeckt: Cymbalta verursacht als Nebenwirkung* ***häufig*** *SCHLAFLOSIGKEIT!!*
(Die Schlaflosigkeit verursachende Tablette und auch die Schlaftablette wurden mir vom gleichen Neurologen verschrieben. Ob er diese Wechselwirkung der verordneten Medikamente wohl selbst einmal am eigenen Körper getestet hat?)
Daraufhin habe ich sofort auch einen Entzug von dieser Psychopharmaka und auch von Solvex (gelegentlich Schlaflosigkeit als Nebenwirkung möglich), die mir für dieselben Symptome verordnet wurden, vorgenommen und innerhalb sechs Wochen ausschleichen lassen. Dennoch war es eine sehr harte Zeit für meinen Körper.
Jetzt nehme ich von den Aminosäuren Arginin/Ornitin täglich zwei Kapseln und ich konnte so meine bisherige Schlaftablettendosis bereits um 50 % reduzieren, schlafe gut ein, gut durch und benötige tagsüber keinerlei Schlafpausen zum Auftanken. Meine jetzige Energie ermöglicht es mir 14 Stunden am Stück aktiv zu sein.

4. Beispiel:

Antriebslosigkeit mit depressiver Stimmung erlebe ich auch immer mal wieder. Beim letzten Mal hatte ich ernsthaft Sorgen, eine richtig schlimme Depression sei im Anmarsch. Inzwischen glaube ich, es kommt zu solchen Empfindungen, weil die Energie gerade gegen NULL geht - man keine zusätzliche Belastung mehr ertragen kann - als Folge starken Aus-

schwemmens. Schmerzen sind ein Symptom dieses Prozesses - genau wie das Müdigkeitssyndrom. Beide Symptome bremsen unsere Aktivitäten - Warnsignale und Schutzfunktionen des Körpers. Diese Phasen der Antriebsschwäche, Kraftlosigkeit und Freudlosigkeit während der Guaifenesinbehandlung sind ebenso schwer zu verkraften, wie übermäßig starke Schmerzen, weil man seinen Alltag kaum noch bewältigt. Ich habe auch immer mal Zweifel, ob meine niedrige Dosis wohl ausreicht und versuche zu steigern, um dann schnell wieder auf meine Dosis zurückzukehren.
Zu der unerträglichen Schwäche kommen dann auch noch körperliche Reaktionen, wie z.B. Herzrasen. Vielleicht sind wir alle immer zu ungeduldig und verkennen, welche enorme Leistung der Körper vollbringt bei diesem Umkehrungsprozess. Habt Vertrauen - wir schaffen das alle!!

5. Beispiel:
Ich hab jetzt seit Wochen ständige Cyclen. Das alles ist ja nix Neues für mich. Was mich aber erschreckt ist, dass ich seit über eine Woche richtig antriebslos bin, was ich seit Einnahme von Guaif. überhaupt nicht mehr kannte.

Antwort:
Wenn du vorher unter dieser Antriebslosigkeit gelitten hast - und *darunter leiden ja eigentlich ALLE Fibros - dann muss ja auch in diesen Bereichen einmal mit dem Ausschwemmen begonnen werden. Du scheinst also jetzt voll in dieser Ausschwemmungsphase zu sein. Freue dich darauf, dass es dir bald wieder besser gehen wird und darauf, dass die folgenden Schübe nach und nach immer mehr erträglich, ja sogar Pinatz zu deinem jetzigen Befinden sein werden.*

Antwort:
...so sehe ich das mit dem Schlafen auch. Denn Schlafentzug verursacht ja (entsprechender Studien) ähnliche Schmerzen wie unsere Fibro.
Ich möchte auch noch von meiner zweiten Antidepressiva runterkommen, denn seit ich das Guaifenesin nehme, konnte ich ja meine jahrzehntelang notwendige Dosis halbieren. Ich freue mich darauf, endlich mal völlig ich selbst zu sein.
Aber Antidepressiva hin oder her, Fakt ist, ohne diese psychische Hilfe hätte ich die vielen Probleme um meinen sexuellen Missbrauch und der Fibroschmerzen nie geschafft. Es ist also bei bestimmten Krankheitsbildern ein großer Segen, dass es diese Medikamentengruppe gibt.

NACHTRAG:
Doch in unserem Fall, bei der Krankheit Fibromyalgie auf Dauer nur mit Psychopharmaka zu behandeln, von denen die meisten dieser Medikamente als Nebenwirkungen Schlafstörungen wie Schläfrigkeit, Schlaflosigkeit, Benommenheit und eingeschränktes Reaktionsvermögen verursachen und ich jetzt weiß, dass ich ALLE diese Nebenwirkungen nach Cymbalta und Solvex hatte, kann ich nur als grob fahrlässige ärztliche Betreuung ansehen. Denn abgesehen davon, dass wir Fibros fast ausnahmslos bereits durch unsere Krankheit unter diesen genannten Symptomen auch ohne derartige Tabletten verstärkt zu leiden haben, gehören zu den besonders schwer belastenden Beschwerden unserer Krankheit ebenfalls starke Benommenheit und schwere Energielosigkeit. So werden also nicht nur diese stark belastenden Symptome verstärkt, sondern die als Nebenwirkungen zusätzlich herbeigeführten Schlafstörungen führen zu weiteren grippeähnlichen Beschwerden wie den verstärkten Gliederschmerzen. (Letzteres ist anhand von Studien belegt) Unter diesen zuletzt genannten Schmerzen leiden (fast ausnahmslos) die meisten Fibromyalgiebetroffenen auch ohne Psychopharmaka ihr Leben lang intensiv genug.
Hinzu kommt ein weiteres Problem während der Einnahme dieser Medikamentengruppe - die große Komponente des Süchtigmachens. Auch ich spürte immer stärker das Neben-Mir-Stehen, war jedoch so sehr im Trancezustand (so als würde ich ununterbrochen unter Alkoholeinfluss stehen), dass ich ohne aktive Hilfe nicht mehr die Kraft aufbringen konnte zu erkennen, wie sehr mich diese Medikamente schädigten. Auch hatten sie keinerlei Linderung meiner Beschwerden, der Knubbel auf meiner Bauchdecke gebracht. Mittlerweile habe ich beide Psychopharmaka wieder ausschleichen lassen, so dass ich jetzt in dem glücklichen Zustand bin, mich nach 20 jähriger Antidepressivabeeinflussung wieder „normal" erleben zu können. Auch meine Schlaftablette, die ich mittlerweile bereits um 50% reduzierte, werde ich in wenigen Wochen ganz ausschleichen lassen. Unterstützung werde ich meinem Körper abermals mittels den Aminosäuren Arginin / Ornithin geben, mit deren Unterstützung ich bereits die oben geschilderten Medikamentenentwöhnungen erfolgreich durchgeführt hatte.

Zu 15. Schmerzen im Rücken, der Wirbelsäule und in den Gliedmaßen

1. Beispiel:

Plötzlich bekam ich regelrecht einen Schlag ins Genick. Ähnliches kenne ich schon Jahrzehnte, manchmal gab es Zeiten, da empfing ich bei Kopfbewegungen so etwas wie einen elektrischen Schlag, so als würde man sich am Ellenbogen, wir sagen da am Musikantenknochen stoßen. Für den Kopf ist das aber um einiges unangenehmer als am Ellenbogen. Mein damaliger Arzt schickte mich deshalb zur Physiotherapie zum Hängen. Danach war es um weniges besser. Aber ganz weg ging es nie. Eigenartigerweise trat es besonders dann auf, wenn sich auch meine Fibro - Erkältungssymptome (allerdings wusste ich zu dieser Zeit noch nichts von der Fibromyalgie) bemerkbar machten. Ach ja und als ich noch jünger war, da hatte ich häufig dann, wenn ich beim Handarbeiten, besonders beim Nähen mit der Hand war, scharfe schneidende Schmerzen im Bereich der Halswirbel. Das kennen sicher viele von euch auch. Beim Röntgen wurde nie etwas festgestellt.

In späteren Jahren dann allerdings doch. An den Halswirbeln 2 - 4 wurde beim Röntgen Osteochondrose, also Verwachsungen und Neubildungen des Knochengewebes gesehen. Heute vermute ich, dass dies ebenfalls Ablagerungen durch die Fibro sind.

Neben diesen eigenartigen Symptomen litt ich auch unter sehr häufigen Blockierungen in diesem Bereich und teilweise recht lautem Knacken. Meine Orthopädin meinte, deswegen brauche ich mir keine Sorgen zu machen, es lösten sich nur Blockierungen von allein.

Wenn ich mich richtig erinnere, so wurde dieses laute Knacken besonders im letzten halben Jahr erheblich mehr, ich vermutete: Aha, das Guaif. säubert diese Stellen, Blockierungen kommen und gehen.

2. Beispiel:

...ja, so elektrische Schläge in der HWS hatte ich früher öfter, bei mir war es auf der rechten Seite und schreckliches Geknirsche habe ich auch öfter, auch leide ich oft unter Schwindel. Es ist allerdings nicht wie bei dir ein Dreh-, sondern ein Schwankschwindel mit starken Gleichgewichtsstörungen, was mich dann auch oft mal auf den Boden wirft, bis jetzt ist Gott sei Dank außer verstauchter Handgelenke oder Schrammen und blauen Flecken nichts passiert. An den Ohren ist alles in Ordnung und auch die HWS zeigt keine Befunde, außer einem seit Jahren bestehenden chronischen HWS Syndrom und leichten Verschleißerscheinungen, das würde aber nicht diese Beschwerden verursachen, sagt der Orthopäde. Aber das Wesentliche ist, ich hatte schon ewig lange keine elektrische Schläge mehr, bis ich mit Guaif. angefangen habe, ca. 3 - 4 Wochen später, dann passierte es zum ersten Mal wieder und taucht jetzt

immer mal wieder auf. Ich nehme es als ein gutes Zeichen und freue mich, weil es ja jetzt rückwärts geht.

3. Beispiel:
Das mit dem "elektrischen Schlag" nach einer Kopfbewegung - ich hab's immer auf der linken Seite - kenne ich auch. Vor 15 Jahren hatte ich das eine Weile dauernd. Der Orthopäde hat mich nur verständnislos angesehen. Es war dann mit einem Mal viele Jahre verschwunden und du glaubst es nicht - seit ich Guaif. nehme hat es wieder angefangen. Es kommt so unerwartet - tut sooo weh - ich schreie dann immer ganz laut auf. Der Schmerz vergeht ja recht schnell und doch fühlt es sich wie eine Ewigkeit an. Aber wenn es mit der Therapie erneut auftritt, so könnte es eine Ausschwemmung sein und sicher ebenfalls bald völlig überwunden sein.

Antwort:
Herzlichen Dank für eure vielen Hinweise. Meine Hausärztin hat mich zur Orthopädin überwiesen und auf einen baldigen Termin hingewiesen. Ich habe ihr auch meine mögliche Vermutung, worauf das evtl. zurückzuführen sei, nämlich durch die Ausschwemmung erläutert, sie war durchaus nicht abgeneigt, das auch in Erwägung zu ziehen. Ich habe auch den Eindruck, wo ich jetzt sagen kann, ich habe trotz diesem Wetter keine Schmerzen in den Gliedmaßen mehr, glaubt sie auch allmählich, dass an dem Guaif. etwas dran sein muss.

4. Beispiel:
Man hört es immer wieder, dass sehr viele Fibros unter Blockierungen von Gelenken und besonders unter Wirbelkörperblockierungen zu leiden haben. Ich bin mir auch sicher, dass bei den meisten Fibros das Lösen der Blockierungen bessere Schmerzlinderung brächte, als jede andere Therapie. Doch das Schlimme ist, dass ich beispielsweise meistens gar nicht mitbekomme, wie stark ich schon wieder blockiert bin. Ganz bestimmt geht es sehr vielen von uns so. Würde das Lösen der Blockierungen in regelmäßigen und nicht zu langen Abständen durchgeführt, wären die folgenden Schmerzen im Anschluss der Beseitigung der Blockierungen auch um vieles geringer.

Antwort:
Das mit den Blockierungen der Wirbelkörper kenne ich auch; unsere Muskeln sind einfach zu angespannt und ziehen immer wieder die Wirbel aus ihren richtigen Stelllungen.. Habe jetzt den Orthopäden gewechselt, meine komplette Krankengeschichte mitgebracht und auch entsprechende Ausdrucke über unsere Behandlung und meine Verbesserungen. Er war sehr angetan davon, was sich bei mir schon alles getan hat. Dann hat er ganz viele Blockierungen gelöst und jetzt machen wir im 3-

wöchigen Rhythmus diese Behandlungen. Anschließend hatte ich dann auch für zwei Tage schlimmen Muskelkater, aber dann war's besser.

Antwort:
Ja auch bei mir ging diese ganze Rumzerrerei an den Blockierungen nicht so gut vorbei. Der Rücken macht mir noch immer an den verschiedensten Stellen Beschwerden. Aber ich denke, es könnte durchaus auch wieder ein weiterer Schub ausgelöst worden sein, denn auch meine ehemaligen Tennisarme zwicken und stechen des Öfteren. Ja und Kopfschmerzen habe ich heute auch schon fast den ganzen Tag. Doch das Wetter ist ja mehr als mies, also nichts für Fibros.

Frage:
...mich würde einmal sehr interessieren, wie deine Orthopädin deine Blockierungen löst? Diese Blockierungen sind auch bei mir ein wirklich großes Problem, und ich merke ebenfalls nicht, wann ich meine Muskulatur wieder überanstrengt habe und diese dann ausgelöst werden! Mein behandelnder Orthopäde wendet nur chiropraktische Griffe an; diese sind ja dann schnelle, reißende Bewegungen. Und ich bin mir unsicher, ob dieses auf Dauer nicht mehr schadet als heilt?

Antwort:
Ja auch meine behandelnde Orthopädin wendet nur chiropraktische Griffe an. Sie macht dies auch in der Art wie du es beschreibst. Die Schmerzen dabei waren bis auf meine re. Hüfte erträglich. Das dicke Ende kam aber die ganze folgende Woche und das finde ich echt nicht so toll, um mir dies laufend antun zu lassen. Außerdem möchte ich auch unsere anderen Mitglieder, besonders E., die du das ja wohl jetzt alle drei Wochen? machen lässt, sagen, wie es mir bei den Fußblockierung ging. Die ersten paar Male war dieses Lösen der Fußblockaden die reinste Wohltat. Doch dann wurde extrem auffällig, dass sich neue Blockierungen immer schneller einstellten. Die Ärztin führte dann diese Griffe auch gar nicht mehr aus, sondern verschrieb mir nur noch Ultraschall. Da verschwand der Schmerz allerdings nur sehr, sehr langsam. Und leider gab's dabei zunächst auch noch eine Erstverschlimmerung - Bettdecke auf den Füßen war schmerzmäßig unerträglich.

Antwort:
Bei der Dorn-Preuss-Methode werden die Wirbel ganz sanft in die ursprüngliche Haltung geschoben, aber auch das hatte mir persönlich nichts genützt. Ich war noch nicht zu Hause, ein falscher Dreh und das Dilemma war wieder das Gleiche. Ich war zwei Jahre regelmäßig bei einem Chiropraktor, der speziell in Los Angeles ausgebildet wurde, Chiropractic kommt aus Amerika. Dieser sagte immer, ich renke nicht ein, ich mache Wirbelsäulenwiederaufbau. Auf Röntgenbildern sieht meine

Wirbelsäule heute astrein aus, die Bandscheibenzwischenräume sind total gleichmäßig, aber meine Schmerzen konnte er mir auch nicht nehmen, und ich musste alles privat bezahlen. Vielleicht bringt dir aber diese sanfte Methode etwas.

Antwort:
...auch ich halte nichts von der Hau-Ruck-Methode. Hat mein Ex-Orthopäde auch so gemacht, da hab ich dann lieber gar nichts mehr gesagt, damit er mich eben nicht einrenkt. Mein neuer Orthopäde richtet die Wirbelsäule nur ganz sanft ein, manchmal auch nur durch Halten der entsprechenden Stellen, oder über die Muskeln, sprich er drückt und ich muss entsprechend gegendrücken, also wirklich nur ganz sanft. Ich glaube, wenn Ihr so eine Behandlung mal machen wollt, geht nicht zu einem Orthopäden, sondern eher zu einem Krankengymnasten, der eine gute osteopathische Behandlung durchführt. Das kommt dem meiner Meinung nach am nächsten. Auf meine Frage, warum teilweise die Blockierungen sich schon wieder ganz kurz nach der Behandlung einstellen erklärte mir mein Krankengymnast so:
Unsere Muskeln haben eine so hohe Grundspannung, dass sie dadurch die Kraft haben, unsere Wirbelchen aus Ihrer richtigen Stellung zu ziehen, z. B. während des Schlafes. Wir müssen also alles dafür tun, um unsere Muskulatur zu entspannen und möglichst entspannt zu halten. Ich versuche es derzeit mit Yoga, vor allem mit allen möglichen Dehnungen, warme Bäder, Basenpulver und immer wieder Lockerungsübungen so zwischendurch. Die Grundspannung selber wird wohl immer unser Problem bleiben, aber ich muss sagen, jetzt nach zwei Jahren Guaf. ist es bei mir schon wesentlich besser geworden.

Antwort:
Dass die Grundspannung bei dir nach zwei Jahren geringer geworden ist, ist sicher vor allem auf eine der wenigen Nebenwirkungen des Guaifenesins zurückzuführen, denn dieses wirkt leicht entkrampfend.

Antwort:
Ich hatte mich diesbezüglich auch mit D. intensiv ausgetauscht und ihre Meinung möchte ich voll unterstützen. Infolge der Ablagerungen geht die Elastizität sowohl der Bänder als auch der Muskeln verloren (ähnlich als wenn wir ein Gummiband mit einer festen Schnur umwickeln würden). Das Ergebnis ist, dass die Gelenke ihre Beweglichkeit, die sie normalerweise besitzen verlieren und bei Belastung sogar aus ihrem ursprünglichen Sitz hinausgezerrt werden können, welches dann zu Blockierungen führt. Um sie wieder an Ort und Stelle zu bekommen, müssen dann natürlich Überdehnungen ausgeführt werden. Und diese belasten das stark beanspruchte Gewebe noch zusätzlich und es "leiert" regelrecht aus!

Unser Problem, also eigentlich aller Fibromyalgiebetroffenen ist ja folgendes: Durch die jahrzehntelangen Phosphatablagerungen werden unsere Bänder und Sehnen derart belastet, dass sie durch die abgelagerte Schicht ihre normale Elastizität völlig verlieren. Dadurch sind sie natürlich auch nicht mehr fähig, unsere Gelenke bei den verschiedensten Bewegungen in ihre ursprüngliche Lage zurückzuziehen. Und dann kann es eben leicht zu Blockierungen kommen. Um so erfreulicher war für mich die Tatsache, dass sich nach einigen Jahren der Guaifenesintherapie die Sehnen und Bänder doch so weit regeneriert hatten, dass ich es jetzt sogar wagen kann, zu besonderen Anlässen auch einmal meine orthopädischen Schuhe beiseite zu stellen und ganz 'normale' Schuhe mit kleinen Absätzen zu tragen. Ihr könnt mir glauben, damit habe ich ein Stückchen wunderschöne und erfreuliche Lebensqualität zurückerhalten.

5. Beispiel:
Das mit deinen Füßen ist ja wieder ein toller Erfolg, hatte auch sehr oft starkes Brennen unter den Fußsohlen wie Feuer, ist die letzte Zeit nicht mehr aufgetreten.

<u>Antwort:</u>
Ja liebe B., das Brennen unter den Fußsohlen hatte ich ebenfalls sehr oft. Und auch das gehört ebenfalls bei mir schon über 1 Jahr der Vergangenheit an, freu. Darüber freut sich übrigens auch mein Mann ganz besonders, denn die Schmerzen waren des Abends häufig unerträglich und nur durch sein intensives Massieren waren sie einigermaßen auszuhalten. Während der Sommermonate war es besonders schlimm. Unter diesen Symptomen litt ich schon seit dem ersten Jahr unserer Ehe. Und seit diesem Zeitraum versucht auch mein Mann mir diese Beschwerden durch Massagen etwas zu erleichtern. Nachdem mir orthopädische Schuhe verordnet wurden, ließ das Brennen etwas nach. Doch völlig weg ging es erst jetzt durch das Guaifenesin..

6. Beispiel:
Ich stecke mal wieder mitten in einem Schub, beide Arme und Schultern, total gruselig. War gestern bei meinem Doc, da ich Schmerzmittel brauchte, schaffe es auch nach 10 Monaten nicht ohne, leider. Er meinte: „Wenn Sie in einem Jahr hier stehen und diese nicht mehr oder nur noch wenig brauchen, glaube ich an Ihr Guaif. Das einzig Gute an Ihrer Therapie ist, dass sie wenig kostet und keine armen Kranken abgezockt werden." Glaubt mir, ich will ihm unbedingt beweisen, dass es funktioniert.

7. Beispiel:
Ich würde wirklich gern einmal sehen, wie viele Fibros heute durch diesen Wetterwechsel total geschafft und alle sind. Vielleicht würde ja dann den Ärzten ein Licht aufgehen, dass dies keinesfalls psychisch sein kann.

Auch mich hat es heute erwischt. Es begann urplötzlich mit den typischen Wachstumsschmerzen in beiden Beinen, war aber bald wieder verschwunden. Nun belastet die Fibro meine Bandscheiben und ich bin schon eifrig am Eincremen und außerdem sehr froh, dass dies nicht schon zum vorletzten Wochenende kam. Aber dennoch freue ich mich über die Symptome, da ich auch wieder vermehrte Ausschwemmung anhand der Partikel feststellen konnte.
Es ist schon komisch, jetzt hänge ich nicht mehr durch, wenn sich Beschwerden zeigen, meine Sorgen kommen eher, wenn es mir lange gut geht, ob wohl die Ausschwemmung noch richtig gut funktioniert. Beschwerden signalisieren mir, es geht weiter... jeden Tag und in jeder Hinsicht immer ein kleines bisschen besser und besser.

8. Beispiel:
"Ich gehe wegen meiner Blockierungen regelmäßig zu einem Chiropraktiker und Osteopathen. Diesem habe ich am Anfang der Behandlung von meinen Plänen erzählt und ihn gefragt, ob er mir helfen würde. Habe ihm gesagt, er möge vor allem den rechten und linken Oberschenkel vergleichen, und er war selbst überrascht von dem Unterschied (und dann auch davon, daß es nach ein paar Wochen weg war). Inzwischen hat er sich gut in die Fibromyalgie eingearbeitet und sagt, daß die Fibro-Veränderungen sich anders anfühlen als "normale" Verspannungen. Außerdem sagt er mir, daß meine Muskulatur von Mal zu Mal weicher wird, was mich dann jedes Mal ermutigt."

Als kleiner Hinweis dazu: Dr. Amand sagt, dass der linke Oberschenkel besonders stark von Ablagerungen betroffen ist, dass er sich innerhalb der Therapie - im Laufe der ersten vier Wochen - als erstes reinigt und zieht dies als Beweis heran, dass die Dosis stimmt, man nicht von Salicylaten blockiert ist und dass die Guaifenesintherapie erfolgreich verläuft.

4. Blockierung oder neuer Schub?

So kann man blockieren!!! Wenn wir bei der Guaifenesintherapie von einer Blockierung sprechen, so bedeutet dies, dass wir das Guaifenesin erfolglos schlucken, da die Rezeptoren - wir meinen in diesem Fall die Ausgänge in den Nieren über denen das Guaifenesin die ausgeschwemmten Phosphate aus unseren Körper ausleitet - von Salicylaten belegt sind.
Mitunter fragt man sich ernsthaft, sind diese schlimmen Schmerzen nun ein rückwärtiger Schub oder bin ich etwa blockiert? Und das wird leider des Öfteren passieren.
Einen Schub bei der Fibromyalgie zu haben, ist im Allgemeinen keine erfreuliche Sache. Doch bei den *rückwärtigen* Schüben sollte man versuchen, sich eine andere Einstellung zu den erneuten Beschwerden anzugewöhnen. Denn diese Schübe bedeuten ja nicht "NUR" wieder Schmerzen, sondern auch intensiver Abbau des Phosphats aus belastetem Gewebe. Mit jedem Schub, so sollte uns klar sein, kommen wir der Schmerzfreiheit ein kleines Stückchen näher. Und hier, so meine ich, könnten die Fortgeschrittenen den Anfängern eine besondere Hilfe sein! Schildert eure Erfahrungen, welche Schmerzen auftreten, wie sie erscheinen, was euch dabei besonders auffiel, wenn ihr es mit den früheren Schüben vor der Guaifenesintherapie vergleicht. Oder einfacher ausgedrückt: Helft mit, den langen Weg der Umkehrung besser zu überstehen. Denn nichts wäre schlechter, als wenn die Guaifenesintherapie wegen der noch immer vorhandenen Schmerzen wieder abgebrochen werden würde!

Aber wenn wir **blockiert** sind, bedeutet das, dass unser Körper die freigeschwemmten Phosphate nicht über die Nieren ausscheiden kann.
Und dann werden die Schmerzen allmählich ständig stärker. Wenn solche Situation auftritt, bitte unbedingt alle Pflegemittel, Nahrungsergänzungsmittel und auch Medikamente intensiv nach Salicylaten überprüfen. Findet ihr wirklich keine, so gibt es noch eine Möglichkeit zum Überprüfen, ob ihr blockiert seid.
Und zwar solltet Ihr dazu für 1-2 Tage die Guaifenesindosis **erheblich** erhöhen. Seid Ihr dann allerdings **nicht** blockiert, verstärkt sich der Schmerz daraufhin extrem. Beim Zurückgehen auf die bisherige Dosis werden diese Schmerzen gleich wieder abnehmen. Seid ihr blockiert wird der Schmerz nicht so kurzzeitig extrem stark auftreten. Eine Blockierung kann in diesem Fall auch durch Nahrungsergänzungsmittel oder Medikamente ausgelöst worden sein. Ich blockierte einmal durch die Einnahme von Globuli, ein anderes Mal durch das tägliche ungeschützte Schälen von Klementinen über etliche Wochen. Häufig entstehen Blockierungen auch bei der Gartenarbeit, ja selbst beim Barfußlaufen durch

nasses Gras kann man blockieren. Bei *Endlosschüben* befürchten wir verständlicherweise ebenfalls das Vorliegen einer Blockierung. Aber es passiert leider nicht selten, dass dann, wenn wir Stress haben, egal welcher Art, ein Schub zum Endlosschub wird. (Krankheit, OP, Unfall, Probleme bei der Arbeit oder innerhalb der Familie sowie bei größeren Veränderungen, nach Todesfällen) Deshalb sollten wir uns angewöhnen, bei einem Endlosschub nicht nur die Pflegeprodukte nach Salicylaten hin zu überprüfen, sondern auch unseren Lebensalltag auf den Prüfstand zu stellen.

Unser Körper wird seine geringe ihm zur Verfügung stehende Energie nicht nach unseren Wünschen einsetzen, sondern er wird Prioritäten setzen. Das heißt, dass alles, was für den Körper vorrangig erledigt werden muss, auch von ihm zuerst erledigt wird. Und genau dafür verwendet er seine Energie. Den Rest und nur diesen setzt er möglicherweise dann noch für die Ausschwemmung der Phosphate ein. Wir bekommen das Gefühl, dass sich bei unserer Therapie nichts mehr tut und dieses Gefühl ist genau richtig. In solchen Fällen müssen wir unserem Körper unbedingt mehr Erholungsphasen gönnen, jeden vermeidbaren Stress ausschließen.

Wenn möglich, dann sollten wir einen Zwischenurlaub einplanen oder zumindest mit Hilfe von Meditationen, autogenem Training oder Progressiver Muskelentspannung unserem Körper die dringend benötigte Ruhe und Erholung zukommen lassen. Eine weitere gute Methode ist es, täglich 10 Dinge auszuwählen, über die man sich besonders gefreut hat und diese niederzuschreiben.

Auch das bewusste Zuwenden zur Natur (längere Spaziergänge, Gartenarbeit, Malen im Freien) bringt uns relativ schnell von unserem negativ wirkenden Stresspegel hinunter.

***

1. Beispiel:

...ich mach' mir Gedanken, ob ich wohl blockiert bin.

Ich hab jetzt seit Wochen ständige Cyclen. Das alles ist ja nix Neues für mich. Was mich aber erschreckt ist, dass ich seit über eine Woche richtig antriebslos bin, was ich seit Einnahme von Guaif. überhaupt nicht mehr kannte.

Mir sind die einfachsten Tätigkeiten zur Zeit wieder zu viel. Habe dazu noch Nacken-Gesichtschmerzen.

Also, entweder ich cycle mit Umkehr zurzeit sehr stark oder ich bin blockiert und lagere erneut ein. Deshalb werde ich heute abend die Dosis verdoppeln und morgen früh auch. Dann wird sich zeigen, ob ich blockiert bin.

Antwort:

Deine Hinweise deuten auf einen weiteren Bereich deiner Cyclenarbeit hin: ‚Ich habe jetzt seit Wochen ständige Cyclen. Das alles ist ja nix Neues für mich. Was mich aber erschreckt ist, ***dass ich seit über eine Woche richtig antriebslos bin, was ich seit Einnahme von Guai überhaupt nicht mehr kannte.'***

Wenn du vorher unter dieser Antriebslosigkeit gelitten hast - und darunter leiden ja eigentlich ALLE Fibros - dann muss ja auch in diesen Bereichen einmal mit dem Ausschwemmen begonnen werden. Ich persönlich kenne das noch immer zur Genüge. Aber dennoch ist der Test zur Erhöhung der Dosis nicht schlecht.

Antwort:

Danke für deine Antwort. Ich weiß wirklich nicht, wie ich mich blockiert haben sollte. Ich verwende keine anderen Kosmetika, Duschgels, etc. Ich bin nur so schlecht gelaunt, mir ist alles zu viel, ich nerve mich selber schon.

Wenn ich jetzt stark erhöhe und nicht blockiert bin, müssen sich ja die Symptome verschlimmern, muss ich dann auch Schmerzen bekommen oder wird sich das momentane Hirncycling dann nur verschlimmern?

Antwort:

Wenn du jetzt den Blockierungstest machst und erhöhst - und nicht blockiert bist - würde ich tippen, dass sich alle deine aktuellen Zyklussymptome extrem verschlimmern. Also, wenn du nur zum Ausschließen einer Blockierung deine jetzige Dosis von heute auf morgen verdoppelst, dann werden die Zyklusschmerzen richtig zuschlagen. Ist dies aber nicht der Fall, dann bist du auf jeden Fall blockiert.

Bei einer normalen Dosiserhöhung im Vierwochenrhythmus müssen nicht alle derzeitigen Symptome stärker werden. Die Veränderungen durch die normale Erhöhung werden sich dann erst im Laufe der weiteren vier Wochen zeigen.

Antwort:

Ich dachte auch schon oft an eine Blockierung. Aber nur einmal in einem Jahr war es tatsächlich so. Ich hatte im letzten Monat so eine lange unerklärlicher Weise Depri ohne erkennbaren Grund.

Nachdem es vorbei war, denke ich heute auch, dass mein Gehirn sich etwas gesäubert hat.

Während dieser Zeit hatte ich nur negative Gefühle und das Gefühl ich bin nicht ich selbst und das mit der Einsicht, dass ich mir dies echt nicht erklären und an nichts festmachen konnte.

Ein seltsamer Zustand, den ich auch nicht mehr gebrauchen kann.

Antwort:
Vielen lieben Dank für eure Nachrichten! Das hat mir sehr geholfen und gut getan. Ich war total in einem Loch, die Depris, die schlechte Laune, die Antriebslosigkeit, dann die Zweifel, ob ich überhaupt die richtige Dosis habe, ob ich blockiert bin, ob Guaf. noch wirkt... Der Blockierungstest zeigt, dass ich nicht blockiert war! Nach ca. zwei Stunden nach der Einnahme bekam ich im unteren Rücken starke Schmerzen, als ob ein Wirbel blockiert ist. Ich konnte nicht mehr aufrecht laufen, die Schmerzen strahlten über die Hüften bis in den unteren Bauchraum, so dass ich den Rest des Tages nur noch liegend verbrachte.
Nachdem ich gestern Abend auf meine 300 mg Dosis zurückging, konnte ich nach dem Aufstehen wieder gerade stehen. Die Schmerzen sind noch da und strahlen jetzt auch in die Oberschenkel aus. Wird aber langsam wieder ertragbar.
Meine Hoffnung ist zurück und es geht mir wieder etwas besser. Ich freue mich über die Schmerzen und weiß, alles läuft nach Plan. Wie M. schreibt, können diese Depri-Phasen auch schon mal länger anhalten...seufz... aber da müssen wir wohl durch.

Meine Meinung dazu:
Schön, dass du nicht blockiert warst. Bei einer Blockierung durch Salicylate werden die Beschwerden **langsam aber ständig schlimmer** und zwar hin bis zur Unerträglichkeit. Dann hilft nur noch sofortiges Unterbrechen bzw. den Störenfried, der die Blockierung auslöste, sofort zu entfernen. Der letztere ist der richtige Weg!

Frage:
Hallo noch einmal eine Frage: Überall wo castor-oil drin ist, das ist für uns tabu? Das dürfen wir nicht nehmen?

Antwort:
...ja genau so ist es, denn Castor-Oil ist bei den 1000 Salicylaten mit aufgeführt. Also, kein Pflegemittel mit diesem Inhaltsstoff verwenden!!
Und auch dann, wenn vor Castor-Oil das Wort ***Hydrogenated*** *steht, so ist das Castor Oil auch noch in der Lage zu blockieren!!!!* .
Nur dann, wenn vor Hydrogenated noch eine Zahl steht wie bei ***PEG 9 Hydrogenated Castor Oil,*** *dann dürfen wir das Produkt verwenden.*

2. Beispiel:
Hallo, alle zusammen, ich bin entsetzt, die aus der Apo. hat mir versichert, dass kein Salicylat enthalten ist, ich bin richtig sauer, werde in Zukunft den Angestellten meine Meinung sagen. Vor allem ist es ja nicht das erste Mal, dass ich eine falsche Auskunft bekommen habe.

Vielen Dank, dass ihr bei diesem Produkt die Salis entdeckt habt.

Antwort:
Das ist leider häufig die Antwort, wenn man nach Salicylate fragt, ob in der Apotheke oder selbst bei der Firma, wenn keine Salis aufgeführt sind, sagen die „Nein, keine Salis enthalten". Deshalb bitte ***immer fragen, ob pflanzliche Inhaltstoffe enthalten sind****!*

3. Beispiel:
Ich möchte noch einmal auf die Probleme der Blockierungsmöglichkeiten innerhalb der Küchenarbeit hinweisen. Besonders gefährdet seid ihr bei der Verwendung von Küchenkräutern. Je stärker ein Pflanzenteil durftet, um so mehr ätherische Öle enthält es. Und genau dies sind die Bösewichter, vor denen wir uns schützen müssen. Ich trage bei Arbeiten mit solchen Würzkräutern grundsätzlich Handschuhe. Es ist nur eine kleine Mühe, aber sie lohnt sich. Sicher wird uns ein einmaliger Kontakt mit diesen Salicylaten auch nur einen Tag lang blockieren, doch wie schnell gerät man beispielsweise auch beim Blumenstraußrichten oder ähnlichen, häufiger anfallenden Tätigkeiten in Gefahr über längeren Zeitraum zu blockieren. Wenn es uns dann langsam und *schleichend schlechter* geht, schieben wir dies möglicherweise auf derzeitigen Stress, schlechtes Wetter oder einen langen Schub.

4. Beispiel:
...was ich euch unbedingt mitteilen will, letzte Woche war ich durch das Essen von frisch eingelegten Oliven mit den Fingern (ca. 20 Stück) 24 Stunden lang blockiert! Das zeigte mir, dass wir wirklich sehr gut aufpassen müssen!

Antwort:
Im amerikanischen Forum wird zwar gesagt, dass man Küchenarbeit ohne besonderen Schutz durchführen kann, doch ich schütze mich besonders bei stark ölhaltigen Kräutern wie Thymian, Oregano usw., denn die haben ja sehr konzentriert ätherische Öle in sich, das riecht man schon, wenn man nur ein Blättchen zerreibt - diese sind stark salicylathaltig. Auch beim Knoblauch muss man aufpassen. Und: es gibt eben noch einige wenige unter uns, die stark sensitiv auf Salicylate reagieren, das müsste man dann aber wissen, aber wie???? Leider merkt man das aber erst, wenn man dann über längere Zeit blockiert ist. Ich denke deshalb, mit Handschuhen ist man auf der sicheren Seite.

5. Beispiel:
...ich möchte unbedingt etwas zum Hustenmedikament Silomat sagen.

Eine Apothekerin versicherte mir, es seien keine Salicylate drinnen und ich habe diese Lutschtabletten schön eingenommen hm..
Dieses Medikament enthält Dextromethorpan hydro. und enthält Salycilate. Also, weg damit. Ich danke unserem Mitglied für diesen Hinweis.

6. Beispiel:
Auch ich wollte letzte Woche bei ALDI wieder meine Binden kaufen, auch diese sind jetzt mit Aloe Vera. Schade. Jetzt musste ich mir wieder ein anderes Produkt suchen (bei Schlecker hab ich noch was gefunden). Ich hoffe nur, dass dieser Trend nicht überhand nimmt und wir auch weiterhin noch Produkte ohne pflanzliche Zusätze finden werden.

7. Beispiel:
O, weia, ich habe mal wieder Salicylate erwischt. Ich nahm bisher ständig Colomun zu mir, weil es mir einfach sehr gut tat. Leider begann die Firma in diese Erstmilch auch andere Mittel einzumischen. Da ich stets aufpasste, blieb es auch lange o.k., bis vor vier Wochen ein Kakaoextrakt hinzugefügt wurde. Ich schloss mich mit C. kurz und sie erfuhr durch das amerik. Forum, dass es eine Kakaopflanze gibt, nach derem Extrakt man blockieren würde. Daraufhin trat ich mit der Firma in Kontakt und wollte genau wissen, was dort eingesetzt wurde. Ich erhielt einen Anruf von einer sehr seriös klingenden Männerstimme. Mir wurde mitgeteilt, dass man aus dem Kakaopulver einige spezielle Stoffe herausziehe. Habe die Namen davon vergessen. Demnach schien es also in Ordnung zu sein. Natürlich war ich dennoch auf der Hut und achtete auf die Reaktion meines Körpers. Es schien zu funktionieren, denn ich spürte, wie ich ausschwemmte. In der ersten Zeit traten besonders wieder Wachstumsschmerzen auf. Dann folgte Fibronebel, der sogar meinem Sohn auffiel. Meine Reaktion: „Aha, jetzt schwemmt also auch wieder mal der Kopf aus." Aber es zeigte sich als *extreme Ausschwemmungsphase*. Dann bekam ich Magenbeschwerden, Völlegefühl, Magendrücken, Aufstoßen, welches ständig mehr wurde. Nach einer Bratfischmahlzeit ging es dann richtig unangenehm los. Schließlich begab ich mich zur Hausärztin. Die Medizin linderte zunächst, doch nur kurzzeitig. Ich kochte Leinensamen und Magentee, mied schwerverdauliche Gerichte. Doch ich bekam es nicht mehr in den Griff, sondern nun reagierte der ganze Oberbauch auf Druck schmerzhaft. Und das Brustbein, das Zwerchfell und die Rippen reagierten ebenfalls immer schmerzlicher. Zusätzlich begannen auch die Hände wieder etwas anzuschwellen. Und dann war mir klar, wieder einmal blockiert. Während ich im Februar infolge eines homöopathischen Mittels das Gefühl gehabt hatte, als würde sich um meinen Oberkörperbereich ein Ring legen, der täglich straffer gezogen wurde, hatten sich also dieses Mal die Symptome zunächst mehr auf den Magenbereich konzentriert. Da entsprechend der Ausschwemmungszeit jetzt auch

durchaus der Magen mit Ausschwemmen dran sein konnte, habe ich mich also doch wieder täuschen lassen. Das Geschilderte war keine Ausschwemmung, sondern das Ergebnis einer neuerlichen Ablagerung infolge der Blockierung. Denn das Guaif. schwemmte ja weiterhin aus, aber die Nieren konnten es nicht aus dem Körper hinauslassen. Sie waren blockiert. Heute bin ich den 3. Tag ohne das Colomun mit Kakaoextrakt und die Rippen schmerzen nur noch auf starken Druck. Die einzwängende Enge rund um die Taille ist wesentlich erträglicher geworden und mir ist davon nicht mehr übel. Im Gegenteil - seit heute ist meine Taille wieder beweglich, vorher hatte ich das Gefühl eine superdicke Raupe zu sein. Und im Spiegelbild sah ich auch tatsächlich so aus.
Ich hoffe, in ein paar Tagen wieder meinen BH tragen zu können.

Liebe Mitglieder und weitere Leser, ich habe das Ganze extra so ausführlich beschrieben, denn jeder von uns wird irgendwann mal blockiert sein. Und wenn Beschwerden ständig stärker werden, anstatt wie es nach einem Schub üblich ist, wieder auszuklingen, **dann überprüft bitte alles ganz intensiv, was Ihr in den letzten Wochen anders gemacht habt, als vorher.**
Diese Beschwerden hätten verhindert werden können, wenn der Mitarbeiter der Firma exakter informiert worden wäre. Er hätte wissen *müssen*, dass dem Colomun ein Extrakt zugesetzt worden ist. Später haben wir bei etlichen Anfragen verschiedener Firmen die Erfahrung machen müssen, dass man uns bzgl. Salicylate falsch informierte.

Antwort:
Es gibt scheinbar nichts, was es nicht gibt! Im Ami-Forum kann man lesen, dass einige durch das Barfußlaufen auf frischem Gras blockiert werden - es passiert zwar nur selten, aber es kommt vor. Über das Schälen von Orangen habe ich nichts gefunden, aber Orangenschalen enthalten sehr viele ätherische Öle und wenn du so salicylatempfindlich bist, reicht das vielleicht schon ?
Vielleicht tust du tatsächlich gut daran, beim Schälen des Obstes, beim Kräuter schneiden etc. Handschuhe zu tragen... Zumindest kannst du dann beruhigter sein...
Zum Thema Aloe: ich finde diesen Trend auch sehr ärgerlich und völlig unnötig. Man soll ALLES meiden, was Aloe enthält und auf die Haut kommt. Kann mir allerdings nicht vorstellen, dass die Aloe-Wirkstoffe in Textilien mehrere Wäschen überlebt... Aber sicher ist sicher und man braucht es ja nicht unbedingt.

8. Beispiel:
Mitunter merke ich auch direkt während einer bestimmten Tätigkeit, dass ich gerade Salicylatkontakt habe. Durch sofortiges Händewaschen kann

ich natürlich die bestehende Gefahr verringern, aber bitte dann niemals warmes Wasser verwenden, denn das öffnet die Poren und nimmt die Salicylate erst recht auf. Ich habe mir angewöhnt, das kalte Wasser dann noch einen Moment lang abfließen zu lassen. Wasche ich mich dann, ziehen sich die Poren der Haut zusammen und die Gefahr des Blockierens wird durch das zusätzliche Abspülen gebannt.

9. Beispiel:
Eine Bekannte, die ebenfalls die Guaif.-Therapie anwendet, erzählte mir, dass sie sich über ihre Verschlechterungen sehr gewundert hatte und als es ganz schlimm wurde, ihre Produkte nochmals prüfte und sogar den Missetäter gefunden hat. Sie hatte das nicht erlaubte *Sesamöl* mit dem erlaubten *Sojaöl* verwechselt und sich damit fast täglich eingecremt!

5. Mögliche Notwendigkeit einer Neueinstellung der Guaifenesindosis / Dosissteigerung

Es gibt verschiedene Gründe, die eine Neueinstellung der individuellen Guaifenesindosis erforderlich machen.
So kann es beispielsweise aus Gründen einer bevorstehenden OP oder unvermeidbarer Therapien anderer z. B. akuter Krankheiten erforderlich sein die Guaifenesintherapie zu unterbrechen.
Denn leider ist in diesen Fällen eine Blockierung durch Salicylate nicht völlig auszuschließen. Tritt so ein Fall ein, dann sollte man die Therapie für etwa 14 Tage unterbrechen und anschließend einen Neubeginn starten.
Mindestens 14 Tage deshalb, weil ansonsten die Ausschwemmung noch immer am Ausklingen wäre und der Neubeginn und somit die erneute Dosisfindung verfälscht werden könnte. Allerdings ist auch ein wesentlich längeres Aussetzen nicht empfehlenswert, da der Körper ja infolge des Gendefektes die überschüssigen Phosphate erneut einlagern muss. Leider stellen sich die abermaligen Beschwerden erfahrungsgemäß schneller als vermutet wieder ein.
In den oben geschilderten Fällen beendet man die Therapie kurzfristig und beginnt die Therapie - wenn es möglich ist - nach 14 Tagen noch einmal ganz von vorn. Natürlich ist auch ein späterer Neubeginn möglich. Doch man muss sich dann im Klaren sein, dass dies stets auf Kosten einer später einsetzenden und verzögerten Schmerzerleichterung vonstatten geht.

Ein Beispiel einer Guaif. Unterbrechung wegen einer OP
Also, nach 12 Tagen Guaif.-Pause habe ich wieder am 29.7. mit 2 mal 300 mg begonnen.
Mein Urin war ja bis dahin schon einige Tage ohne Partikel. Am 31.7. haben sich einige wenige Partikel nach dem Fahrradfahren gezeigt, danach wieder nichts, bis heute - eben und das nicht mal wenig.
Übrigens mit Einnahme auch von 2 mal 300 mg hatte ich die gleiche Symptomatik wie ich auch zu Beginn der Therapie erlebte, zuerst sofortige Besserung, dann zähe Verschleimungen in der Nase und morgendliche Steifheit. Zudem habe ich wieder arg viel Wasser eingelagert, trotz viel Flüssigkeitszufuhr kaum Toilettengänge. Also werden die Phosphate jetzt erst mal wieder intensiv gelöst und ausgeschwemmt.

Ab Montag nehme ich dann wieder 2 x 600 mg und bin wieder bei meiner alten Dosis.

Mitunter haben die Betroffenen das Gefühl „Nix geht mehr".
Meist trügt dann genau dieses Gefühl nicht, sondern zeigt eine Stagnation der Ausschwemmung infolge einer zu gering gewordenen Guaifenesindosis an. Sie fragen sich: Wie kann das passieren? Wie bereits erwähnt, verspüren besonders Betroffene mit noch wechselnden Zeiten zwischen guten und schlechten Tagen die Erstverschlimmerung zu Anfang der Guaifenesintherapie besonders intensiv. Vielschichtige Schmerzen zu gleicher Zeit waren ihnen bisher noch unbekannt. Dadurch reicht bei diesen Patienten meist als Anfangsdosis die niedrigste Menge von 2 mal 300 mg pro Tag um den Ausschwemmungsprozess in Bewegung zu bringen. Doch gerade bei diesen Betroffenen reicht oft die anfänglich geringe Dosis für ein weiteres intensiveres Ausschwemmen tieferer Schichten nicht mehr aus. Jetzt macht sich dringend eine Dosiserhöhung erforderlich. Wird diese Stagnation ignoriert, werden sich bei diesen Betroffenen unweigerlich Zweifel bzgl. des tatsächlichen Funktionierens der Guaifenesintherapie einstellen. Dies wiederum erhöht die Stagnation, denn jede Art von Stress kann zu extrem verlängerten Ausschwemmungsschüben führen, da die benötigte Energie durch den Stress dem Ausschwemmungsprozess entzogen wird.

Beispiele dazu:
Genau wie du es hier schilderst, ging es mir als ich von 600 mg auf 900 mg erhöhte. Ich rief D. an und die sagte, das ist Ihre Dosis. Ging aber so nicht in meinem Alltag, ich nahm dann nach und nach immer etwas Pulver mehr, bis ich nach einiger Zeit bei 900 mg angelangt war und es ging. Ich schaffte mich auf demselben Weg zu 1200 mg hoch und heute klappt es mit 1200 mg.

Antwort:
...ich denke, das ist ein sehr guter Vorschlag. Das kann ich dir ebenfalls so empfehlen. Genau dort, wo du jetzt bist, sind leider in der Vergangenheit etliche unserer Mitglieder gescheitert. Es tat sich nichts wirklich Positives mehr, ihr Glauben an die Therapie kam arg ins Wanken.
Denk einfach noch einmal darüber nach oder besser, schau doch mal im Ami-Forum zu dieser Thematik rein.

Antwort:
Ich würde ebenfalls mit 900 mg pro Tag versuchen, auf die alte Dosis zurückgehen kannst du ja immer wieder. Nachdem D. mir eindringlich ins Gewissen geredet hatte, wagte ich den Versuch. Mein Mann las auch das Buch und sagte schließlich: „Schmerzen habt ihr alle und ***die*** **meis-**

ten glauben 2 x 300 mg wäre die Dosis, laut Dr. Amand kann dies nicht sein. Die Überarbeitung des 2. Buches hat mir dieses dann wirklich wieder deutlich gemacht. Ich glaube schon, dass man mit 600 mg ausschwemmt, aber irgendwann tritt Stillstand ein und ich weiß nicht, ob es für die tieferen Schichten reicht. Ich fühle mich mit 1200 mg dann einfach momentan sicherer.

Antwort:
Derselben Meinung bin ich auch. Du läufst Gefahr, wenn du der Meinung bist, es tut sich bei dir schon längere Zeit nicht mehr wirklich etwas, dass dies tatsächlich der Fall ist - und zwar aus dem einfachen Grund, wie es B. schrieb, dass deine Anfangsdosis zwar für die erste Zeit ausreichend war. Aber nun für die tieferen Schichten nicht mehr ausreicht, um intensiv auszuschwemmen. Du hast Angst vor der Schmerzverschlimmerung, aber genau dorthin bringst du dich mit deinem jetzigen Zögern hin. Die täglichen Neuzugänge des Phosphates durch die Nahrung wirst du sicher noch ausschwemmen, aber der gesamte weitere Ausschwemmungsprozess stagniert.

2. Beispiel:
Auch ich habe ja wirklich gut ausgeschwemmt, ansonsten wäre ich nicht 1/2 Jahr lang **völlig** schmerzfrei gewesen.
Und auch jetzt habe ich eigentlich bis auf meinen Nackenwirbel/Brustwirbel - Problemen keinerlei Schmerzen. Mal eine verstopfte Nase mit kurzzeitigem Augenbrennen, mal leichte Depri und das war es dann auch schon. Auch mein Pipibild zeigt weiterhin Ausschwemmung allerdings in Maßen.
Da ich ja einige Jahre meine Dosis reduzierte - von 2400 auf 1800 - bin ich jetzt dabei, wieder zu erhöhen. Einfach deshalb, um festzustellen, ob diese Nacken/Brustbereich Schmerzen nicht womöglich doch durch eine jetzt zu geringe Dosierung gekommen sind. Bisher merke ich noch keine verstärkten Schmerzen - bei der ersten Erhöhung tat der Rücken an diesem Tag (aber nur an diesem!!!) weniger weh. Doch das kann vielerlei Gründe haben.
Mein Gedanke, dass es möglicherweise infolge meiner vor zwei Jahren zurückgenommenen Guaif. Dosierung hervorgerufen sein könnte, gründet sich auf die Tatsache, dass die Beschwerden kurz nach Beginn meines Entzugs der Psychopharmaka eintraten, also während einer erheblichen Überforderung meines Körpers.
Doch dagegen spricht wiederum, dass diese Schmerzen sehr kontinuierlich, seit kurz nach Pfingsten, nun schon fünf Monate lang, und kaum verändert, sowie im gleichen Bereich bleibend vorhanden sind.
Meine Medi, die mir verschrieben wurde, ist nun bald alle und dann geht's wieder zum Hausarzt. So kann es nicht bleiben.

Dann möchte ich noch etwas zu dir liebe M. sagen. Warum willst du deine Dosis in 300-600 einnehmen. Dr. Amand, D. und auch ich nehmen die höchste Dosis am Morgen, dass wäre dann also bei dir 600-300. Eigentlich macht diese Einnahme auch mehr Sinn, da ja abends der Stoffwechsel insgesamt runtergefahren wird und somit sicher auch die Ausschwemmung verzögert verläuft.

Antwort:
Bei 96 Prozent der Kinder fand Dr. Amand heraus, dass die Muskeln auf der linken Seite des Nackens, der Schulter und der Schulterblätter geschwollen sind. Bei 84 Prozent auf der rechten Seite. Diese Hals- und Schultermuskeln sind verräterische Signale bei Knirpsen, die noch nicht viele andere gestörte Stellen haben.
Genau auf dieser linken Seite fing es bei mir vor sieben Jahren mit den Schmerzen an und dort wütet es momentan wieder sehr. Vielleicht sind wir beide jetzt in dieses Stadium zurückgekehrt, möglich ist alles!!!!!

Antwort:
Zu deinem Nacken- / Brustwirbelbereich fällt mir leider nichts Sinnvolles ein, was ich beisteuern könnte.
Wie von B. schon erwähnt, klärt der linke Nackenbereich als einer der letzten Bereiche.

Antwort:
Gemäß Dr. Amands Buch reicht die Anfangsdosis von uns allen nicht mehr aus, wenn man in tiefere Gewebe bzw. Bänder und Sehnen vorstößt. Das könnte doch dann in deinem Fall die Notwendigkeit einer Dosiserhöhung bestätigen.

Antwort:
Eine Erhöhung auf 900 mg/Tag habe ich auch schon durch, doch dann kam ich nicht mehr klar... Werde das aber wieder mal versuchen... wenn es mir wesentlich besser geht...
Richtig ist auf jeden Fall immer wieder darauf hinzuweisen, dass gerade mal 20 % der Guaifenesintherapierer mit der Dosis 600 mg/Tag ausschwemmen.

Ergänzung:

Wir hatten auch schon einzelne Fälle, bei denen die Mitglieder weder bei einer Dosiserhöhung noch bei einer Verringerung der Dosis einen wirklichen Ausschwemmungsprozess mit guten und schlechten Zeiten erkennen konnten. Ein möglicher Grund dafür können zu viele Schmerzmedikamente oder Nebenwirkungen anderer Medikamente sein. Wenn beispielsweise ein Schlafmittel eingenommen werden muss, so kann die als Nebenwirkung vorhandene Benommenheit durchaus

dazu führen, dass man derart neben sich steht, dass man nicht mehr fähig ist, seinen Körper genau zu beobachten. Ähnliche Nebenwirkungen können auch Psychopharmaka verursachen.

In solchen Fällen ist es ebenfalls ratsam, die Therapie abzubrechen und nach 14 Tagen wieder einen Neustart zu beginnen. Dabei ist es aber wichtig, dass man nur Medikamente, die man auch dringend benötigt, bis zur neuen Dosisfindung einnimmt. Ich benötige beispielsweise ein Herz-/Kreislaufmedikament, welches als Nebenwirkung Benommenheit und Schläfrigkeit verursacht. Darauf dürfte ich natürlich nicht verzichten. Also sind auch bei dieser Vorgehensweise Ehrlichkeit sowie Eigenverantwortung und ein gewissenhaftes Handeln vonnöten.

6. Veränderung der Symptome nach längerer Guaifenesineinnahme

Während der Zeit des intensiven Ausschwemmens leidet man unter dem Eindruck, dass sich diese ganzen Beschwerden nie verbessern werden. Doch ich kann euch hier aus eigener Erfahrung sagen, dass dem nicht so ist. Es wird sogar so erheblich besser, dass man es zunächst fast nicht glauben kann. Man fragt sich unwillkürlich, bin das noch immer ich? Während vieler schmerzhafter Jahre vor der Guaifenesintherapie prägte ich die Redewendung „Wenn ich Schmerzen habe, so weiß ich, dass ich noch lebe." Jetzt merke ich, dass ich noch lebe, weil ich viele Dinge wieder machen kann, die in noch wesentlich jüngerem Alter gar nicht mehr von mir ausführbar waren. Der Schmerz gehört nun **nicht mehr** zu meinem täglichen Begleiter. Und wenn Schmerzen auftreten, so sind sie eigentlich nicht mehr erwähnenswert. Sie nehmen mir nicht mehr die Lebensfreude, wie dies früher leider täglich und ununterbrochen der Fall war.
Diese Umkehr zur Schmerzarmut bis hin zur Schmerzfreiheit verläuft fließend und wird bei jedem Guaifenesinanwender eine unterschiedlich lange Zeit benötigen. Nach den Erkenntnissen aus unserem und dem amerikanischen Forum verläuft diese Umkehrung je nach Alter sowie Länge und Schwere der bestandenen Symptome in einem Zeitraum zwischen etwa 1-3 Jahren. Danach stellen sich die im folgenden Kapitel erläuterten Veränderungen und schließlich die auffallenden Verbesserungen, wie wir sie teilweise im letzten Kapitel unseres Buches darstellen, ein.

1. Beispiel:
Und ich hatte fast ein halbes Jahr lang diese völlig schmerzfreie Zeit beginnend im Spätsommer, den ganzen Herbst und Winter 2008 durch bis zum 20. Januar 2009. Und diese schmerzfreie Zeit erlebte ich in der dunkleren Jahreszeit, zu der Zeit, in welcher es doch allen Fibromyalgiekranken gesundheitlich besonders schlimm geht!

Durch das Lösen der sehr vielen Blockierungen durch meine Orthopädin in der Wirbelsäule haben sich nun Ende Januar wieder Schübe eingestellt. Aber selbst an dem Tagesschub mit starken Zahn-, Nasennebenhöhlen-, Ohren- und Drüsenschmerzen, den vermutlich meine Hausärztin durch starkes Abtasten dieser Bereiche wegen einer jährlich durchgeführten Grunduntersuchung auslöste, kam ich völlig ohne Schmerztabletten aus. Und am nächsten Tag war das alles wieder vorbei, freu. Aber etwas Tolles habe ich während dieses Schubes für ALLE hier stellvertretend erledigen können, nämlich mein volles Gläschen U. mit ausgeschwemmten Teilchen fotografieren und hier im Forum einstellen können.

Wie habe ICH diese lange schmerzfreie Zeit empfunden????
Stellt euch vor, ich hatte ein richtig schlechtes Gewissen, weil ihr Fibros alle an den typischen kältere Jahreszeit - Fibroschmerzen zu leiden hattet und ich selbst beim Hineinhorchen in Arme, Beine Rücken keinerlei Beschwerden wahrnahm. Ja und meine Hausärztin schaute mich regelrecht wie an meinem Verstand zweifelnd an, als ich auf ihre Reaktion, dass ich ja jetzt als Fibro besonders zu leiden hätte, sagte: Nein! Ich habe überhaupt keine Schmerzen.

2. Beispiel:
Ich habe wie es scheint, momentan auch eine neue Form der rückwärtigen Ausschwemmungsphasen gegenüber vorher entwickelt. Es sind neben der Sache mit der Bauchdecke auch die Rückenbeschwerden und nun zusätzlich auch noch Symptome von Erkältungserscheinungen. Da kann ich aber ganz deutlich spüren, dass es nichts mit Erkältetsein zu tun hat. Als Beispiel: eine laufende Nase und gleich dazu auch Entzündetsein und Brennen an den Nasenlöchern - obwohl das Laufen von der Menge her eigentlich nur Pinatz war. Dazu spüre ich auch ein Brennen auf der Nasenwurzel, dort, wo die Brille aufliegt, Brennen in den Augen und untenrum zeigt sich auch wieder etwas Brennen, so dass ich Blutwurztinktur verwenden muss. Hinzu kommt eine Überempfindlichkeit der verschiedensten Gelenke bei Bewegungen und herumspringende rheumatische Beschwerden. Dazu rundet dann das Erschöpftsein das ganze typische Fibrobild ab. Nun was soll's, ich muss es akzeptieren, komme aber meinem Körper entgegen und quäle ihn nicht zusätzlich, sondern mache nun ein Mittagsschläfchen. Meistens geht es mir nach so einer zusätzlichen Ruhephase wieder erheblich besser.

3. Beispiel:
Und noch kurz zu meinem momentanen Schub: Ein ganz klein wenig scheint das eklige Eingeengtsein zurückgegangen sein. Da wo gestern noch dicke Knubbel zu sehen und zu fühlen waren, hängt heute --- Ach du lieber Scheibenhonig - erschlaffte Haut, na toll!!!!! Heute zwickt und schneidet es laufend an anderer Stelle, mal die Hüfte, dann stark die Leisten, Wachstumsschmerzen, Muskelschmerzen, Lippenbrennen, momentan schmerzen beide Knien. Also, typischer geht es wohl nicht. Mal sehen, ob ich heute Abend auch wieder meine Ringe abnehmen muss, gestern waren sie total straff. Das hatte ich schon ewig nicht mehr.

4. Beispiel:
Mit der Zeit spürt man eigentlich genau, wo die Grenzen sind, aber die sind mir manchmal zu eng und ich probier's dann doch und spüre prompt ein paar Stunden später schon die Schmerzen.

Antwort:
Das kann ich gut verstehen. Wie oft sehne ich mich nach schönen Aktivitäten um zu spüren, dass man noch fröhlich und lebendig ist, und wie schnell ist man auch bei den schönsten Sachen überfordert. Was ich alles gerne machen würde, wenn ich nur könnte, beim Skifahren angefangen, aber leider... So kann ich mir deshalb auch nicht vorstellen, dass die Krankheit psychisch ist, denn wirklich bei den schönsten Sachen, an denen man so viel Freude hat, kann es einem schmerzhaft ergehen, weil der Körper einfach nicht mehr mitmacht.

5. Beispiel:
Also, jetzt bin ich mir sicher, dass ich neben der Schwäche, die vielleicht auch zum Schub gehört, noch weitere Symptome des momentanen Schubes habe. Aber es ist schon irgendwie komisch. Auf einmal, ob mit oder ohne Bewegung fängt mein Beckenbereich (Wirbelsäule) ganz kurz, aber schrecklich zu stechen an und ist dann kurz danach wieder weg. Ähnliches kann ich zur Migräne sagen, die ich ja auch seit Dienstag immer wieder mal habe. Heute kam sie immer ruckartig und kurz. Aus heiterem Himmel habe ich plötzlich Migräne und wenige Zeit später sind die Schmerzen wieder wie weggeblasen. Positiv zu verzeichnen habe ich, dass die schon lange andauernden Sehnen-, Bänder- und Muskelschmerzen viel geringer geworden sind. Die Hand- bzw. Fußgelenke reagieren allerdings jetzt ähnlich wie die Wirbelsäule, kurz und ziemlich schmerzhaft. Also, insgesamt denke ich - da ist Optimismus angesagt. Und die extreme Schwäche geht auch gaaanz langsam zurück. Ich habe nun mit täglichen Wanderungen begonnen, das ging ja vorher vor Erschöpfung auch gar nicht mehr.

6. Beispiel:
Wer meinen letzten Bericht gelesen hat, der weiß, dass mich das vorige Wochenende so sehr gefordert hat, wie wir Fibros es eigentlich gar nicht mehr schaffen können. Nun - es ist dann wohl auch verständlich, dass ich eine ganze Woche zur Regenerierung nötig hatte. Das bedeutete natürlich nicht, dass ich während dieser Zeit meine Hände in den Schoß legen konnte. Denn das Leben etc. geht ja weiter. Während der ersten Tage hat mir dann auch das Molkeprotein gut über die Schwächezeiten geholfen. Vor drei Tagen habe ich dies allerdings wieder abgesetzt. Denn ich merke immer wieder, dass sie meine hohe Dosis von 2400 mg Guaif. noch verstärkt und somit die Schmerzen von Tag zu Tag zunehmen. Und jetzt

ist es offensichtlich: Ich habe wieder einen neuen Schub. Es sind die Schmerzen, die vor 18 Jahren meine ununterbrochen schlechte Zeit einleiteten "Tennisarmschmerzen" beidseits. Doch ganz erstaunlich und exakt mal wieder die Aussagen von Dr. Amand bestätigend kann ich sagen, dass ich jetzt auch diese Zeit von 18 Jahren rückwärts ausgeschwemmt habe - denn wir rechnen ja so, dass zwei Monate Guaifenensintherapie bewirken, dass wir ein Jahr rückwärts ausgeschwemmt haben. Und da ich drei Jahre hinter mir habe, sind es rückwärts gerechnet 18 Jahre, die ich schon geschafft habe. Bisher habe ich immer gedacht: Na so ganz exakt scheint es ja mit diesen Ausschwemmungszeiten nicht zu sein, denn Tennisarmschmerzen fehlten noch immer (obwohl ich darauf auch gern verzichtet hätte.) Doch jetzt ist es eindeutig - am liebsten würde ich beide Arme hochlegen und gar nichts mit Händen und Armen machen. Aber ich erinnere mich, dass damals diese Schmerzen noch um vieles schmerzhafter waren. Aber mit zwei bis drei Monaten dieser Schmerzen werde ich wohl rechnen müssen, denn etwa zwei Jahre währte auch die Zeit der schlimmsten Schmerzen damit. Ich weiß es noch so genau, weil ich während der Zeit der Wende davon betroffen war. Also heißt es mal wieder: "Zähne zusammenbeißen und durch!!!!!!!!!" Das ist wieder einmal der beste Beweis, dass es auch im Alter noch lohnt, die Therapie zu beginnen und keinesfalls aufzugeben.

7. Beispiel:
Ich bin jetzt drei und 1/2 Jahr ununterbrochen beim Therapieren mit dem Guaif.. Mehrmals, ich glaube zwei Mal, war ich etwas längere Zeit blockiert. Aber ansonsten war das Ausschwemmen immer voll Ingang. Meine Schmerzen sind erheblich geringer geworden, so dass ich eigentlich nur dann, wenn ich meinen Haushalt wie eine "Gesunde " abwickeln muss, unter stärkeren Schmerzen zu leiden habe, die ich dann auch mit Schmerzmedis bekämpfen muss. Und so einen Fall mache ich momentan durch, leider. Aber es war nichts anderes zu erwarten. Nachdem mein Mann und ich alle Vorbereitungen für die Gäste anlässlich seines Geburtstages (inklusive drei Schlafgäste übers Wochenende) echt mühevoll geschafft hatten, wie Gardinen waschen, Betten beziehen, Glasschrank und Inhalt auf Hochglanz bringen, Badregale dasselbe und was dann eben alles noch dazu gehört und schließlich auch noch fünf Torten gebacken, Frikassee etc. fertig hatten, waren wir auch beide am Ende. Die Feier(Tage) war(ren) sehr schön und ich habe meine Krankheit völlig ignoriert. Naja und nun muss sich der Körper wieder erholen, denn wie erwartet und gewohnt, habe ich nun auch bereits den 2. Tag wieder ganz erhebliche Schmerzen. Also heißt es wieder kürzer treten, bis sich dieser Zustand wieder beruhigt. Aber nebenbei muss natürlich dennoch so Alltägliches gemacht werden. Immerhin habe ich es heute geschafft, mit 14

h ohne Schlaf über den Tag zu kommen. Daran merkt man natürlich auch, dass sich der Körper bereits ganz erheblich regeneriert hat.

8. Beispiel:

Ich hatte ca. sechs Tage einen Ausleitungsschub, Schmerzen, Müdigkeit usw. Was ich eigentlich sagen will ist, sie dauern nicht mehr lange an, heute Morgen war's weg, praktisch über Nacht! Ich kann es immer gar nicht fassen, und wenn ich so drin stecke, hab ich den Eindruck, es wird nie mehr gut! Ich muss mich dann zwingen, in meinem Symptom-Tagebuch nachzulesen, da steht's schwarz auf weiß erstens: dass es immer vorbei geht und zweitens: haben sich die Abstände meiner "Schübe" sehr stark vergrößert, ich habe *wochenlang* gute Zeiten! Ich schreibe das nur, damit ihr, die ihr längere schlechte Zeiten durchhalten müsst, nicht den Mut verliert. *Es wird besser!*

***

Doch auch so können die Veränderungen auftreten

9. Beispiel:

Kann dich soooo gut verstehen - ich jammere auch kräftig zurzeit. Die Füße tun soooo weh. Jeder Schritt 'ne Qual. Wenn du jemanden findest, der dich ein bisschen rumträgt, schick ihn bitte auch mal bei mir vorbei. Anfangs ging es prima immer wechselnd - Ausschwemmen und gute Tage. Der längste Ausschwemmschub dauerte zwei Wochen am Stück. Da konnte ich mir gut vorstellen, wieder ein paar Stunden zu arbeiten. Nun bin ich mindestens schon fünf Wochen in einem Ausschwemmschub und werde immer müder. Schon der Gedanke an meinen Minijob erschöpft mich. Nach drei Stunden Minijob fühle ich mich wie nach 'ner Doppelschicht. Ich mache mir dauernd Mut - erinnere mich an die guten Tage und freu mich auf noch viel bessere Zeiten. Es besteht ja der begründete Verdacht, dass wir fast wie neu werden... lach. Die guten Tage haben mich süchtig gemacht, ich kann es nicht erwarten, mehr davon zu bekommen.

<u>Antwort:</u>

Ja, haltet durch, die besseren Zeiten kommen prompt. Bei mir waren die ersten zwei Jahre sehr hart, mit nur wenigen guten Tagen dazwischen. Laufend superlange Ausschwemmungsschübe. Auch der Anfang der

Therapie war ähnlich schwer. Die ersten spürbaren besseren Tage kamen nach 6 Wochen. Zunächst immer nur kleckerweise und kurzzeitig, aber dann innerhalb des ersten halben Jahres doch so auffallend besser, dass ich Mut und Hoffnung für die gesamte weitere Therapie getankt habe. Und das, obwohl ich ja zu der Zeit bis auf einige Tel. Gespräche mit D. und dem zusammengefassten übersetzten Text von Dr. Amand auf ihrer Homepage alles im Alleingang durchmachen musste. ***Ich bin so froh, dass wir jetzt unser Forum haben und Durchhänger unserer Mitglieder immer wieder gemeinsam auffangen können.*** *Zwischen dem zweiten und dritten Guaif. - Jahr merkte ich dann, dass meine Schubschmerzen um vieles geringer geworden waren.* ***Es macht deshalb auch wirklich großen Sinn, sich besonders bei schweren Schüben zurückzuerinnern, um wie viel schlimmer die Schmerzen, die Erschöpfung und der Allgemeinzustand vor und zu Anfang der Therapie noch waren.*** *Denn während ich vorher* **ununterbrochen** *Schmerzen zwischen 8-9 und oft bis zur Unerträglichkeit hatte, befanden sich meine Schmerzen im dritten Guaif. Jahr ja rückwirkend auf der Schmerzscala bereits zwischen 5-6. Und dazwischen hatte ich gute Zeiten. Welch ein Erfolg. Doch auch ich vergaß oft genug, um wie vieles geringer meine derzeitigen Schmerzen ja mittlerweile geworden waren. Heute kann ich jeden Schmerz, der bei rückwärtigen Schüben auftritt, sogar mit Freude entgegennehmen. Denn das sagt mir doch, dass sich mein Wohlbefinden insgesamt noch erheblich verbessern kann. Etwas traurig macht mich allerdings das Wissen, dass die Beschwerden besonders im Bereich der Halswirbelsäule, dort wo ich unter Osteochondrose, also an knöchernen Neuwucherungen leide, nicht zur Fibro gehörten und somit keine Besserungen kommen werden. Denn eigentlich hatte ich ganz intensiv darauf gehofft, dass es auch dort wieder besser wird. Ich wäre sooo gern überall völlig schmerzfrei geworden. Und wenn ich ganz ehrlich bin, so muss ich euch sagen, ich hoffe es immer noch.*

10.Beispiel:

Da ich schon lange versprochen habe, wieder einmal etwas zu meinen rückwärtigen Schüben zu schreiben, muss ich dies wohl nun endlich auch mal tun. Aber das ist echt schwierig, denn die gewohnten Schübe, wie ich sie bisher beschrieben habe, gibt es bei mir nicht mehr. Das bedeutet zwar nicht, dass ich nicht auch weiterhin ausschwemme und dies auch schubartig bemerken kann. Aber die Dauer meiner Schübe ist völlig anders geworden. Wie ich bereits erwähnte, leide ich nicht mehr unter den ekligen Muskelschmerzen, die ja eigentlich das Hauptmerkmal eines Schubes waren. Jetzt quälen mich Symptome, wie ich sie eben Jahrzehnte vor dem grundsätzlich und ständigen Muskelschmerzsymptomen hatte. Da sind zu nennen in erster Linie Drehschwindel, also der Morbus Menière, Kopfschmerzen, Erschöpfung und ab und an auch noch Beschwerden im Verdauungstrakt des Oberbauches. Auch die Herz- und Kreislaufprobleme muss ich noch dazu rechnen. Ein Schub sieht dann so aus, dass mich ein bis zwei Tage ein oder mehrere der genannten Symptome heimsuchen und dazu zwickt es ab und an mal hier mal da, so als meldeten sich die beteiligten Nerven der Muskelschmerzen noch einmal ganz kurz. Auch das von mir sogenannte 'Reißen', welches ja etliche von uns wie auch ich bereits seit der Kindheit kennen, zeigt sich in sehr leichter Form und auch nur mal ein paar Minuten lang. Auch die morgendlichen Schmerzen und die Steifheit sind ganz erheblich weniger geworden. Aber gerade da merke ich doch auch, ob es nun mal wieder ein Schub ist oder nicht. Denn ohne Schub geht es mir morgens (außer fast immer etwas vorhandene Kopfschmerzen nach oder auch schon vor dem Aufstehen, die aber nach dem Frühstück verschwunden sind) im Verhältnis zu vorher gesehen, tatsächlich schon echt gut. Ein leichtes Grummeln in den Gliedern, im Rücken oder im Nacken etc., doch das belastet mich schmerzmäßig überhaupt nicht und es behindert mich auch nur noch geringfügig beim Gehen. Habe ich aber so einen wie oben geschilderten Schub dann habe ich **erhebliche** Kopfschmerzen, die Gliederschmerzen kommen manchmal vielleicht an die Stärke 3-4 der früheren Schmerzen und dasselbe kann ich auch zur Beweglichkeit sagen. Doch diese Beschwerden sind auch bei einem Schub am Nachmittag fast immer **vollständig** weg.

11. Beispiel:
Wisst Ihr, ich leide eigentlich gar nicht darunter. Dass mich der Drehschwindel stärker erwischt, darauf warte ich schon eine ganze Weile. Denn genau das zeigt mir doch, wie unser Guaif. funktioniert. Eigentlich doch herrlich - und sogar die Zeit stimmt. Ich hatte diesen schlimmen Drehdusel zwar etwa 40 Jahre lang, dann wurde es eigenartigerweise um vieles besser. Ja, und leider kam durch unsere Therapie dieser wieder zurück. Ein echter Beweis, dass auch dies zur Fibro gehört. Alle anderen Sachen hatten sich aber vor der Guaifenesintherapie leider ständig mehr verschlimmert, will damit nur sagen: Irrtum, im Alter wird die Fibro **nicht** weniger. Für mich ist nun besonders interessant, wie lange diese 40 Jahre mit häufigen Anfällen des Morbus Menière zum Ausschwemmen brauchen. Es dauerte immer eine ganze Woche, bis ich wieder arbeitsfähig war, fünf Tage davon lag ich fest im Bett. Zu Anfang trat das so vierteljährlich auf. Dann wurde es häufiger. Mitunter war ich nur eine Woche dazwischen zum Arbeiten. Bei jedem Anfall habe ich drei kg abgenommen. Natürlich wünsche ich mir, dass der blöde Kram so schnell wie möglich wieder verschwindet und dann hoffentlich auf nimmer Wiedersehen.

Nachtrag
Besonders für ebenfalls Betroffene des Morbus Menière werden meine jetzigen Hinweise viel Freude bringen: Insgesamt habe ich nicht einmal ein halbes Jahr mit den rückwärtigen Schüben der Symptomatik zu diesen Beschwerden benötigt. Und immer waren sie im Vergleich zu früher nur Pinatz, also von der früheren Beschwerdescala von 9-10 jetzt gerade mal 2-3. Ich bin einfach nur glücklich, denn besonders diese Krankheit hatte mir einen großen Teil meiner Lebensqualität geraubt.

12. Beispiel:
Jetzt kann ich euch "nachträglich" tatsächlich nach mindestens 6-8 Monaten wieder einmal von einem richtigen Schub berichten. Aber den hatte ich schon vorige Woche, doch da war so viel passiert, dass ich echt nicht die Zeit und auch nicht das Bedürfnis hatte, darauf einzugehen.
Also, mein Schub dauerte genau: zwei halbe Tage und einen ganzen Tag. Das kenne ich aber noch ganz anders, denn früher waren meine Schübe oft wochenlang. Also, zurzeit von vor 2-4 Jahren ist dieser Schub jetzt wirklich nicht erwähnenswert. Der Schub machte sich durch verstärkte Schmerzen meiner Bauchknubbel am Abend bemerkbar und war dann auch noch den gesamten nächsten Tag vorhanden. Am nächsten Tag hatte ich von morgens bis zum ins Bett gehen die typischen Fibroschmerzen, das Reißen in Armen und Beinen. Schlapp war ich nicht dabei, einfach weil dies für mich ein richtiges AHA Erlebnis war. Klar hatte ich diese Symptome im letzten Jahr auch immer wieder einmal. Aber das war dann nur mal hier und nur mal da ein Ziepen und war höchstens mal 1/2 h am Stück vorhanden. Es war kräftiger und ein dauerhafter Schmerz, z. B. schmerzte der Bereich unter dem Knie so, als hätte man einen zu straffen Kniestrumpf an und dadurch käme es zum Blutstau und Schmerzen. Und ansonsten eben dieses Ziehen, Wachstumsschmerzen, Reißen sagten wir ja früher dazu. Am darauffolgenden Vormittag hatte ich ziemliche Kopfschmerzen, (Schmerzmedis waren nicht nötig) aber keine rheumatischen Schmerzen mehr. Und am Nachmittag ging es mir wieder BESTENS.

13. Beispiel:
Meine letzten Schübe zeigten sich weniger in den typischen Schmerzen, sondern vermehrt in diesen ekligen gallekolikartigen Beschwerden. Aber auch das trifft genau mit der Zeit der Therapiedauer und meinen damaligen schlimmsten Beschwerden zusammen. Also, es sind jetzt nur geringfügige Schmerzen vorhanden, dafür aber umso unangenehmer etliche körperliche Unannehmlichkeiten, wie eben auch Kopfschmerzen, Kreislaufprobleme, Verdauungsstörungen, aber auch immer wieder mal Zahnschmerzen.

Das hängt allerdings auch sehr stark mit meinem Schlafvermögen zusammen. Bei schlechtem Schlaf geht's mir wirklich mies, während ich bei gutem Schlaf auch die oben genannten neuen Ausschwemmungssymptome viel besser als in der früheren Zeit verkraften kann.

14. Beispiel:
Bei mir verflüchtigten sich durch die Ausschwemmung die letzten Schmerzen zuerst. Ich kann anhand der jetzigen Beschwerden sogar sagen, welche Lebensjahre ich jetzt ausschwemme und wenn ich dies errechne, hat es bisher immer gestimmt. Aber auch S. hat völlig recht, dazwischen ziepen auch Beschwerden, wie mein Reißen, welches in der Kindheit begann und mich mein Leben lang zu begleiten scheint. Nur wurde dies in den schlimmen Zeiten so schmerzhaft, dass ich nachts im Bett vor Schmerzen geheult habe, Medis dagegen vertrug ich nicht oder brachten mir sogar mal ein Zwölffingerdarmgeschwür ein. Ja und jetzt denke ich höchstens "Hallo, mal wieder beim Ausschwemmen?"

<u>Antwort:</u>
Wäre super, wenn es mit dem Rückwärtsgehen so klappt. War heute zwei Stunden in der Stadt, vor einem Jahr bin ich wieder weinend ins Auto gekrochen, weil meine Fußsohlen höllisch brannten. Heute klappte es wunderbar. Die letzte Zeit melden sich bei mir verstärkt die Schulter- und Nackenschmerzen links, da begann vor sieben Jahren das ganze Dilemma.

15. Beispiel:
Ich habe gehört, dass manche ganz schön unter ihren rückwärtigen Schüben zu leiden haben. Doch von mir selber weiß ich, dass kein Schub bisher schlimmer war, als die Zeit vor der Therapie. Allerdings habe ich es von anderen schon öfter gehört, dass man einfach vergisst, wie schlimm die Schmerzen mal waren. Und ich sehe das so, wenn der Gendefekt nicht zu beheben ist, dann sammelt sich immer wieder neue Schlacke und folglich haben wir auch immer wieder mal mehr und mal weniger Schmerzen. Aber mit der Einnahme von Guaif. werden es niemals wieder so viele Ablagerungen wie vor der Behandlung.

7. Verbesserungen

Vergleich der Fibromyalgiebeschwerden vor der Guaifenesintherapie und nach erfolgreichem Verlauf in unterschiedlichen Zeitabständen

Therapieprotokolle

Was verbesserte sich bei mir?
Nach welchem Zeitraum?

Es ist schon beeindruckend, wie sich der Gesundheitszustand von uns allen im Forum verbessert hat. Doch man muss sich das wohl öfter vor Augen halten, um dieses Wunder, welches wir alle hier durch die Guaifenesintherapie erleben dürfen, auch wirklich und IMMER vor Augen zu haben. Denn bei schlechten Phasen der Ausschwemmung vergessen wir zu schnell die umso viel besser gewordenen Zeiten der guten Phasen. Unzufriedenheit ist jedoch fehl am Platz, denn gerade während dieser harten Zeiten der Ausschwemmung ist unser Körper besonders gefordert und wir sollten ihn nicht auch noch psychisch belasten. Wir alle haben schon sehr viel geleistet! Denn wie sagte Dr. Amand in seinem Guaifenesinprotokoll? „Diese Therapie ist nichts für Weicheier." Wer jedoch wie die meisten von uns durch die Fibromyalgie nur noch schlechte und ständig schlechtere Tage erleiden musste, der wird von den ersten guten Tagen durch die Guaifenesintherapie süchtig sein und seinen Körper geduldig bei den anfänglich harten Ausschwemmungsphasen unterstützen.
Es macht uns glücklich, zu denen zu gehören, die Dr. Amands Lebenswerk auch in Deutschland bekannt machen. Auf diese Weise ermöglichen wir den vielen Betroffenen, die nicht Willens sind, mit Psychopharmaka und Schmerzmedikamenten ihren Körper noch zusätzlich zu belasten, in Eigenregie, Gewissenhaftigkeit und Ausdauer ihr eigenes Leben wieder lebenswert zu machen. Denn bisher scheint dies weltweit die wirkungsvollste Therapieform zu sein, die das ansonsten ständige Fortschreiten der Krankheit Fibromyalgie verhindert.

Ich denke, es ist nun an der Zeit, dass diejenigen unter uns, die sich der Guaifenesintherapie unterzogen haben, einmal öffentlich berichten, welche positiven Veränderungen ihnen das Medikament Guaifenesin bis jetzt gebracht hat. Da wir alle durch die Fibromyalgie zuletzt nur noch schlechte Tage verkraften mussten, wollen wir nun den jetzigen Unterschied zu diesen der Vergangenheit angehörenden schlechten Tagen aufzeigen. Mit unseren objektiven Berichten wollen wir jenen helfen, die bis jetzt noch unentschlossen sind. Auch wollen wir denen Hoffnung und Durchstehvermögen geben, die sich noch in der Phase der Erstverschlimmerung befinden.

1. Beispiel:
Heute vor einem Jahr habe ich mit Guaifenesin begonnen. Bei mir haben die Beschwerden in der Kindheit begonnen und im Laufe meines Lebens an Intensität, Häufigkeit und Verbreitung im ganzen Körper zugelegt. Bevor ich die Behandlung begann, konnte ich keine 500 m mehr gehen, ich konnte so gut wie gar nichts mehr - aber vor allem klar Denken das ist mir mehr und mehr entfallen. Ich habe alle Symptome die vorkommen und ganz besonders Probleme mit der Schleimhaut im inneren des Körpers. Mein Körper leitet bis auf wenige Momente immer aus, aber die Momente, es war auch schon mal ein halber Tag: Wahnsinn. Ich wusste gar nicht mehr wie sich das anfühlt, wenn nichts mehr brennt und nur gering schmerzt - einfach klasse. Ich nehme 1200 mg Guaifenesin und werde noch einige Zeit brauchen um euch von längeren Wohlfühlphasen zu berichten. Doch möchte ich allen Mut machen: Nicht aufzugeben und denjenigen die noch Bedenken haben, vorschlagen, damit anzufangen. Wer erst mal die Phasen des Gut-Fühlens hatte, der möchte sie so schnell wie möglich wieder haben, auch wenn die Therapie anstrengend ist.

---

2. Beispiel:
1- Jahres-Bericht: - Schmerzen sind nur noch milde und gut zu ertragen. Besonders zu spüren sind sie nach körperlicher Be- und Überlastung. Sie verschwinden aber über Nacht wieder. - Ablagerungen in den Muskeln: sind nicht mehr tastbar. Ich fühle keine Knötchen mehr. - Müdigkeit: viel besser geworden, brauche aber immer noch regelmäßige Ruhepausen tagsüber. – Reizbarkeit / Nervosität: sehr selten, nur nach zuviel Koffeingenuss! - Fibronebel: selten, Gedächtnis hat sich verbessert - Schlafstörungen: sehr selten. -Restless legs: ganz verschwunden - Unverträglichkeit / Nahrungsallergien: verschwunden, kann wieder alles essen – Herzschmerzen / Herzrasen: verschwunden - Reizdarm (Durchfall/Blähungen): nur noch nach zuviel Rohkost - trockene Schleimhäute/Augen, verstopfte Nase: sehr sehr selten; - spröde Nägel/Haare: habe zum ersten Mal seit Jahren! wieder harte, lange, schöne Fingernägel!!! Auch meine Haare sind so schön nachgewachsen, dass dies sogar meiner Frisörin auffiel.

3. Beispiel:
Ich nehme nun ebenfalls seit einem Jahr das Guai und möchte Bericht erstatten. Ich begann im November, einer unserer Hauptarbeitszeiten. Da ich zu dieser Zeit sowieso Handschuhe trage, bemerkte ich nicht viel, außer, dass ich immer, wenn ich die Dosis erhöhte, Magenkrämpfe bekam. Dann bin ich mir sicher, dass ich im vorigen Jahr um die Zeit bei

der Arbeit noch erheblich mehr Schmerzen hatte, denn ich bin immer mal heimgegangen zum Ausruhen oder habe mich öfter mal ins Auto gesetzt um Fahrten zu erledigen, um mal zum Sitzen zu kommen. Ich habe fast tgl. Schmerztabletten genommen. Außerdem wollte ich nicht mehr in Urlaub fahren, weil es mir wie rausgeschmissenes Geld vorkam, wenn man es nicht genießen kann. Immer habe ich Angst blockiert zu werden, mein Beruf trägt ja dafür ein großes Risiko. Trotzdem kann ich Verbesserungen feststellen: Keine schweren Magenkrämpfe mehr (Leichtes, wieder schnell verschwindendes Krampfen ab und zu noch) - das letzte Mal im Mai, nach meiner Fuß-OP schlecht geschlafen - kein Brechreiz mehr gehabt - seit Mai keine Reizdarmbeschwerden mehr gehabt. Ich finde, ich bin psychisch stabiler geworden - die Schmerzen sind etwas weniger geworden und wandern schneller. Trotzdem sind noch viele Beschwerden vorhanden, vor allem Schmerz und Steifheit, Übergewicht, Vergesslichkeit und das *Nicht-belastbar-sein* machen mir sehr zu schaffen. In Hoffnung auf weitere Besserung.

---

4. Beispiel:
Nun sind zwei Jahre der Therapie geschafft und ich nehme dies zum Anlass für eine kurze Bilanz. Also, das Wichtigste mal zuerst: vor zwei Jahren und davor hatte ich jahrelang immer nur Schmerzen, Dauerschmerzen, die mich zum Wahnsinn treiben wollten, einen Reizdarm mit schlimmen Krämpfen, völlige Steifheit der Gelenke und vieles mehr - aber vor allem waren meine Schlafstörungen so schlimm geworden, dass ich 90% der Nächte GAR NICHT mehr schlief. Während ich nach einem Jahr sagen konnte, ich habe Schmerzen und ab und zu mal eine schmerzfreie Zeit (Std., Tag) kann ich heute nach zwei Jahren voller Glück sagen: ICH BIN SCHMERZFREI UND AB UND ZU HABE ICH NOCH SCHMERZEN!!!!! Das ist doch ein toller Erfolg und macht Mut, dass es auch noch mit den verbliebenen Symptomen besser wird. Mein Reizdarm ist noch da, aber geringfügiger. Die Erschöpfungszustände sind dank ca. 5 Std. Nachtruhe auch wesentlich besser, aber natürlich immer da, auch weil ich mich oft verausgabe. Leider kann ich auch immer noch nicht ausreichend schlafen, aber von null auf fünf Stunden ist auch klasse. Ich habe auch gelernt, die Krankheit zu akzeptieren und danach zu leben und ich glaube, dies hilft auch bei der Heilung. Das war ein langjähriger Prozess, aber er war wichtig und ich bin heute wieder einigermaßen glücklich.

---

5. Beispiel:
Nach vier Wochen mit Guaifenesin kann ich berichten, dass die starke Müdigkeit nachgelassen hat.

Allerdings habe ich immer noch starke Schmerzen, da muss ich mir selbst Mut machen, damit ich durchhalte.

---

6. Beispiel:
Ich möchte euch mal etwas Positives berichten:
Seit ich auf euer Forum gestoßen bin, das Buch von Judith und Dr. Amand gelesen habe, habe ich keine Depri mehr gehabt.
Trotz vieler Zweifel an der Richtigkeit der Therapie und Rückschläge durch meine Ärzte und auch mit einigen unangenehmen Begleiterscheinungen von Guaif. geht es mir psychisch gut - richtig gut!
Ich habe nun sehr saure Ausscheidungen, die sich vor allem in Bereich der Vagina unangenehm äußern, außerdem Sodbrennen und Blähungen, Völlegefühl.
Ich trinke jetzt sehr viel in der Hoffnung den Urin zu verdünnen und somit nach dem Wasserlassen keine Beschwerden zu bekommen, zudem habe ich mit Brottrunk begonnen um weitere Übel wie Pilzbefall vorzubeugen. Mein Verhalten bezüglich Essen - gesunde Ernährung - bin ich am Überdenken und Umstellen (kleinere Portionen, mehr Obst, Gemüse, wenig Süßes) damit ich meinen Körper so wenig wie nötig zusätzlich belaste und unterstütze. Ich bin sehr glücklich zurzeit. Das was ich wohl oft als Depression erlebte, war wohl eher Fibronebel und von dem bin ich bis auf zwei Tage in drei Wochen seit Guaif. verschont geblieben. Auch bin ich nicht mehr so erschöpft und antriebslos wie vorher. Noch eine Woche dann werde ich Guaif. erhöhen, absolut richtig ist es, die Dosis vier Wochen beizubehalten, um sich und die Reaktionen beobachten zu können.

---

7. Beispiel:
Will mal kurz berichten, was sich bei mir nach den ersten vier Wochen Guaif. verbessert hat. Der Fibronebel ist geringer geworden und die Konzentrationsfähigkeit hat sich verbessert. Einige Tage nach der ersten Guaif-Einnahme hatte ich einen super guten Tag, mit wenig Schmerzen und einen unglaublichen Energieschub. Das kannte ich schon seit etlichen Jahren nicht mehr. Und jetzt hoffe ich auf die nächsten guten Tage. Bin gespannt, wie es weitergeht.

---

8. Beispiel:
Das Problem mit dem Reizdarm habe ich auch, hatte schon zwei Darmspiegelungen deswegen, aber seit ich das Guaif. nehme ist es besser, außer wenn es mir sehr schlecht geht, dann stopft es wieder. Das gleiche trifft bei mir auch auf die Blase zu und auch das Problem ist seit Guaf.

wesentlich besser, sowohl die Inkontinenz als auch die Harnverhaltung, die meiner Ärztin mehr Sorgen machte als die Inkontinenz. Musste deswegen Tabletten nehmen und ein Würfelpessar verwenden, aber so richtig geholfen hat das auch nicht, da musste wohl erst Guaif. her!!!!

---

9. Beispiel:
Es ist schon interessant zu lesen, wie unterschiedlich unsere Ausgangspositionen mit Guaif. sind. Von einem sieben Stunden Arbeitstag oder Radfahren und zwei Stunden bügeln bin ich nach fast acht Monaten Guaf. noch meilenweit entfernt. Es ist eigentlich nicht so sehr die starke Abgeschlagenheit, sondern vielmehr die Schmerzen, die mir immer noch zu schaffen machen. Konnte meine Schmerzmedis aber schon etwas reduzieren. Ihr habt gute Chancen, doch relativ schnell wieder auf die Beine zu kommen. Hattet ihr auch täglich diese Muskelschmerzen oder auch noch schmerzfreie Zeiten dazwischen?

Antwort:
Dauerschmerzen hatte ich vor Guaif. nicht, meist Morgensteifigkeit, die sich durch Bewegung lindern oder ganz auflösen ließ. Dann hatte ich stärkere Schmerzen bei Wetterwechsel - besonders wenn es kälter wurde. Körperliche Überanstrengung wurde leider immer noch mit Schmerzen belohnt.
Es gab schmerzfreie Tage und wenn ich Schmerzen hatte, dann brauchte ich trotzdem eher selten Schmerzmittel. Und weil meine Schwäche und Müdigkeit mit der Zeit immer mehr wurden, war die Belastbarkeitsgrenze auch immer früher erreicht.
Ganz arg war und ist noch mein Fibronebel - bin total vergesslich - muss mir sofort Wichtiges aufschreiben usw.
Seit unsere Diätzeit läuft, merke ich deutlich, wie gut es mir tut, Zucker und kohlenhydrathaltige Nahrungsmittel, sowie Kaffee ganz wegzulassen.

---

10. Beispiel:
Fortschrittsbericht nach jetzt zweijähriger Einnahme von Guaif. Beschwerden, die ich vor der Behandlung mit Guaifenesin hatte. Ich halte meine Beschwerden mit einer Skala von 1-10 fest
Erschöpfung von 8 auf 4
-Schlaflosigkeit schlafe sehr gut; ich wache jedoch leichter auf durch Geräusche usw.
-Restless legs ganz weg

-Gehirn
- Konzentration von 7 auf 1
- Nebel von 6 auf 1 Kopf ist viel klarer
- Vergesslichkeit von 6 auf 1
- kreisende Gedanken von 6 auf 4
- Ohrgeräusche ganz weg
- Nervosität von 7 auf 2
- Angst von 7 auf 2
- Depression nicht mehr vorhanden;

-Schmerzen
-Muskelschmerzen von 8 auf 5
-Muskelsteife von 9 auf 5
-Schulterblattpunkt völlig weg
-Nackenschmerzen und Schwellungen von 9 auf 2

-Bindegewebe
-schmerzempfindlich von 8 auf 2
-Wassereinlagerungen
-(Augen, Hände, Nacken) völlig weg

-Menstruation weiterhin schmerzhaft
-taube Hände am Morgen weg
-kribbelnde Hände weg
-belegte Zunge besser
-Schmerzen linkes Knie weg
-Schweißausbrüche weg
-schwitzige, kalte Füße von 8 auf 2
-Durchfall, Blähungen weiterhin schlecht (wurde später Laktose Unverträglichkeit festgestellt!)
-kalte Haut, Füße, Hände geblieben
-Zahnstein völlig weg, Zahnarzt ist ganz begeistert
-Wenn ich in einem Cycle bin, können diese Beschwerden aber auch wieder etwas auftreten.
Neu dazugekommen sind seit einiger Zeit (das sind die Bereiche, welche in kurzer Zeit ebenfalls sehr schmerzhaft geworden wären und nun bereits ausschwemmen.):
-Schmerzen in der Leiste
-Schmerzen in der rechten Hüfte
-Schmerzen im Isokralgelenk
-Ich vermute, dass das Gebiet derzeit geklärt wird
-Brauche nur noch ganz selten Schmerzmittel (1-2 Tabletten im Monat)

---

11. Beispiel:
Dr. Amand schreibt ja in seinem Buch, dass er zu Anfang seiner entwickelten Therapie bemerkte, dass ein Patient sein Zahnstein einfach so abkratzen konnte. Die logische Schlussfolgerung von uns war daraus, dass auch bei uns der Zahnstein allmählich immer weniger werden müsste. Während der ersten zwei Jahre passierte bei mir dabei aber nichts, meine Zahnärztin musste bei der jährlich vorgesehenen Kontrolle noch kräftig Zahnstein abkratzen. Im dritten Jahr merkte ich, dass es nun endlich nicht mehr so viel Zahnstein war. Und in der vorigen Woche bei meinem diesjährigen Termin, meint sie: " Na Zahnstein ist ja kaum vorhanden, dass wird in diesem Jahr für Sie nicht schlimm. Und ich hatte eigentlich auch den Eindruck, als würde sie die Zähne nur deshalb ein bisschen "ankratzen", um auch diese Arbeit abrechnen zu können, denn es ging zack, zack ,zack. Selbst an den unteren Schneidezähnen, wo sie sonst immer lange verweilte.
Späterer Hinweis dazu: **Jetzt nach sechs Jahren Guaifenesintherapie** war keinerlei Zahnstein mehr vorhanden - die Zahnärztin wackelte mal an dem einen und mal an dem anderen Zahn und schon war meine jährliche Kontrolluntersuchung fertig!!!!

---

12. Beispiel:
Das mit dem Fibronebel, der mehr oder weniger weg ist, kann ich nur bestätigen.
Bei mir funktioniert mein Gehirn auch wieder viel besser.
Wie du kann ich mir auch wieder Namen merken und diese furchtbare Vergesslichkeit ist auch weg. Ich fühle mich im Kopf viel klarer.
Wenn ich daran denke, dass ich vor zwei Jahren (mit 44!!!!!!!!) am Frühstückstisch saß und mir nicht mal mehr die Worte Honig oder Erdbeermarmelade eingefallen sind und ich immer auf das Glas zeigte und sagen musste, "gib mir mal das...", es war furchtbar.
Ich wage zu behaupten, dass mein Hirn wieder so funktioniert, wie als junger Mensch und das ist ein tolles Gefühl.

---

13. Beispiel:
Mein 1. Guaifjahr und meine Verbesserungen:
- Liegeschmerz ist viel, viel besser geworden - kann jetzt 6 - 7 Stunden auf einer weichen Matratze am Stück liegen.
Früher dagegen konnte ich nur 2 - 4 Stunden liegen ohne Medikamente und mit Psychopharmaka ca. sechs Stunden und jetzt nehme ich keine Tabletten mehr dagegen ein.

- Migräne habe ich lang nicht mehr so oft - nur noch, wenn ich da ausschwemme, dann aber nicht mehr ganz so stark - reicht aber noch, wird aber bestimmt auch noch besser.

- Spannungskopfschmerz habe ich auch lang nicht mehr so oft. Habe früher mindestens einmal im Monat am Wochenende den Notarzt gebraucht, denn da halfen keine Tabletten, musste immer gequaddelt werden.

- Wie gesagt, kann ganz normal aus dem Bett steigen oder vom Stuhl aufstehen, war früher immer eine Qual für mich. Habe diese Verbesserung schon gar nicht mehr wahrgenommen.

- Mit der Erschöpfung ist es ein klein wenig besser geworden, brauche zwar noch mittags eine Erholungspause, muss mich aber nicht mehr zwingend hinlegen. Nur wenn es mir schlecht geht, mach ich das immer freiwillig, denn das tut mir dann gut.

- Brauche nicht mehr ganz so viele Medikamente wie vorher. Nehme nur noch bei Bedarf welche. Aber leider hatte ich in letzter Zeit täglich wieder den Bedarf.

Aber wie sagt I. so schön, jeden Tag geht es mir ein klein wenig besser und das will ich mir in Zukunft ans Herz legen. Auch die 10 Gebote von B. helfen einem, an etwas schlechteren Tagen.

Ich wünsche allen Guaif.-Neulingen auch so großen Erfolg bei der Therapie. Bei Rückschlägen bitte nicht aufgeben, denn die haben wir alle und dazu ist das Forum da, wir helfen uns gegenseitig bei dem Kampf gegen die böse, böse Krankheit.

Habe in einem Buch von einem Betroffenen gelesen:
Fibromyalgie ist eine brutale Krankheit, sie tötet nicht, sie foltert, bis ans Lebensende. Aber gegen diese Folter haben wir die Guaif.-Therapie - das ist doch toll!!! Bin heute richtig aufgekratzt.

---

14. Beispiel:
Anfang März nehme ich Guaifenesin neun Monate lang, meine Dosis 900 mg.
Die ersten sieben Monate war ich nicht in der Lage Fibroschmerzen oder Schub zu unterscheiden, da es immer Dauerschmerzen waren. Allerdings beobachtete ich von Anfang an meinen Urin und sah fast täglich diese Partikel. Dann gab es Stunden, in denen die Schmerzen etwas nachließen und Tage mit ganz schlimmen Schmerzen. Ich konnte nun schon unterscheiden zwischen den üblichen Schmerzen und einem Schub. Ja und

vorgestern und gestern waren die Schmerzen fast völlig verschwunden. Ein Gefühl, dass ich schon viele Jahre nicht mehr kannte!!!!
Heute sind sie wieder etwas stärker, aber ich weiß nun, mein Körper ist in der Lage dies zu schaffen und wird es mit der Zeit immer mehr tun. Ich habe diese Therapie aus reiner Verzweiflung begonnen und habe immer gesagt, ich glaube nur noch, was ich sehe und fühle. Ich durfte es schon einmal zwei Tage lang fühlen, dank Guaifenesin.

---

15. Beispiel:
Ich nehme Guaifenesin seit 10 Monaten und setze euch meine monatlichen Berichte an meine Ärztin ins Forum. Ich hoffe sie sind nachvollziehbar und hilfreich. Die Berichte beginnen nach der Erstverschlimmerung, nach vier Monaten Guaifenesin.

5.09.2008
Ich wollte am Montag vorbei schauen und berichten. Mir geht es weiterhin stetig besser, einfach phantastisch.
Meine Kraft regeneriert sich wesentlich schneller und bleibend, meine Belastbarkeit steigt. Ich kann arbeiten, wenn auch noch eingeschränkt, (drei Nächte in der Woche) aber ich lasse mir Zeit. Meine Körperbehaarung wächst wieder, was bedeutet, dass die hierfür wichtigen Stoffe wieder ankommen. Ich hatte zwei rückwärtige Schübe, die jeweils zwei bis drei Tage dauerten und eine merkliche Besserung zur Folge hatten.
Auch ich kenne vier Leute mit Fibromyalgie, die trotz meiner sichtlichen Besserung, mein Umfeld „staunt Bauklötze", nicht zu dieser Therapie zu bewegen sind. Ich habe auch versucht, die Information in einem der Internetforen zu hinterlassen. Nach fünf Minuten wurde sie von dem Betreiber gelöscht, mit der Aufforderung Werbung für kommerzielle Zwecke zu unterlassen.
Es ist ein persönliches und gesellschaftliches Drama und eine Besserung scheint zurzeit nur mutigen und intelligenten Leuten vorbehalten zu sein. Alles hört sich sehr kompliziert, schwierig und leidvoll an. Ist es aber nicht. Weder die Nahrungsmitteleinschränkung, noch die Symptome der Erstverschlimmerung habe ich in dieser Phase peinigender und erschreckender als die Krankheit selbst empfunden. Jetzt im Nachhinein war es zugegeben sehr schlimm, aber nur im Vergleich meines jetzigen erheblich verbesserten Befindens.

20.10.2008
Vier Wochen sind vorbei und ich will seit einer Woche vorbeikommen, aber ich schaffe es nicht, denn seit zwei Wochen gelingt, was seit Jahrzehnten nicht möglich war, ich schlafe, schlafe, schlafe... 10-12 Stunden aus eigener Kraft und erholsam wie lange nicht mehr.

Das Medikament hält weiter, was Dr. Amand verspricht. Belastung ist möglich, aber ich habe gemerkt, dass auch mit Guaifenesin die Grenze der individuellen Belastbarkeit nicht überschritten werden darf, denn Belastung und Stärke der anschließenden Schmerzen stehen im Zusammenhang. Meine Belastbarkeit nimmt langsam aber kontinuierlich zu, aber ich muss Geduld und Vernunft walten lassen, denn die Krankheit scheint sich jetzt auszuschleichen, so wie sie sich eingeschlichen hat. Meine Muskelverhärtungen lösen sich tatsächlich langsam aber sicher auf, ein handfestes Indiz, dass es aufwärts geht.
Der Prozess ist schwierig, auch weil Erinnerungen hochkommen, denn längst vergessene Schmerzen tauchen wieder auf, so wie es Dr. Armand beschreibt. Diese sind mit Erlebnissen verbunden und mir wird klar, dass ich mein Leben lang gegen Windmühlen gekämpft habe, gegen eine fortschreitende Krankheit, die nicht zu besiegen war und mich viel gekostet hat. Bei meiner ältesten Tochter wurde diese Krankheit ebenfalls diagnostiziert und es betrübt mich, dass ich weder meinen Vater noch sie von Guaifenesin überzeugen konnte. Es ist keine leichte Therapie, aber der wieder gewonnene und erholsame Schlaf, die wachsende Belastbarkeit und die zunehmende Beweglichkeit, meine nicht geringen Erfolge der letzten vier Wochen, sind es mehr als wert.

7.11.2008
Nach ca. 10/12 Wochen schleichender Verbesserung hat es wieder einen Quantensprung an Besserung gegeben. Meine verfügbare Energie hat sich mindestens verdoppelt. Dem voraus ging ein etwas heftigerer Schub, Migräneschmerzen und Kieferschmerzen, die ich vor vier Jahren zum letzten mal hatte, sowie Muskelschmerzen an neuen Stellen, in der Mitte des Rückens, die nach unten und nach oben ausstrahlten.
Einen Arbeitsausfall hatte ich nicht. Eine Woche rasten wechselnde Symptome durch meinen Körper und dann kam der Energieschub. Die Arbeit hat angezogen, ich arbeite sehr hart, immer noch drei Abende in der Woche, aber 10-12 Stunden pro Nacht. Nach 8-10 Stunden erholsamen Schlaf bleibt mir jetzt auch Energie für Freizeitgestaltung und ich entdecke die kleinen Freuden des Lebens wieder.

2.12.2008
Mir geht es weiterhin besser und besser, bei immer noch steigender Belastung bin ich stabil, leistungsfähig und bester Laune. Ich habe nochmals das Fibromyalgieforum aufgesucht, die meinen Beitrag gelöscht haben. Mittlerweile ist Guaifenesin dort auch Thema, wird aber von den Betreibern nieder geredet und als Scharlatanerie bewertet. Ich hatte sofort alle drei Moderatoren am Hals, die alles daran setzten, mich als unglaubwürdig darzustellen. Die psychischen Auswirkungen dieser Krankheit dürfen nicht unterschätzt werden. Zwischen den Zeilen der Frau, die

Guaifenesin verweigert, könnte man auch lesen, dass sie sich ihre Rolle als gesundende Frau in ihrem Familiensystem nicht (mehr) vorstellen kann und dadurch ihre Familie gefährdet sieht. Denn eins wird auch mir immer klarer. Man muss sich im Laufe des Gesundungsprozesses, der schneller ist als die Erkrankung fortschreitet, aber dennoch bis zu fünf Jahren dauern wird, immer wieder neu definieren und positionieren, gegenüber sich selbst und anderen. Das ist nicht immer leicht und abhängig davon, wie viel man verloren hat, wo man gestrandet ist und welche psychische Kraft man noch zur Verfügung hat, bzw. wie und ob man mit seinem Leben abgeschlossen hat.
Das Wunder der unglaublichen Besserung hat auch kleine Schattenseiten. Zeitweise werde ich von Flashbacks geplagt, ausgelöst von Beschwerden und Gefühlszuständen die vor 4 - 10 Jahren aktuell waren. Aber ich gebe nicht auf, stelle mich auch dieser Herausforderung und möchte mir therapeutische Begleitung auf diesem spannenden, unglaublich schönen, aber streckenweise auch beschwerlichen Weg suchen, wo immer er auch hinführen mag.
Die erste Therapeutin war ein Flop. Sie sieht Fibromyalgie immer noch als Auswirkung eines traumatischen Kindheitserlebnisses, das sie suchen wollte. Ich dagegen will die psychischen und sozialen Folgen dieser Krankheit bearbeiten, die verheerend waren, zu denen auch das Unverständnis unserer Gesellschaft zählt.

23.12.2008
Jetzt habe ich fünf Monate ohne Einbrüche gearbeitet. Vor einem Jahr unvorstellbar. Keine Blaseninfektion, kein grippaler Infekt, noch nicht mal ein Schnupfen hat mich erwischt. So langsam glaube ich das Unglaubliche, die Krankheit entwickelt sich zurück, wie es im Buche steht.
Mein sichtbarer Maßstab ist mein Schmerzmittelverbrauch, der sich unglaublich reduziert hat. Im August war es 40 ml Tilidin, was schon viel weniger war, ich nahm vor der Guaifenesin Therapie 50 mg pro Tag. Von September bis Dezember also in vier Monaten 50 ml.
Meine regelmäßigen Schübe sind weiterhin sehr verkürzt und soweit erträglich, dass ich keine Arbeitsausfälle hatte. Wie im Buch beschrieben kann ich die Regionen benennen, die „gereinigt" werden. Mein Magen-Darm-Trakt ist in Ordnung wie eigentlich noch nie, mein Gewicht bleibt stabil, mein Schlaf ist abgesehen während der kurzen Schübe erholsam und ungestört. Die Arbeit geht mir spielend von der Hand.
Im Dezember hatte ich zeitweise eine 48 Stunden Woche zu bewältigen und das in der Nacht. Die Muskelverspannungen lösen sich, Sehnenverkürzungen treten seit der Einnahme von Guaifenesin nicht mehr auf.
Nach dieser Bilanz sehe ich dem neuen Jahr sehr zuversichtlich entgegen.

01.02.2009

Der ereignisreiche Januar ist zu Ende und mir geht es super. Anfang Januar sind zwei gefürchtete, Schübe auslösende Vorfälle passiert, die ich soweit gut weggesteckt habe.
Zum einen hatte ich einen Tag vor Silvester einen Unfall. Ein 70 kg schwerer Mann ist im freien Fall von einer Treppe auf mich gestürzt und hat mich ganz schön zusammengestaucht. Zum anderen erwischte mich drei Tage später der grassierende grippale Infekt. Während des Infektes hatte ich fünf Tage Arbeitsausfall und sehr starke Muskel und Gliederschmerzen, die mit Tilidin gut zu bekämpfen waren. Schlafmittel verhalfen mir während dieser Zeit zu etwas Schlaf. Der Infekt erwies sich als langwierig, wie bei anderen auch. Dennoch fühlten sich die Beschwerden während des Infektes eher nach einem leichteren richtigen Schub an, nicht wie die von dem Medikament ausgelösten „rückwärtigen" Schübe. Zum ersten Mal verspannten sich die Muskeln und Sehnen wieder. Nach Abklingen des Infektes setzten sofort wieder die seit Einnahme von Guaifenesin bekannten Wassereinschübe ein und meine Muskulatur beginnt sich wieder zu entspannen.
Es gab keine Gewichtsabnahme, kein Fibronebel und kein Verlust auf dem Energieniveau. Im Januar hat es also unter erschwerten Bedingungen weder eine merkliche Verbesserung, noch eine gravierende Verschlechterung gegeben. Ohne größere Energieprobleme bereite ich zur Zeit das 125 jährige Jubiläum des Eimers am 10.02.09 vor, sowie den im Anschluss folgenden Karneval.
Dieser Teil ist leider etwas verrutscht und ist zeitlich etwas früher einzuordnen:
So langsam erkenne ich ein System. Erst entsteht Juckreiz in den Füßen und die Haut entzündet sich leicht an Stirn, Wangen, vereinzelt auch an Händen und Beinen. Dann folgt ein Wassereinschub, danach kommen unterschiedliche Schmerzen. Anschließend merke ich eine deutliche oder nach leichteren Symptomen eine schleichende Besserung. Ohne das Medikament war die Reihenfolge umgekehrt. Eine Verspannung der Muskeln bleibt vollständig aus. Diese lösen sich weiterhin langsam aber merklich auf.
Der Prozess hat sich tatsächlich umgekehrt und ich scheine den Symptomen und meiner Befindlichkeit nach wirklich 3-4 Jahre zurück zu sein.

Von der gleichen Patientin

Jetzt stelle ich euch noch meinen aktuellen Monatsbericht vom Februar 2009 an meine Ärztin ins Forum:

2.03.2009

Ich habe das 125 - jährige Jubiläum meines Weinlokals und den Karneval gut überstanden. Der Karneval war die größte Herausforderung an

meine Gesundheit, seit ich Guaifenesin nehme. Drei Wochen non stopp Stress, inklusive Vorbereitungszeiten.
Seit meinem grippalen Infekt Anfang Januar 2009 stehen meine Schmerztropfen unberührt im Schrank. Wenn ich zwischenzeitlich Schmerzen hatte, dann waren sie so leicht und kurz, dass ich sie vergessen habe. Oder sie sind aufgrund meiner Freude am Leben, das sich auch privat wieder mit Sinn füllt, in den Hintergrund getreten. Wie auch immer, meine Aufmerksamkeit ist voll auf mein Leben gerichtet, und die Angst vor möglichen Blockaden hat sich auf ein Minimum reduziert. Mein psychisches Tief vom Januar hat sich aufgelöst, aufgrund der Erfahrung, dass selbst ein Unfall oder eine Grippe keine ernsthafte Katastrophe zur Folge hat. Und ich habe es aufgegeben, Therapeuten belehren zu wollen.
Nach Karneval war mein Körper unendlich aufgepeitscht und ich war nicht in der Lage von selbst auf ein normales Level runterzukommen. Daher habe ich mir eine halbe Tablette Bromazanil genehmigt, die erste, seit Guaifenesin und sie hat Wunder gewirkt. Die Übererregung hat sich sofort gelegt und ich bin in der Lage ohne weitere Medikamente das Gleichgewicht zu halten. Meine Befindlichkeit hat sich um ca. 5-6 Jahre verbessert und ich habe es gewagt das Timonil, den Vorläufer des heutigen Lyrica abzusetzen.
Jetzt habe ich eine Woche frei genommen, um mich zu erholen. Mein Kopf drückt seit heute etwas und müde bin ich auch, aber nur müde, nicht erschöpft. Welch ein Unterschied!
Der nächste Bericht folgt in vier Wochen. Ihr seid wirklich mit Abstand das beste Forum.

Danke, liebes Mitglied!

16. Beispiel:
<u>Von der gleichen Patientin</u>
Ich erinnere mich auch an Stechen, Brennen und Jucken in den Fußsohlen und Handflächen zu Beginn (600 mg) von Guaifenesin. Allerdings erst nach sechs Tagen. Bei 1200 mg erinnere ich mich an verstärkte Schmerzen, und Beinen, Muskeln und Armen, aber nur stundenweise. Ebenso Magenschmerzen, die mit Schmerzmittel weggingen. Richtig schlimm wurde nur meine Erschöpfung bei 1800 mg. Ich war krank geschrieben, schlief fast den ganzen Tag und konnte mich schwer erholen. Zwischendrin gab es immer wieder einige gute Stunden, die mir Hoffnung gaben. Nach vier Wochen 1800 mg hatte ich den ersten merklichen Quantensprung. Ich strahlte und sprühte vor Energie, die mir von meiner Umgebung mit Unglauben und Freude wiedergespiegelt wurde. Ich konnte es auch nicht glauben und mein Freund schenkte mir einen Handspiegel auf dem stand: "Du kannst es wirklich glauben, dir geht es

wirklich besser und man sieht es". Die Energie und meine Ausstrahlung sind geblieben, den Spiegel brauche ich jetzt nicht mehr.

---

17. Beispiel:
...wollte kurz berichten. Habe jetzt schon eine Woche super Tage.
Bin fast den ganzen Tag unterwegs, etwas langsamer als früher, mittags eine halbe Stunde entspannen und dann wieder regeneriert. Samstag und Sonntag jeweils 12 km Fahrrad gefahren. Nach 6 km Pause ca. 10 min dann weiter. Naja waren zwar nur ca. 11 km/h aber egal tolles Gefühl. Hab' zugesehen, dass ich noch im aeroben Bereich lag. Heute etwas Schmerzen in der Schulter und Waden aber nicht erwähnenswert. Bin heute noch mal los mit Rad und hab' Blumen gekauft und gepflanzt. Und mit Hunde raus. Mein Kopf ist wunderbar klar. Sollte ich mich nicht mehr soviel melden, tja dann geht es mir gut und ich kann viele schöne oder auch nicht schöne Dinge tun. ABER ICH KANN. Scheide weiter gut aus. So und jetzt warte ich natürlich nicht auf den Rückschlag, sondern genieße einfach.

---

18. Beispiel:
Was ich nach 2,5 Monaten Guaif. schon feststellen kann ist folgendes:
* Vor Guaif. hatte ich überall im Körper Schmerzen. Jetzt schmerzen vereinzelte Stellen und diese sind auch als Schub zu erkennen.
* die Kraftlosigkeit ist noch nicht verschwunden, außer in Energieschub-Tagen
* der Muskeltonus ist viel weicher (sagt meine Krankengymnastin)
* die Fascien lösen sich schneller unter Behandlung (dito)
* ich habe viel weniger Verspannungen und wenn, dann spüre ich sie, nehme sie aber nicht als Schmerzen wahr (so wie vorher die regelrechten Spasmen)

manchmal:
* regelrechte Energieschübe, auch im Denken, Konzentration etc.
* meist jedoch auf für mich "normalem" Niveau
* selten Konzentrationsstörungen und wenn dann gleich ein Schub von 1 Woche, also deutlich als Schub zu erkennen, mit Fibronebel, neben der Kappe stehen, kaum vom Sofa hochkommen

Kopf- Gesicht- Nackenschmerzen, die so schlimm waren:
* Abstände werden größer (das letzte mal als heftiger Schub über mehrere Tage inklusive der Tuben, Nasennebenhöhle, Stirnhöhle, Ohrenschmerzen, meist nur einseitig)

Diese Schmerzen waren das letzte neue Symptom vor der Guaif.-Therapie und sehr heftig und immer öfter auftretend. Aber IMMER, bei der Periode.

---

19. Beispiel:
.Meine vier Tage Frühdienst sind um. Habe jeden Tag auf diesen schrecklichen Fibronebel gewartet und jeden Morgen auf Schmerzen.
Die Dienste waren mehr als anstrengend, morgens bis 8.00 Uhr alleine mit 24 Patienten ab 8.00 Uhr Aushilfe. Viel Zugänge obwohl keine Betten frei, Untersuchungen mit viel Bettenfahrten wie Bronchoskopien mit Vollnarkose u.s.w Chemotherapien und dazu Pflegefälle, viel zu organisieren und trotzdem Ruhe bewahren.
Das alles habe ich wunderbar überstanden, habe zwar abends schon um neun geschlafen aber musste ja auch um 4.15 Uhr aufstehen. Kann mich nicht dran erinnern, wann ich letztmals so arbeiten konnte, ist Jahre her.

---

20. Beispiel:
Mein 1. Guaifjahr
Meine ständigen Infekte schob ich auf meine Arbeit in der Kita, meine zunehmende Energielosigkeit auf das Älterwerden. Im Jahre 2002, von einem Tag auf den anderen Muskelschmerzen in der linken Schulter, die sich im Laufe der Zeit auf den ganzen Körper ausweiteten, aber keinen einzigen Tag mehr verschwanden. 2005 musste ich dann meine Arbeit aufgeben, 2006 und 2007 folgten die vier Bauer OPs, die mir persönlich kaum etwas brachten. Nach einem Guaifjahr kann ich sagen, ich habe noch Schmerzen, die nun punktuell mehr wandern, nicht mehr tagelang an einer Stelle festsitzen. Es gibt aber auch schon Stunden u. Tage mit kaum Schmerzen. Ich konnte nicht mehr auf meine brennenden Füße auftreten u. kaum noch sitzen. Die meiste Zeit verbrachte ich im Bett, wohl wissend, dass es immer schlimmer wird. Ich gehe heute wieder einkaufen, unternehme kurze Ausflüge, erobere mir langsam meinen Haushalt wieder zurück. Ich kann wieder viel besser sitzen, wenn auch nicht 'zig Stunden. Ich habe mehr Kraft, und die Freude am Leben kehrt langsam wieder zurück. Ich habe es keine Sekunde bereut, diese Therapie begonnen zu haben, denn sie hat mir bis jetzt die meisten Verbesserungen gebracht. Ich hoffe, in einem Jahr wieder ein Stück weiter zu sein. Ich danke euch allen für eure Unterstützung, der Weg ist nicht immer leicht, aber es ist der einzig richtige Weg, davon bin ich heute felsenfest überzeugt.

21. Beispiel:
Da du ja jetzt wieder ein paar Zipperlein hast, hat sich das mit der Dosissteigerung wohl erledigt. Der nächste Schub ist da. Ich würde nur dann kurzfristig erhöhen, wenn du den Test machen willst, ob du blockiert bist. Meist bekommt man dann so einen harten Schub, dass man gequält wieder zurück geht und dankbar die moderaten Schübe erlebt.
Ist schon komisch, zuerst ist man verunsichert, weil sich nix tut und man noch immer so viele Schmerzen hat, dann ist man verunsichert, wenn man mehr und mehr schmerzfrei wird *g*

---

22. Beispiel:
Kurze Neuigkeit. War gerade beim Optiker, neue Brille, meine Weitsichtigkeit, die sich in den letzten Jahren stark verschlechtert hatte, hat sich von plus 3,75 auf 3,25 gebessert, eher ungewöhnlich mit zunehmendem Alter, bei Kurzsichtigkeit ist es normal. Hoch lebe Guaifenesin!

Antwort:
Ich freue mich sehr, dass du diese Erfahrung machen konntest. Mir ging es nämlich ganz genau so. Seit etwa einem Jahr habe ich wieder meine alte Brille hervorgekramt (obwohl die neue Brille eigentlich schicker ist) und die neue liegt im Schrank, schmunzel. Auch ich leide unter Weitsichtigkeit.
Übrigens sind auch meine sämtlichen anderen Augenprobleme wie Doppelt-Sehen, Verschwommen-Sehen und Brennen der Augen wirklich nur noch eine Seltenheit.

Weitere Antwort:
Wundervoll von dieser Verbesserung zu lesen.
Auch bei meinen Augen kann ich sagen, hat sich einiges getan. Vor Beginn der Therapie hatte ich ständig schmerzende Augen. Mein rechtes Auge zog sich sogar nach, bewegte sich, als ob es gegen einen Widerstand ankämpfen musste. Dies spürte ich deutlich, auch auf einigen Fotos konnte ich das erkennen. Ebenfalls litt ich unter starker Lichtempfindlichkeit, bekam starke Kopf- und Augenschmerzen, konnte ohne Sonnenbrille nicht raus. Sah oft nur noch stark verschwommen. Der Augenarzt konnte nichts feststellen.
Jetzt, nach acht Monaten, habe ich nur noch bei Schüben gereizte Augen, trockene Augen, manchmal etwas geschwollen. Die Augen lassen sich frei bewegen und ich halte es auch bei starkem Sonnenlicht ohne Brille aus, brauche sie nur noch ab und an. Ab und an ein leichter Druck am rechten Auge, bei Schüben. Ich habe dies nie der FM zugeordnet, bis ich Dr. St. Amands Buch gelesen hatte und im amerikanischen Forum davon las. Und ich bin froh, dass ich dieses Dilemma loswerde!!!

23. Beispiel:
Was bei mir nach drei Jahren der Guaifenesintherapie schon alles besser geworden ist:
Auszug aus dem Buch "Gefangen im Schmerz" von Judith Dagota, Lumen Verlag (Jetzt Edition Lumen) 2008, ISBN 978-3-936544-92-3, S. 143...
1. Rheumatische Beschwerden in Muskeln und / oder Gelenken
Nur noch selten, aber nie mehr so schlimm, dass ich weinen muss, bzw. Schmerzmedis brauche.

2. Beschwerden an der Wirbelsäule
Die schlimmen wochenlang anhaltenden und schwer beeinflussbaren Rückenschmerzen sind völlig weg, Schmerzen treten nur noch kurzzeitig auf und verschwinden schnell wieder, allerdings muss ich mich noch vor stärkeren Belastungen hüten. Schmerzmedis brauch ich nur noch selten! Aber ohne kontinuierliche gymnastische Übungen aus dem Bereich der Rückenschule geht es dennoch nicht!

3. Auffällige Erschöpfung
Die Erschöpfung ließ allmählich aber ständig mehr nach!
Brauche mich unter Tage nur noch selten hinzulegen.

4. Magen/Galle/Leber - Probleme
Diese Probleme, unter die ich jahrelang extrem zu leiden hatte, treten nur noch ab und an und dann als Lappalie auf

5. Verdauungsprobleme / Darm
Außer unter etwas Hartleibigkeit (Bitterschoko) habe ich normalen Stuhlgang

6. Vaginal-/Anal- Probleme
Die schlimmen Beschwerden sind völlig weg, hin und wieder noch mal Brennen, aber das hat ja wohl jede Frau hin und wieder

7. Kopfschmerzen/Migräne
Ich leide noch öfter an meistens leichter Migräne, verwende also keine Schmerzmittel mehr, noch vor 10 Jahren wurde ich deshalb 7-14 Tag monatlich krankgeschrieben

8. Schlafstörungen
Hier hat sich leider noch keine Besserung eingestellt, benötige nach wie vor vom Arzt verschriebene Schlaftabletten, dies kann aber insbesondere auf mein kindliches Missbrauchstrauma zurückzuführen sein

9. Immunstörungen /auffallend starke Infekterkrankungen
Darunter leide ich nicht mehr

10. Hautprobleme

Besonders an den Beinen noch trockene Haut, aber auch schon wesentlich weniger geworden, muss nicht mehr täglich cremen, aber im Alter leiden ja unter diesem Symptom viele Menschen

11. Zahnprobleme / Zahnfleisch, Kiefer
Noch immer ohne ersichtlichen Grund plötzlich auftretende Zahnschmerzen, die nach Schlaf oder Schmerzmedikamenten wieder verschwunden sind

12. Depressionen / Trübsal
Noch immer vorhanden, aber nicht mehr stundenweise sehr stark schwankend, kann damit schon um vieles besser umgehen

13. Tennisarme / Karpaltunnelsyndrom / Sehnenscheidenentzündungen
Innerhalb des letzten halben Jahres stärkere Beschwerden, aber bereits wieder am Abklingen

14. Ohrengeräusche / Tinnitus / Entzündungen / Hörbeschwerden
Entzündungen nur mal kurzzeitig, von alleine wieder abklingend, Tinnitus noch vorhanden, aber schon mehrmals für kurze Zeiten völlig weg und das nach über 40 Jahren Belastungszeit, Hörbeschwerden infolge Alter stärker

15. Schwindel, Orientierungsstörungen
Noch des Öfteren, aber von der Stärke im Verhältnis zu früher Pinatz

16. Fibronebel
Längst nicht mehr so stark wie vor der Therapie, mitunter vom Fibronebel frei - herrliches Gefühl

17. Starkes Anschwellen der Extremitäten
Tritt selten und dann häufig beim Autofahren auf

18. Starke Schmerzen schon bei leichten Berührungen
Nicht mehr vorhanden, muss mich schon stärker anfassen oder anfassen lassen, wenn ein Schmerz spürbar werden soll

19. Herzbeschwerden / Kreislauf, Atemnot
Noch vorhanden, aber wie auch vorher von wechselnder Stärke und Dauer
20. Allergien / Nahrungsmittelunverträglichkeit
Kann wieder Ohrringe tragen ohne Anschwellen der Ohrläppchen, wenn ich auf Weißmehlprodukte, Bohnenkaffee und viel Süßes verzichte, geht's mir gut

21. Verstopfte Nase
Am Tage so gut wie weg, nachts noch des Öfteren

22. Augenprobleme

Sehr schlechte Sehkraft, verschwommenes Sehen, Doppeltsehen, noch nicht verbessert - aber Brennen in den Augen nur noch selten vorhanden, früher trat das sehr oft auf und war sehr lästig

23. Harnblasenprobleme
Nach dem Wasserlassen noch öfter Brennen, welches aber durch Verwendung von Blutwurztinktur sofort wieder aufhört, nur sehr selten akute Harnblasenbeschwerden.

24. Starkes Schwitzen
Nicht mehr so schlimm, aber noch immer stark belästigend

25. Haare / Nägel = negative Auffälligkeiten
Haare nicht mehr so kraftlos, fiel auch der Frisöse auf, Fingernägel brechen seltener ab. Auffällig waren vor der Therapie sehr tief gefärbte Fußnägel, innerhalb der drei Jahre Therapie sind sie aber auffallend hell geworden

26. Beschwerden an den Füßen
Mittelfußknochenblockierungen nicht mehr vorhanden, nur noch selten lautes Knacken der Mittelfußknochen, müde Beine schon noch öfter bei Wärme, die Sehnenscheidenentzündungen haben sich an beiden Füßen erheblich verbessert, der Schmerz wie beim Fersensporn nur noch selten,

27. Halsbeschwerden jeglicher Art
Öfter noch belegte Stimme, besonders morgens und nachts, dann auch Halsschmerzen im Rachenbereich, aber keine akuten Entzündungen mehr

28. Restless legs
Als Kind sehr stark, zwischen 30 und 50 Jahren auch bis zur Lästigkeit, jetzt nicht mehr vorhanden

29. Überempfindlichkeitsstörungen / Geruch, Geräusche
Licht- Geräusche und Lärmempfindlichkeit noch vorhanden, aber um vieles schwächer als vor der Therapie, beim Geruch kann es zu Falschmeldungen kommen, aber auch schon seltener

30. Gesichtsschmerzen / Schwellungen / Empfindungsstörungen
Treten eigentlich immer in Verbindung mit Problemen im Mundbereich auf, Kribbeln auf der Haut nur noch selten, Augenliedzuckungen kaum noch

31. Überstarkes Reagieren auf Hitze / Kälte
Das ist längst nicht mehr so extrem. Aber starke Hitze vertrage ich doch erheblich schlechter als in jüngeren Jahren - aber ich denke, das ist im Alter normal.

32. Morgendliches starkes Verschleimtsein der Bronchien

mit Hustenreize
Diese Symptome treten noch zeitweilig auf, also nicht mehr ständig.

33. Angeschwollenes schmerzhaftes Drüsengewebe (wie Leistengegend, Bauchdecke)
Besonders in der Leistengegend sind die extrem starken Schmerzen schon sehr zurückgegangen, aber das Drüsengewebe ist noch geschwollen. Bei der Bauchdecke treten noch zeitweilig starke Schmerzen auf, doch Gummis an dieser Stelle sind meistens wieder zu ertragen.

34. Morgensteifigkeit inklusive Befindlichkeitsstörungen, extremen Schmerzen
Ist noch mehr als mir lieb ist vorhanden.

35. Mundtrockenheit, Brennen, übler Geschmack nur noch selten.

36. Unterzuckerungsprobleme
Sind nach der letzten Diät gegen Hypoglykämie stark zurückgegangen.

37. Extremes Engegefühl in Brust / Bauchraum
Dies überkommt mich noch des Öfteren des Nachts, habe dabei Atemnotbeschwerden, hängt sicher mit meiner Schlafapnoe zusammen.
Insbesondere belasten mich nun noch immer die Schlafstörungen und Depressionen, aber beides scheint Folge des kindlichen Missbrauchs zu sein, evtl. ist Letzteres auch eine Vererbung.
Doch meine Stimmungsschwankungen sind wesentlich geringer geworden. Schmerzen am Körper sind hauptsächlich morgens und nach dem Aufstehen vorhanden, im Laufe des Tages bin ich bei mäßiger Belastung meist schmerzfrei.
Hypoglykämie richtet sich ganz nach meinen Essgewohnheiten, jetzt bei der strengen Diät geht es mir diesbezüglich gut.
Möchte doch noch etwas hinzufügen: Um vieles besser geworden sind meine schlimmen Schmerzen in den Leistenbereichen. Es hat oft geschmerzt, als würde der ganze Leib zerreißen, ließ mich nicht mehr gerade gehen und begann bei jedem Versuch Spazieren zu gehen, erheblich schlimmer zu werden.

So, das waren meine Verbesserungen zum vorher geschilderten Krankheitsbild meiner Fibromyalgie.
Ich denke, Ihr werdet mir zustimmen, wenn ich sage: Ich lebe wieder! (Vorher war es nur noch ein Dahinvegetieren)

24. Beispiel:
Beginn: Oktober 2003 Dosis: 3600 mg
Verbesserungen nach zweieinhalb Jahren: Leistungsfähigkeit gestiegen, über einen längeren Zeitraum Leistung möglich, z.B. konnte die letzten 2 1/2 Jahre nicht im 5. Gang Rad fahren. Das ging im Mai 2006 problem-

los. Treppensteigen geht wieder ohne Atemnot und Ermüdungserscheinungen in den Beinen. Denkvermögen und Konzentrationsvermögen angestiegen, ich kann wieder auswendig lernen und es behalten.

---

25. Beispiel:
Beginn: März 2004 Dosis: 2400 mg, zwei Jahre später
Es war zunächst schwierig, die richtige Dosis zu finden, da die stärksten Beschwerden Kopfsymptome waren: Schwindel, Tinnitus, Fibronebel, Müdigkeit, starkes Erschöpfungssyndrom. Früher hatte ich viele Schmerzsymptome und war deshalb in der Schmerzklinik, bekam Fluctin über längere Zeit. Jetzt ist der Verlauf sehr wechselnd, Körperbeschwerden sind wenig, aber Enddarmprobleme. Durch strenge Diät wurde Enddarm besser. Auch das Gewicht hat sich um fünf kg reduziert. Zur Zeit sind die Kopfprobleme besser, habe aber wieder Schmerzen im re. Oberschenkel, manchmal auch in der Leiste und Ferse. Manchmal habe ich auch Krämpfe in den Füßen bzw. morgens pelzige Hände. Ich bin aber zur Zeit etwas belastbarer und voll Hoffnung auf weitere Besserung. Nach viel falscher Behandlung bin ich sehr dankbar, dass ich jetzt diesen Weg (wenn auch in kleinen Schritten) gehen kann. Nach vielen Höhen und vor allem Tiefen vor 1996 ging es mir nach einem Total - Energie - Zusammenbruch so schlecht, dass ich glaubte, meine nächste Station sei das Pflegeheim (war kurzzeitig erwerbsunfähig). Jetzt 2006 sieht alles wesentlich besser aus! Gott sei Dank dafür.

---

26. Beispiel:
Beginn der Therapie: Januar 2004 Dosis: 2 mal 400 mg. Leichte Diät
Positive Erscheinungen nach zwei Jahren: keine Tagesmüdigkeit, kein Erschöpftsein, keine Migräne, kein Fußpilz, keine Schwindelattacken, sehr viel weniger Schmerzen, bessere Beweglichkeit, weniger lärmempfindlich, brauche nicht mehr so viel Schlaf. Brauche tagsüber keinen Schlaf mehr, komme auch mit sechs Stunden Schlaf gut aus. Daraus ergibt sich, dass ich folgende Ärzte nicht mehr aufsuchen muss: Hausarzt (seltener?) Orthopäde, HNO – Arzt, Neurologe, Zahnarzt, Heilpraktiker Schmerztherapeut, Röntgenarzt, Nuklearmediziner. Es ist nicht mehr nötig, folgende Schmerzmittel einzusetzen: Krankengymnastische Anwendungen, manuelle Therapie, Chiropraktiker, Osteopathie, Schuheinlagen, Schmerzinfussionen, Behandlungen, die ich absolut abgelehnt habe: Abspritzen unter Röntgeneinsicht der betroffenen Nerven der Wirbelsäule. Einsetzen eines Katheders in die Lendenwirbelsäule zum selbstdosierten Spritzen des Schmerzmittels. Kuraufenthalt, Behandlung mit Antidepressiva, Behandlung mit Morphium, Bauchspiegelung. Wahrscheinlich ist diese Aufstellung nicht ganz vollständig, aber manche Sachen vergisst man nach so langer Ärztelaufbahn, was auch manchmal

gut ist. Hätte ich zu manchen "Behandlungsvorschlägen" nicht NEIN gesagt, dann könnte ich heute wahrscheinlich nicht mehr gehen, mein Mann meinte dazu: „Dann würdest du wahrscheinlich nicht mehr leben."
Die Besserung begann nach dreimonatiger Behandlung mit Guaifenesin. Das war nach zwei Jahren Therapiezeit!
So, ihr lieben Leser, das war's einmal wieder. Ich finde diese Aufstellung besonders aussagekräftig, da daraus auch hervor geht, womit sich die Patientin vorher abplagen musste und welche (z. Teil sehr sinnlosen und sogar gefährlichen) Behandlungsmethoden zum Einsatz kamen, bzw. vorgesehen waren.

***

Ganz sicher geht es den meisten von uns ganz ähnlich. Man kann hier ganz konkret und im Überblick sehen, wie belastend doch die Krankheit Fibromyalgie ist. Und wenn wir damit unsere Erfahrungen, die wir alle schon mit Ärzten machen mussten, gegenüber stellen, und auch besonders die mit den Medien und vielen Mitmenschen (die es ja auf Grund der Umgehensweise mit dieser Krankheit durch Medizin und Krankenkassen etc. nicht anders wissen können), dann kommt die Tragik dieser Krankheit noch mehr zutage. Und allen hier steht schon jetzt ein großes Dankeschön für später betroffene Generationen zu.

---

27. Beispiel:

Alles was sich positiv verändert hat:
- keine juckende Haut mehr um den Augenbereich - Rückgang der Lichtempfindlichkeit - insgesamt weniger empfindliche Haut - keine starken Rückenschmerzen mehr - nur noch selten Nackenschmerzen - freie Nase - besser schlafen und durchschlafen können - beim morgendlichen Aufstehen schon mehrmals „fitter" Zustand - viele Tage ohne „Zwangspausen" - normaler Stuhlgang - kaum noch Blähungen

Leider steht bei diesem Bericht der Beginn der Guaifenesintherapie nicht dabei. Aber nach den Erfolgen vermute ich, dass diese Fibropatientin auch schon längere Zeit diese Therapie macht.

---

28. Beispiel:

Nach neun Wochen Guaif. noch ein bisschen früh, ich weiß, aber es haben sich in dieser kurzen Zeit doch einige Sachen gebessert, ich würde euch gerne mitreißen und motivieren. Da sich meine Schmerzen seit Beginn der Therapie recht verschlimmert haben, habe ich die anderen Symptome irgendwie "vergessen" und erst vorhin, als ich meine Aufzeichnungen durchlas, fielen mir die Verbesserungen richtig auf! Außerdem hat mein Mann heute festgestellt, dass sich in meinen beiden Oberschenkeln diese harten Knubbel aufgelöst haben, auch das ist mir selbst

nicht aufgefallen. Meine Anfangssymptome waren: Dauerschmerzen, Steifheit, Ablagerungen in den Muskeln, Müdigkeit, Reizbarkeit, Nervosität, Fibronebel, Schlafstörungen, Restless legs, Unverträglichkeit / Allergie, Herzschmerzen, Reizdarm, trockene Schleimhäute/Augen, verstopfte Nase, spröde Nägel/Haare, Pfeifen im Ohr, verschwommenes Sehen, geschwollene Unterlider. Was ist besser geworden?
Ablagerungen in den Muskeln weniger.
Oberschenkel weich und gut, kaum noch Nervosität.
Schlafen gut bis sehr gut, keine Restless legs mehr.
Augentrockenheit ganz weg, keine allergische Reaktion mehr, kein Durchfall und keine Blähungen mehr!
Whow, jetzt bin ich selbst überrascht. Einzig die Schmerzen und schnelle Ermüdbarkeit haben sich verstärkt seit Beginn der Therapie; hoffe, dass dies die "Klärung" anzeigt..

---

29. Beispiel:
Erst mal herzlichen Glückwunsch, dass das Guaif. wirkt! Auch wenn es gerade sehr hart ist für dich, halte durch, du wirst belohnt dafür, dein Körper belohnt dich dafür, dass du ihm hilfst.
Ich weiß noch bei mir, als ich die ersten guten Tage hatte, ja du liest richtig, ich hatte gleich gute Tage nicht nur Stunden, war ich völlig verunsichert, warum es mir plötzlich so gut geht. Ich dachte zuerst ich sei blockiert, ich konnte einkaufen gehen zwei Stunden in den Läden stehen, mal wieder Kleider probieren etc. Mensch das war unglaublich, auch für meine Mutter das mitzuerleben, sie hat sich so gefreut. Ich hatte plötzlich enorme Energieschübe, ich wollte alles auf einmal machen. Das sind die Tage, die einem Kraft geben, die ganze Therapie durchzuhalten. Es motivierte mich, unbedingt dran zu bleiben.

---

30. Beispiel:
Die Autorin berichtet in nun folgenden Beispielen über ihre Erfahrungen mit der Guaifenesintherapie seit 2004:

Vor und seit Beginn meiner Guaifenesintherapie:
Da ich kaum noch die Treppenstufen zu unserer Wohnung hochkomme und so erschöpft bin, dass ich außer Staub wischen, keine häusliche Arbeit mehr verrichten kann und ich selbst nach dem Staubwischen völlig erschöpft das Bett aufsuchen muss, - nach einem Toilettengang ebenfalls nur durch längere absolute Bettruhe der Schmerzen wieder Herr werden kann, nur noch mit Hilfe eines Sitzringes das Sitzen ertrage, - beim Autofahren zu Ärzten Schmierblutung an den örtlichen Entzündungen eintritt, die Leisten so stark schmerzen und geschwollen sind, das ich nur unter sehr starken Schmerzen kurzzeitig laufen kann, meine gesamte Haut

durch die Erschütterung beim Autofahren anschwillt und schmerzt, als würde sie reißen, wegen all der schier unerträglichen Probleme stürze ich mich im Frühjahr 2004 aus reinster Verzweiflung auf die im Internet vorgestellte Guaifenesintherapie, obwohl das Wissen darüber noch längst nicht so umfassend ist, wie jetzt nach dem Erscheinen des Buches in deutscher Sprache.
Nach anfänglich erwarteter und auch eingetretener Erstverschlimmerung zeigen sich zunächst winzige Erfolge bei der Verbesserung meiner depressiven Stimmungen. Als nächstes fühle ich stundenweise Verbesserung von Lebensmut, Kraft und Energie. Danach findet eine Linderung in allen Schmerzbereichen statt. Die Entzündungen im Anal- und Genitalbereich beginnen ganz langsam abzuheilen.
Der Schlaf verbessert sich insofern, dass ich nicht mehr von nächtlichen starken Schmerzzuständen aufgeweckt werde.
Die morgendlichen Schmerzen bleiben allerdings erhalten. Doch nach von nun an täglich durchgeführten Beckenbodenübungen und eisigem Duschen lassen die morgendlichen Schmerzen größtenteils nach, so dass ich im weiteren Verlauf des Tages meist schmerzfrei bin. Meine Lebensenergie steigert sich weiterhin, wenngleich auch nur langsam. Meine Stimmungen verändern sich stundenweise von mäßig bis stark depressiv bis hin zu optimistischen Glücksgefühlen. Dieser Zustand hält etwa ein halbes Jahr an, dann wechseln die Zustände wochen- bis tageweise zwischen guten und schlechten Zeiten. Hier muss ich allerdings hinzufügen, dass die Schmerzzeiten niemals mehr den schlimmsten Zustand vor der Guaifenesintherapie erreichen.
So gelingt es mir, nach zweijähriger Therapiezeit immer mehr, frühere Arbeits- und Betätigungsbereiche wieder aufzunehmen. Allerdings darf ich mich sowohl vom Zeitfaktor als auch vom kräftemäßigen Einsatz her nur sehr begrenzt einbringen. Ansonsten folgen unweigerlich mehrere Tage mit sehr starken Schmerzen der überbelasteten Körperregionen.
Diese zwar langsamen, aber ständig fortschreitenden positiven Veränderungen meines Gesundheitszustandes lassen mich sehr hoffen, dass auch ich in ein, zwei Jahren größtenteils schmerzfrei sein werde.

---

31. Beispiel:
Ich möchte hier mal kurz berichten, wie es mir zu Anfang meiner Guaifenesintherapie so erging. Also, ich nahm steigernd eine Dosis bis zu 2400 mg ein. Dann wurden die Schmerzen so unerträglich, dass ich noch mehr nicht ausgehalten hätte, und dann dabei blieb. (So hatte ich sicher meine individuelle Dosis gefunden.) Ich erlebte danach schmerzhafte drei Wochen, wo sich nichts tat. Und dann begann es - aus heiterem Himmel heraus erlebte ich plötzlich für etwa 10 Minuten ein unwahrscheinliches Glücksgefühl. Es war einfach beeindruckend. So glücklich

ohne erkennbaren Grund war ich wohl schon seit der Kindheit nicht mehr gewesen. Von diesem Tag an stellten sich die Glücksmomente fast täglich so etwa 10 bis 30 Minuten ein. Das gab mir psychisch einen gewaltigen Aufschwung. Denn meine Hauptstimmung war bisher fast nur noch depressiv. Nach weiteren drei Wochen spürte ich dann auch die sehnsüchtig erwarteten körperlichen Besserungen. Das verlief die nächste Zeit (etwa vier Monate lang) so, dass ich cirka im Viertagerhythmus mindestens einen halben Tag sehr gute Laune hatte und völlig schmerzfrei war. Aber nicht nur das, auch meine völlig verloren gegangene Energie stellte sich wieder ein. Nach Jahren spürte ich dadurch wieder ein Trieb zum Schaffen, so dass ich doch tatsächlich von diesem Zeitraum an wieder so zwei bis drei Stunden Dinge tat, die mir früher Freude bereiteten, ich aber in den letzten Jahren aus Schlappheit und Energielosigkeit einfach nicht mehr auf die Wege brachte. Wie machte sich dies nun in meinem Alltag bemerkbar? Da ich fast nur noch den ganzen Tag wegen unerträglicher Schmerzen und völliger Erschöpfung liegend verbrachte, mussten mein Mann und mein Sohn viele Dinge des Haushaltes übernehmen. Aber jetzt gelang es mir, so nach und nach wieder meinen Haushalt zu erobern. Schwere Tätigkeiten, die über meine jetzt vorhandene Kraft gehen, führt aber weiterhin mein Mann für mich aus, das sind insbesondere das Fensterputzen und der große Hausputz. Da ich durch unerträgliche Schmerzen auch in den Hüften, Beinen und Füßen bisher kaum noch die Treppen hoch und runter kam, (nur noch schrittweise und zwischendurch mit Halt und mich dabei am Geländer mit beiden Händen hochziehend), ging es nach sechs Wochen ständig besser treppauf und treppab. Jetzt kann ich außer nach der morgendlichen Steifheit durchaus in rennendem Tempo diese Hürde passieren, das Geländer benötige ich nicht mehr! Ja und worüber sich auch mein Mann besonders freute, wir können sogar wieder miteinander tanzen. Denn nachdem ich nach einem Tanz auf der Tanzfläche durch die Belastung eine Blockierung bekam und ich mich mit schlimmsten Schmerzen und Unterstützung durch meinen Mann mühsam vom Tanzboden auf meinen Platz schleppte, hatte ich nach mehreren, späteren erfolglosen Versuchen diese uns so beliebte Beschäftigung für viele Jahre aufgeben müssen. Unser erster Tanz nach der Guaifenesintherapie trieb uns beiden die Tränen in die Augen (aber nicht vor Schmerzen, sondern vor Glück) und es war fast so, als hätten wir jungverliebt, unseren ersten Tanz gewagt. Natürlich habe ich jetzt hin und wieder auch noch Zipperleins, aber schließlich bin ich schon 64 Jahre und da stellt sich bei jedem allmählich etwas ein. Der Verlauf der folgenden Schübe, die sich durch die intensive Ausschwemmung immer wieder mal einstellten, waren und sind eigentlich nur ein Abklatsch der oben geschilderten Schmerzen. Nur selten benötige ich dabei mal eine Schmerztablette. Also, es geht mir so gut, wie ich niemals wieder erwarten konnte. Und ich kann jedem von euch nur empfehlen, diesen Versuch auch zu wagen. Doch wichtig ist zu Anfang, dass ihr nicht ungeduldig werdet, denn die Krankheit besteht schon über viele Jahre (meist sogar jahrzehntelang) und es kann nicht von heute auf morgen eine Besserung eintreten.

Weitere Verbesserungen innerhalb der ersten zwei Jahre:
Im letzten Urlaub bekam ich die Verbesserung bei meiner Haut noch einmal ganz stark zu spüren: Noch vor zwei Jahren durfte ich gar nicht aus dem Schatten heraus, weil ich sonst sofort schmerzhafte Verbrennungen bekam. Da nützte auch kein Eincremen mit sehr hohem Lichtschutzfaktor. Im letzten Jahr waren die Verbrennungen wesentlich geringer, ich konnte auch mal in die Sonne. Und seit diesem Jahr verfärbt sich meine Haut wieder braun und bleibt nicht nur rot. Im Urlaub habe ich wegen der vielen Mücken das Mittel Azaron before für europäische Länder genommen Es hat außerdem einen LSF 5, also nicht viel, aber das reichte tatsächlich aus, um von Sonnenbrand verschont zu bleiben. So ein Erfolg baut natürlich auch die Psyche wieder stark auf.

---

32. Beispiel:
Drei -Jahresbericht:
Die Reizblase, die mich jahrelang quälte, ist völlig weg. Bei meinen Haaren stellte die Friseuse fest, dass sich meine Haare völlig verändert hätten, dicker geworden sind und mein Alter überhaupt nicht verraten. Die trockene Haut an Armen und Beinen habe ich nach wie vor, aber im Gesicht treten kaum noch Pickel auf. Das Gehen ist um vieles besser geworden, kam ja nur mit Mühe noch die Treppen herauf. Jetzt tanze ich des Öfteren mit meinem kleinen Yuorki nach fetziger Musik herum. Meinen Haushalt schaffte ich nicht mehr allein. Nach dem Staubwischen musste ich mich stets für längere Zeit hinlegen, weil mich regelrechte Schwächezustände überfielen. Ich mache jetzt wieder sehr vieles im Haushalt. Sachen, bei denen wir allerdings wissen, dass sich durch die überdehnten Bänder Blockierungen einstellen können, übernimmt weiterhin mein Mann. (Staubsaugen) Mein Gedächtnis hat sich fast schon wieder normalisiert, es funktioniert um vieles besser, als noch vor fünf Jahren, als ich 60 wurde. Zahnschmerzen, wie wir Fibros sie kennen, also ohne Befund habe ich des Öfteren noch, aber auf heiß und kalt reagiere ich wieder normal. Ich konnte ja vorher meinen Kaffee nur noch lauwarm trinken. Zahnfleischentzündungen sind um vieles seltener geworden, jahrelang waren sie ständig vorhanden. Die Erschöpfung und Tagesmüdigkeit haben sich sehr zum Positiven verändert. Ich lege mich am Tage viel seltener hin, und dann auch nur einmal am Tag. Vor fünf Jahren waren meine Hauptaufenthaltsorte das Bett oder das Sofa. Was mich noch belastet, sind die morgendlichen Schmerzen am ganzen Körper, so

dass ich mich dann wie eine uralte Frau bewege. Auch bei stärkerer Belastung treten diese Schmerzen noch auf, aber ansonsten sind sie während des Tages stark abgeklungen und ich brauche nicht mehr zu humpeln oder krumm zu gehen. Da ich deshalb momentan von der Orthopädin wieder mal eine manuelle Massage über den gesamten Rumpf verschrieben bekommen habe, fühle ich zurzeit allerdings die Ausschwemmung mit den verschiedensten und oft wechselnden Symptomen stärker als meistens. Schmerzmedis brauche ich selbst jetzt, nach dieser Belastung durch Massage nicht. Liebe Leser, so wie ich das eben abgearbeitet habe, bin ich selbst verwundert, um wie viel sich mein Zustand in den drei Jahren Therapiezeit verbessert hat. Und dennoch ist man immer und immer wieder ungeduldig, weil man ja so schnell wie möglich die völlige Schmerzfreiheit erreicht haben möchte.

Die gleiche Patientin
Und wieder möchte ich hier etwas anführen, was bei mir besser wurde, woran ich seit 2003 extrem stark litt. Also - seit 2003 konnte ich keinerlei Ringe mehr tragen. Und leider auch nicht meinen Ehering. So kam es, dass mein Mann seinen Ehering bei Besuchen oder Feiertagen trug und ich völlig ohne Ring dasaß. Meine Finger waren einfach zu stark angeschwollen. Und das änderte sich auch nicht bei Gewichtsschwankungen. Dick, häufig rot und fast immer schmerzhaft. Beim Autofahren - als Beifahrer - hatte ich das Empfinden, als würden meine Haut, meine Adern an den Händen jeden Moment zerplatzen. Bei weiten Fahrten bekam ich diese sch... Empfindungen inklusive kräftigen Schmerzen am ganzen Körper. Schließlich habe ich mir einen zu großen Ring aus Weißgold gekauft, der bis vor kurzem gerade so auf den Ringfinger der rechten Hand passte. 2007 = beim Autofahren sind diese Beschwerden ganz erheblich weniger geworden. Und das Schönste und Sichtbarste: Ich kann wieder Ringe tragen. Den Ehering trage ich zwar noch auf der linken Hand, aber ich kann ihn Tag und Nacht drauflassen. Der Ring aus Weißgold ist mir jetzt am Ringfinger der rechten Hand zu weit, so dass ich ihn auf dem Mittelfinger der linken Hand tragen kann und ebenfalls nicht zwischendurch wegen Beschwerden abziehen muss. Das ist ein sichtbares Zeichen der Besserung.

Die gleiche Patientin
Ich kann es nicht anders deuten, es muss auch eine Verbesserung durch die Guaifenesintherapie sein. Während meine Gebärmuttersenkung trotz täglicher Beckenbodenübungen so weit vorangeschritten war, dass eine baldige OP unumgänglich schien, konnte mir heute mein Frauenarzt mitteilen, dass keine OP erforderlich ist. Ich kann es nur so deuten, dass sich meine Bänder wieder gestrafft und gestärkt haben. Es würde mich nicht wundern, wenn auch meine derzeitigen verstärkten Beschwerden

im Oberbauchbereich ein Symptom der intensiven Ausschwemmung sind.

---

33. Beispiel:

Nach vier Jahren Guaifenesintherapie: Ja tatsächlich, meine Guaifenesintherapie feierte mit mir am 27. März den vierten Geburtstag. Ich freue mich riesig, dass und wie ich dies durchgehalten habe.
Ich möchte euch hier mal den jetzigen Stand meiner Fibromyalgie aufschreiben. Um das Ganze übersichtlich zu gestalten, richte ich mich nach den Symptombereichen, die ich auch in meinem neuen Fibromyalgiebuch: Gefangen im Schmerz, Lumen Verlag, 9,95 Euro Erschienen 17. Januar 2008 anführte.
Zunächst in Kurzform:

Folgende Symptome treten schon über 1 Jahr gar nicht mehr auf:
- keine Darmbeschwerden mehr
- keine Harnblaseninfekte / grippalen Infekte mehr
- keine Hautbeschwerden mehr (man kann mich derb anfassen)
- keine Tennisarmschmerzen mehr
- keine Restless legs mehr
- keine Kehlkopfentzündungen / Schmerzen mehr
- keine Mundtrockenheit mehr
- keine Zahnprobleme mehr
- keine Allergien mehr

Nur noch ganz selten aufgetreten und immer so wenig, dass der Einsatz von Schmerzmitteln NICHT nötig war, also folgende Beschwerden ganz selten und Schmerzstärke nie höher als 2-3
- kaum noch rheumatische Beschwerden in Muskeln und /oder Gelenken
- kaum noch Beschwerden an der Wirbelsäule
- kaum noch Zahnfleischprobleme
- kaum noch Nachmittagsschlaf erforderlich
- kaum noch Fußbeschwerden
- kaum noch Gesichtsschmerzen, Schwellungen, Empfindungsstörungen
- kaum noch Geruchs-, Licht- Überempfindlichkeit
- kaum noch angeschwollenes Drüsengewebe in den Leisten
- kaum noch Blockierungen von Wirbeln und Gelenken
- kaum noch Wetterfühligkeit
- kaum noch Galle/Leber - Beschwerden
- kaum noch leichte Migräne im linken Schläfenbereich
- kaum noch Beschwerden an Haaren / Nägel
- kaum noch Hypoglykämie

Nur noch bei Schüben, die dann auch nur Stunden bis wenige Tage dauern, habe ich folgende Beschwerden, aber nie über Schmerzstufe 4-5

und nie mehr als höchstens DREI von den aufgeführten Symptomen:
- nur noch bei Schüben geschwollene Hände
- nur noch bei Schüben auffällige Erschöpfung
- nur noch bei Schüben Magen- und Bauchdecken/ Rippenendenschmerzen
- nur noch bei Schüben Depressionen
- nur noch bei Schüben leichter Schwindel
- nur noch bei Schüben verstopfte Nase
- nur noch bei Schüben Augenprobleme
- nur noch bei Schüben Hitzeunverträglichkeit
- nur noch bei Schüben Fibronebel

Morgens nach dem Aufstehen leide ich noch an folgenden Symptomen, die aber noch in den Vormittagsstunden VÖLLIG verschwinden.
- Kopfschmerzen/Migräne nach höchstens zwei Stunden völlig weg
- Überempfindlichkeitsstörungen Geräusche nach 1 h völlig weg
- Morgensteifigkeit und mäßige Schmerzen nach höchstens 2 h völlig weg

Unter Tinnitus (nur noch einen von vorher drei) und Einschlafstörungen zur Nacht leide ich noch ständig.

Und nun ausführlicher von dergleichen Patientin:

1. Rheumatische Beschwerden in Muskeln und /oder Gelenken

in den Muskeln nur noch minutenweise leicht ziepend - da ich in den Handgelenken bereits Arthrose habe, kann das nach Belastungen schon stärker auftreten, aber ich benötige dafür keine Schmerzmedis mehr.

2. Beschwerden an der Wirbelsäule

Ich habe jetzt eine Akupunkturtherapie erhalten, wegen meiner derzeitigen Probleme im Oberbauchbereich. Zu Beginn der Behandlung fragte mich meine Ärztin, an welcher Stelle ich Rückenschmerzen hätte und drückte auf meiner Wirbelsäule herum.

Über die Frage war ich ganz verwundert und sagte: Ich habe keine Rückenschmerzen. Im Nachhinein ist mir dabei erst bewusst geworden, dass ich wirklich nur noch sehr selten dort Schmerzen habe, außer hin und wieder mal ein kurzer Zieper. Durch die Ganzkörperakupunktur wurde allerdings der Rücken auch wieder animiert und mir schmerzte sogar mal des Nachts der Rücken. So etwas kenne ich schon lange nicht mehr.

3. Auffällige Erschöpfung

Ich brauche nur noch bei Schüben Nachmittagsschlaf. Ansonsten halte ich durch bis kurz vor Mitternacht. Zu Anfang der Aku brauchte ich allerdings nach jeder Sitzung zwei Stunden Schlaf, die letzten Male war das nicht mehr nötig.

4. Magen/Galle/Leber Probleme habe ich nicht mehr. Es sei denn, ich habe gesündigt, darf z. B. keinen gebratenen Hering essen. Diät mache ich schon über ein halbes Jahr nicht mehr.

5. Darm
Beschwerdefrei

6. Vaginal/Anal
Ich habe jetzt festgestellt, wenn ich unter einem Schub leide, ist mein Urin saurer und es brennt nach dem Wasserlassen. Wenn ich mich eincreme oder mit Blutwurztinktur betupfe, geht es sofort wieder weg.

7. Kopfschmerzen/Migräne
Hiermit werde ich leider noch jeden Morgen gequält. Ich stehe also mit teilweise erheblichen Kopfschmerzen auf, diese verschwinden aber noch im Laufe des frühen Vormittags. (Später hinzugefügt: Waren aller Wahrscheinlichkeit durch Psychopharmaka verursachte Kopfschmerzen. Nach dem Absetzen dieser Medis waren auch die morgendlichen Kopfschmerzen nur noch eine Seltenheit.) Leichte Migräne im linken Schläfenbereich habe ich hin und wieder, brauche aber niemals mehr Medis.

8. Schlafstörungen
Ich schlafe jetzt schon recht gut durch, brauche aber zum Einschlafen leider noch immer meine Schlaftablette, da ich sonst bis morgens gegen 5 Uhr wachliegen würde. Mit Schlafentzug habe ich es bisher leider auch noch nicht in den Griff bekommen.

9. Immunstörungen starke Infekte
Schon lange keine mehr gehabt.

10. Hautprobleme
Neuerdings öfter Pickel auf und an der Nase, scheint gerade eine Ausschwemmungszeit zu sein.

11. Zahnprobleme
Außer die sehr schmerzhaften Zahnfleischherpes keine Beschwerden mehr. Aber das reicht mir auch. Keine anderen Zahnfleischentzündungen mehr.

12. Depressionen
Nicht mehr über Tage, wobei mich allerdings der lange auf sich wartende Frühling schon runterzieht, aber wen nicht?

13. Tennisarme Wieder verschwunden, Sehnenscheidenentzündungen durch die Aku wieder zeitweilig, ohne Schmerzmedis

14. Ohrgeräusche
Tinnitus noch ständig vorhanden, aber häufig nur noch ein Tinnitus (vorher drei) - wie Zahnarztbohrergeräusch / Ohrenschmerzen dann wenn Zahnfleischherpes akut

15. Schwindel
Ab und an, so gut wie nie Medi

16. Fibronebel
Bei Schüben

17. Starkes Anschwellen der Händen
Darunter leide ich wieder häufiger, war schon lange Zeit völlig weg, scheine sicher im Oberkörperbereich eine stärkere Ausschwemmungsphase zu haben

18. Starke Schmerzen beim leichten Berühren weg

19. Herzbeschwerden, Kreislauf
Poltern noch vorhanden, Kreislauf in Ordnung

20. Allergien
Was is ' n das?

21. Verstopfte Nase
In den Morgenstunden noch öfter und bei Herpes

22. Augenprobleme
Noch unscharfes Sehen, wenn Augen brennen, dann sind es Tränen, wenn ich sie wegwische ist es o.k.

23. Harnblasenprobleme
Im letzten Jahr nur einmal

24. Starkes Schwitzen
Ist wesentlich geringer geworden, aber warte nur, wenn der Sommer kommt!

25. Haare/ Nägel
Haare o.k., Fingernägel waren schon besser

26. Fußbeschwerden
Geringfügig

27. Halsbeschwerden
Weg! freu, vielleicht kann ich ja doch bald wieder schöner singen, habe der Verwandtschaft zu Ostern schon kleines Ständchen gebracht

28. Restless legs - keine

29. Überempfindlichkeitsstörungen: Geruch, Licht, Geräusche
Ist noch vorhanden, aber schon erheblich weniger
30. Gesichtsschmerzen, Schwellungen, Empfindungsstörungen
Bei Herpes des Zahnfleisches, ansonsten o.k.

31. Hitzeunverträglichkeit
Ist noch vorhanden, habe dann ein Gefühl, als wenn jeden Moment der Kopf platzt, schlafe deshalb schon lange wieder in ungeheizter Schlafstube

32. bin kein Raucher
Trifft nicht zu

33. bin aus diesem Alter raus
Trifft nicht mehr zu

34. /35. treffen nicht mehr zu

36. Hypoglykämie
Wenn ich davon ganz wenig spüre und dann etwas trinke, ist es wieder o.k.

37. habe Mundtrockenheit vergessen, setze es hier ein
Trotz Antidepressiva kaum noch

38. Morgensteifigkeit
Ist noch da, aber schon um vieles weniger schmerzhaft als noch im letzten Jahr

39. angeschwollenes Drüsengewebe
Dies war bei mir besonders in den Leisten schlimm und sehr schmerzhaft, Schmerzen sind weg, während Aku waren wieder leichte Beschwerden dort

40. Blockierungen von Wirbeln und Gelenken
Im letzten halben Jahr innerhalb der Probleme im Oberbauchbereich und Brustkorb etliche Blockierungen der Wirbelsäule und sogar einige bei den Rippenansätzen

41. Wetterfühligkeit wenig geworden

---

34. Beispiel:

Mein Jahresbericht nach Beendigung meines 5. Therapiejahres mit Guaifenesin

Welche Freude, Ende März 2009 hatte ich mal wieder meinen Guaif. - Geburtstag und mein 6. Jahr mit der Guaifenesintherapie begann. Da sich die ersten Symptome der Fibromyalgie bei mir bereits in der Kindheit gezeigt haben, bedeutet dies für mich, dass ich nun schon eine rückwärtige Ausschwemmungszeit von 30 Jahren meines Lebens geschafft habe. Und wie erfolgreich diese Therapie für mich bereits verlief, zeigte sich während der letzten 5 Monate des letzten Jahres ganz intensiv. Denn trotz dieser Herbst- und Wintermonate hatte ich keinerlei Schmerzen in Muskulatur und Gelenken. Meine Psyche war erstmals über längere Zeit stabil und das bei dieser dauerhaft langen und trüben Wetterlage. Mittlerweile habe ich zwar wieder wechselnd Schübe und gute Tage, aber Schmerzmedis benötige ich nicht mehr.

Wenn sich meine Schübe im letzten Jahr mit Beschwerden auf der Schmerzskala zwischen vier und fünf zeigten, so kann ich sie jetzt zwischen 2-3 einordnen. So bin ich also bei auftretenden Schmerzen keinesfalls genervt, sondern ich fühle Freude in mir, weil ich weiß, dass das Ausschwemmen auch weiterhin gut funktioniert.

Folgende Symptome traten schon über zwei Jahre nicht mehr auf:
- keine Darmbeschwerden mehr
- keine Harnblaseninfekte / grippalen Infekte mehr
- keine Hautbeschwerden mehr (man kann mich derb anfassen)
- keine Hautschmerzen und Anschwellungen beim Autofahren mehr
- kein Auslösen von Schüben selbst nach 10 stündiger Autofahrt am Tag mehr
- keine Restless legs mehr
- keine Kehlkopfentzündungen / Schmerzen mehr
- keine Mundtrockenheit mehr
- keine Zahnprobleme mehr
- keine Allergien mehr
- keine Haarprobleme mehr

Bei Schüben nur noch stundenweise auf der Schmerzskala 2-3
- rheumatische Beschwerden in Muskeln und /oder Gelenken immer ohne Schmerzmittel (ich bezeichne sie in Erinnerung an früher gern als Pinatz)
- an der Wirbelsäule, nur zeitweise bei Schüben immer ohne Schmerz mittel
- kaum noch Hypoglykämie, bekomme diese stets in den Griff
- Augenbrennen erheblich weniger und nur hin und wieder bei Schüben
- Wetterfühligkeit auffallend geringer geworden
- kaum noch leichte Migräne im linken Schläfenbereich beginnend
- absolut die Ausnahme bei Schüben geschwollene Hände
- nur noch bei Schüben Magenvölle mit Übelkeit und Bauchdecken/ Rippenendenschmerzen, leider noch immer im Schmerzbereich 4

Diese genannten Symptome können bei einem rückwärtigen Schub nur kurzzeitig auftreten, sehr schnell wechseln oder auch als befallene Teilbereiche einige Stunden bestehen bleiben. Die Urinprobe zeigt sich dann ab einer Stunde nach der "Guaif.- Einnahme mit sehr vielen schwimmenden Partikeln.

Weitere Verbesserungen:
- Blockierungen von Wirbeln und Gelenken scheinen sich durch Dehn- und Streckübungen ebenfalls verringert zu haben
- Fußbeschwerden äußerten sich in der letzten Zeit hin und wieder als leichte, zeitweilige Sehnenscheidenentzündungen
- kaum noch Zahnfleischprobleme, außer bei extremer Belastung wie Kauen sehr harter Kanten oder Mundherpes

- ganz selten noch Nachmittagsschlaf erforderlich
- Beschwerden an Nägeln nur bei Verwendung von Nagellack über langen Zeitraum
- Brennen im Vaginalbereich nur noch nach kalten Füßen oder zu saurem Urin
- Galle/Leber - Beschwerden kommen nach wie vor, wenn ich Druck auf diesen Bereich erhalte, wie beispielsweise beim vorgebeugten Sitzen oder Tragen des BHs und dann macht mir auch Atemnot noch etwas Beschwerden

Morgens nach dem Aufstehen leide ich noch an folgenden Symptomen, die aber noch in den Vormittagsstunden VÖLLIG verschwinden. - Kopfschmerzen/Migräne nach höchstens einer Stunde völlig weg
- Überempfindlichkeitsstörungen Geräusche nach einer Stunde völlig weg (beide Symptome sind häufig noch recht belastend, aber nach dem Frühstück immer abklingend)
- Morgensteifigkeit und mäßige Schmerzen erheblich geringer geworden, muss kaum und selten humpeln und nach höchstens zwei Stunden völlig weg
- Verstopfte Nase und Verschleimung des Nasen-Rachenbereiches dasselbe

Unter Tinnitus (nur noch einen von vorher drei) und Einschlafstörungen zur Nacht leide ich noch ständig.

Auch scheint mir, als habe sich nach der langen schmerzfreien Phase eine neue Art der Ausschwemmung eingestellt.
Begonnen hat dies bei extremer Hitze, die ich allmählich (sicher altersbedingt) immer schlechter vertrage.
Es entstehen starke Schläfenkopfschmerzen, die mit auffälliger Erschöpfung einhergehen. Dazu gesellen sich dann mitunter auch noch leichter Schwindel und Fibronebel. Diese Art der Kopfschmerzen hatte ich bereits 1970 kennen gelernt. Dort könnte ich jetzt beim rückwärtigen Ausschwemmen angelangt sein, da ich von 1983-1989 nur geringfügige Beschwerden hatte, wäre es sicher möglich, dass sich die Ausschwemmjahre beschleunigten. Außerdem hat sich noch eine weitere Kopfschmerzenform der Vergangenheit eingestellt, die zwar nicht so stark, dafür aber dann fast den ganzen Tag vorhanden ist. Es ist ein Druck, als würde man mir eine schwere Metallplatte auf den Kopf legen. Diese Kopfschmerzenform begann zwischen meinem 8. -10. Lebensjahr.
Insgesamt hat sich jetzt die Art meiner Beschwerden erheblich verändert und sie erscheint immer mehr in der Form meiner Schmerzen, unter denen ich mit 20 - 30 Jahren litt.
Ich möchte diese Art der Probleme auch mehr als **Befindlichkeitsstörungen**, denn als Schmerzen bezeichnen. Man ist dabei einfach nicht so

gut drauf wie Gesunde, ist schneller ausgelaugt. Und dann folgen die erwähnten Beschwerden, wie Kopfschmerzen, Übelkeit, Bauchschmerzen, Erschöpfung. Na und das kann natürlich alles nur PSYCHISCH sein.
Während all dieser quälenden Jahre ging mir ein Hobby nach dem anderen verloren. Und ich zweifelte an mir und empfand mich als minderwertig, weshalb ich ja wohl nichts anderes als diese Quälerei verdient hatte. Wie haben sich doch gerade die akademisch gebildeten Menschen und Wissenschaftler an uns versündigt!
Da ich mich bemüht habe, wie in jedem Jahr sehr ausführlich über meinen Gesundheitszustand zu berichten, möchte ich aber abschließend noch einmal kurz zusammenfassen, welche auffallenden Verbesserungen mir das letzte Jahr brachte: Wie erfolgreich die Guaifenesin - Therapie für mich bereits verlief, obwohl ich über 50 Jahre lang die falsche Therapie erhielt, zeigte sich während der letzten fünf Monate des letzten Jahres ganz intensiv. Denn trotz dieser Herbst- und Wintermonate hatte ich keinerlei Schmerzen in Muskulatur und Gelenken.
Meine Psyche war erstmals über längere Zeit stabil und das bei dieser dauerhaft langen und trüben Wetterlage.
Wenn sich meine Schübe im letzten Jahr mit Beschwerden auf der Schmerzskala zwischen 4-5 zeigten, so kann ich sie jetzt zwischen 2-3 einordnen. So bin ich also bei auftretenden Schmerzen keinesfalls genervt, sondern ich fühle Freude in mir, weil ich weiß, dass das Ausschwemmen auch weiterhin gut funktioniert.
Während meiner guten Zeiten, die sich nun ständig verlängern, bin ich fibronebelfrei, voller Energie, Ausdauer und Lebensfreude. Es ist alles das, was mir ab meinem 20. Lebensjahr in extremer Form immer mehr entschwand. Selbst meine Sehnen, Muskeln und Gelenke, die vor der Therapie unerträglich schmerzten und mich selbst im letzten Jahr noch zwangen, eine Tasse immer mit beiden Händen zu ergreifen, haben sich seit dem letzten Jahr so weit stabilisiert, dass ich in diesem Frühjahr in der Lage bin, mit je einer vollen Tasse Kaffee pro Hand über unseren Hof zum Teich zu schreiten und dabei sogar noch unser Bernhardinerhundi abwehren kann. Kein Zittern der Muskulatur und Vergießen des Kaffees mehr - und ein Tag beansprucht für mich nun nicht mehr wie noch vor wenigen Jahren mehrmals am Tage Bettruhe. Nein ich halte ohne Ruhepause 14 Stunden am Tag durch und fühl' mich wohl dabei und das mit 67 Jahren.
Unmittelbar bevor ich mich für diese Therapie entschied, konnte ich unter stärksten Schmerzen und maximal 20 Minuten nur noch zum Staubwischen aus dem Bett kriechen. Mehr schaffte ich vom Haushalt nicht. Denn ich stand unmittelbar davor, ein ständiger Pflegefall zu werden. Und wohl auch deshalb habe ich die Wirkung der Guaifenesinthera-

pie nie bezweifelt oder hinterfragt. Es war meine letzte Chance das Leben zurückzuerobern. Dr. Amand, und Dora, ich danke euch.

Besonders erwähnen möchte ich die Verbesserungen, die wir unter *Fibronebel* zusammenfassen.
Nachdem ich die Psychopharmaka Cymbalta und Solvex ausschleichen ließ, hatte sich das *Neben-mir-Stehen* immer mehr verringert. Meine Gedanken erschienen mir klar, teilweise gestochen scharf. Selbst die typischen Kurzzeitgedächtnisstörungen schienen rückläufig zu werden. Jahrzehntelang befürchtete ich, mich ebenfalls kurz vor dem Ausbrechen der Alzheimer-Krankheit zu befinden. Zu sehr ähnelten die Fibronebelsymptome denen meiner Mutti, deren tragischen Verfall ich acht Jahre lang, während ihrer Pflege in meinem Haushalt, miterleben musste.

Anhang

1. Salicylate-Führer

Die Mitglieder und Administratoren des amerikanischen Forums, welches in den Staaten Guaifenesintherapie-Neulingen Unterstützung anbietet, haben auch uns in vielen Dingen die Therapie erleichtert. Es wurde für uns nicht nur vieles verständlicher, sondern wir erfuhren auch, dass im englisch sprachigen Raum ähnliche Foren und Online-Seiten wie die von Dr. Amand und seinem "www.fibromyalgiatreatment.com" existieren. Allerdings weisen diese Seiten erhebliche Fehlerquellen auf. Sich über andere Informanten zu informieren, birgt die große Gefahr in sich, dass Dr. Amands exakt erarbeitetes Guaifenesinprotokoll nicht eingehalten wird und dadurch zu Misserfolgen führt. Denn gerade durch Dr. Amands jahrzehntelange Forschungsarbeit und der engen Zusammenarbeit mit seinen Patienten erhielt die Guaifenesintherapie ständig Zuwachs weiterer wichtiger Erkenntnisse und Erfahrungen und macht sie so wertvoll. Dies wird auch besonders durch die zweite, überarbeitete Auflage seines Buches zum Guaifenesinprotokoll deutlich.
Aber auch die erste Auflage gibt uns wertvolle Hinweise, da sie unter anderem eine Aufzählung der 1000 häufigsten natürlichen Salicylate und ihre Pseudonyme enthält.
Wir wollen im vorliegenden Salicylatführer unser Wissen und einige grundsätzliche Regeln zur Vermeidung von Salicylaten auch den Neulingen in Deutschland nahe bringen, die keinen Zugriff auf das Internet haben.

a) Allgemeine Hinweise

Unsere Nahrungsmittel können wir, auch wenn sie pflanzliche Produkte enthalten und somit auch fast immer salicylathaltig sind, ohne Bedenken verzehren. Denn innerhalb des Verdauungsprozesses werden vorhandene Salicylate von unserer Leber umgewandelt und können in der neuen Form nicht mehr blockieren.
Eine Gefahr des Blockierens entsteht erst dann, wenn wir pflanzliche Teile verändern, wie dies beim Herstellen von Extrakten geschieht. Einer derartig geballten Menge von Salicylaten steht unsere Leber machtlos gegenüber und sie lässt diese Stoffe unverändert passieren.
Solche stark wirkenden Veränderungen pflanzlicher Inhaltsstoffe werden hauptsächlich zur Herstellung von medizinisch bedeutsamen Produkten genutzt. Deshalb müssen wir zukünftig alle Medikamente und Nahrungsergänzungsmittel auf Salicylate überprüfen. Da auf diese Weise aber nicht nur Extrakte, sondern auch Öle und Gele eingesetzt werden, gilt zukünftig auch diesen unsere ganze Aufmerksamkeit.

Während wir also auch weiterhin unbedenklich unseren Salatdressing genießen können und natürlich auch weiterhin Öl zum Braten und Backen verwenden sollten, wird jedes Medikament, jedes Nahrungsergänzungsmittel, bei welchem in den Inhaltstoffen Extrakte, Öle oder Gele ausgewiesen werden, für uns zukünftig tabu sein.
Grundsätzlich besteht die Gefahr einer Blockierung dann, wenn Salicylate direkten Hautkontakt bekommen, da sie dann sofort vom Blut aufgenommen werden und eine Verstoffwechselung durch die Leber entfällt.
Da aber unsere Salicylatempfindlichkeit genetisch bedingt ist, müssen wir davon ausgehen, dass es Personen gibt, die sehr schnell auf Salicylate reagieren.

b) Salicylate-Führer bei Medikamenten und Nahrungsergänzungsmitteln

- Wir dürfen davon ausgehen, dass wir chemisch hergestellte Inhaltstoffe pflanzlicher Art verwenden dürfen und sie nicht blockieren - außer sämtliche Inhaltstoffe, die den Namen Minze (Mentha), Menthol, Menthyl, Minzöl, Extrakte) führen. Diese Inhaltsstoffe sind grundsätzlich und strikt zu meiden, egal ob sie pflanzlicher oder chemischer Herkunft sind!
- Sind bei den Inhaltsstoffen Silben oder Wörter wie Salicylate, Salicylic Acid oder die Silbe Sal aufgeführt, so dürfen wir dieses Produkt nicht verwenden. Wenn wir Hilfe beim Apotheker suchen oder in einer Firma anrufen, so müssen wir grundsätzlich nach pflanzlichen Inhaltstoffen fragen. Denn nur den Begriff Salicylate zu beachten, wird uns mit großer Wahrscheinlichkeit blockieren lassen. Denn auch dessen Pseudonyme Bioflavinoide, Flavinoide, Hesperidin, Rutin und Quercetin, Castor Oil, Sulfated Castor Oil und Hydrogenated Castor Oil blockieren mit Sicherheit. Ausnahme: Steht PEG und eine Zahl vor Hydrogenated Castor Oil so ist es sicher.
- Sämtliche natürlichen Extrakte, Gele und Öle können blockieren! Ausgenommen sind Öle von folgenden Körnern: Mais, Reis, Roggen, Hafer, Weizen, Sojabohnen-Öl. (Doch Vorsicht: Blätter und Stiele können auch von diesen Pflanzen blockieren! Also, nur die Körner und das daraus gewonnene Öl sind o. k.)
- Da Salicylate nur Bestandteile von Pflanzen sind, dürfen wir aber Öle, Gele und Extrakte, die aus Mineralien oder Tiere hergestellt wurden, verwenden. Das heißt für uns, alle Öle, Gele und Extrakte, denen kein pflanzlicher Name beigefügt wurde, sind salicylatfrei. Also können wir Mineral-Öle, Vitamin-E-Öle, Emu-Öle und Lanolin-Öle verwenden.

Besonders gern wird auf Vitamintabletten zurückgegriffen. Folgende Vitamine und andere Nahrungsergänzungsmittel können in Reinform (also wenn keine anderen Inhaltsstoffe hinzugefügt wurden) ohne Bedenken eingenommen werden: Vitamin A, Vitamin C, Vitamin D, Vitamin E, Thiamin (B1), Riboflavin, Niacin, Vitamin B6, Folsäure, Vitamin

B12, Pantothensäure (B3), Calcium, Eisen, Zink, Lutein (Xanthophyll) und Lycopin (Leukupin), Vorsicht bei Vitamin C, wenn aus folgenden Pflanzen Inhaltsstoffe aufgeführt sind: Biofavonoids, Pflanzen wie Alfalfa/Luzerne, Hagebutte/rose hips, Petersilie/parsley.

- Bei medizinischen Cremes besonders auf Menthol, Camphor, Methyl Salicylate achten. Hämorrhidenprodukten wird häufig Aloe, Witch Hazel (Zaubernuss) und Cortisoncreme Aloe zugefügt. Produkte mit diesen Inhaltsstoffen blockieren.
- Bei Warzen- oder Hornhautentferner blockieren die Inhaltsstoffe Salicylate und Salicylat acid.

- Wenn bei Nahrungsergänzungsmitteln als Maßeinheit Milligramm u. w. angeführt sind, dann bedeutet dies, dass Teile der Pflanze, wie Wurzeln, aber auch Öle oder Extrakte verwendet wurden. Deshalb gilt für uns grundsätzlich, alle rein pflanzlichen Nahrungsergänzungsmittel sind für uns tabu.
- Da Ergänzungsmittel und medizinisch wirksame Mittel in vielfältiger Form auf den Markt kommen, müssen wir auch bei Tees aus der Apotheke oder dem Reformhaus vorsichtig sein. Sie werden in den meisten Fällen blockieren. Tees, die jedoch als Nahrungsmittel deklariert sind und auf Supermärkten usw. angeboten werden, sind unbedenklich. Dennoch sollten wir bei Kräutertee, grünem Tee und besonders bei Pfefferminztee sehr zurückhaltend sein. Das heißt, wir sollten nur eine Tasse dünn aufgebrühten Tee während einer Mahlzeit zu uns nehmen. Besonders bei Minze gilt jedoch, wenn wir alles, was Minze enthält meiden, so sind wir auf der sicheren Seite.
- Dies gilt insbesondere bei Lutschlabletten, Kaugummis, Kaubonbons und harten Bonbons mit Minze und Menthol. Fruchtkaugummis sind erlaubt.
- Da auch bei der homöopathischen Anwendung Fälle bekannt wurden, in denen Patienten während der Therapie mit homöopathischen Kügelchen blockierten, bitte auch hier pflanzliche Produkte bei der Verwendung ausschließen.
- Behandlungen mit Bachblüten und Schüsslersalzen dagegen sind unbedenklich.

c) Salicylate-Führer bei kosmetischen Produkten

Alle Pflegeprodukte, die in direkten Hautkontakt kommen, bergen eine große Gefahr des Blockierens durch Salicylate in sich. Leider hat bei diesen Produkten der Trend des Hinzufügens pflanzlicher Inhaltsstoffe noch immer nicht nachgelassen.

Dadurch ist die Aufmerksamkeit der Guaifenesinanwender im Bereich der Körperpflege besonders gefragt, um Blockierungen durch Salicylate zu vermeiden. Grundsätzlich gelten hier die gleichen Vorsichtsmaßnah-

men wie sie bereits bei den medizinisch wirksamen Produkten erläutert wurden.
Deshalb sollen nun spezielle Pflegeprodukte und einige ihrer häufigsten blockierenden Inhaltsstoffe genannt werden.

- Zahnpasta
Da in Deutschland nur eine Zahncreme ohne Salicylate geführt wird und wir keine Alternative haben, werden sich alle Guaifenesinanwender an das Produkt Elmex mentolfrei / homöopathieverträgliche Zahnpasta gewöhnen müssen. Stiftung Warentest bewertete dieses Zahnpflegemittel mit gut.
Mundwässer werden fast immer blockieren, da ihnen Minze oder andere pflanzliche Inhaltsstoffe zugefügt werden. Alternativ kann man Salzwasser verwenden. Auch der Genuss eines Apfels erfüllt den gleichen Zweck.

- Haarpflegeprodukte
Besonders häufig verwendete Inhaltsstoffe, die blockieren können: Salicylic Acid, Balsam, Öle aus Kamille, Borretsch/borage.
Witch Hazel. Nach weiteren Salicylaten überprüfen!

- Badeschaum und Duschgels
Besonders häufig verwendete Inhaltsstoffe, die blockieren können: Pflanzenöle wie Sesamöl oder Extrakte (Beispiele: Sesamöl, Lavendelextrakt). Nach weiteren Salicylaten überprüfen!

- Gesichts- Hand- und Körpercremes / Lotionen
Besonders häufig verwendete Inhaltsstoffe, die blockieren können: Aloe Vera, Kamille. Nach weiteren Salicylaten überprüfen!

- Rasiercreme
Besonders häufig verwendete Inhaltsstoffe, die blockieren können: Aloe, Mint oder Metholatum, Witch Hazel. Nach weiteren Salicylaten überprüfen!
Die Aloestreifen in Rasierern unbedingt entfernen!

- Gesichtswasser
Meiden Sie das Gesichtswasser, wenn es diese Inhaltsstoffe enthält: Witch Hazel, Arnica, Salicylat Acid. Nach weiteren Salicylaten überprüfen!

- Sonnencreme, Sonnenschutzsprays, Selbstbräuner
Wenn folgende Inhaltsstoffe aufgelistet sind, dürfen die Sonnenschutzprodukte nicht verwendet werden: Octosalate, Homosalate, Meradimate,

Mexoryl, Camphor, Aloe, Witch Hazel. Diese Inhaltstoffe blockieren! Nach weiteren Salicylaten überprüfen!

- Produkte mit Lichtschutzfaktor

Ecamsule/ Mexoryl SX, Mexoryl SX ist chemisch hergestellter Camphor (Kampfer) und blockiert ebenfalls! Verboten sind auch PEG Camphor! (Kampfer) Anthelios (enthält ebenfalls Ecamsule/ Mexoryl SX) ist verboten!

- Duftstoffe

Düfte blockieren NICHT!

Die Duftstoffe eines Produktes sind unter den Inhaltsstoffen immer zuletzt aufgeführt. Und je weiter hinten ein Inhaltstoff aufgeführt ist, umso weniger birgt er die Gefahr in sich zu blockieren. Als Duftstoffe können aufgeführt werden Linolool, Geraniol, Limonen, Zitronellol. Sie blockieren nicht! Zusätzlich werden mitunter Duftstabilisatoren hinzugefügt. Sie stehen immer neben den Duftstoffen und am Schluss der Inhaltsstoffe. Und diese Gruppe Duft-Stabilisatoren sieht sehr gefährlich aus - Benzyl Salizylate - aber sie sind ungefährlich! Denn die verwendete Menge dieser Duft-Stabilisatoren in Form von Benzyl Salizylaten beträgt nur etwa 0,000000004 Molekül Salicylat.

- Deodorant

Nach Castor Oil überprüfen!

- Saliczylate in der Küche, im Haus, im Garten

Bei der Küchenarbeit brauchen wir uns nur dann vor Salicylaten zu schützen, wenn wir direkten Kontakt zu frischen Kräutern
riskieren würden. Unsere stark duftenden Küchenkräuter enthalten ätherische Öle. Und diese werden uns bei direktem Körperkontakt blockieren. Beim Schälen von Südfrüchten ebenfalls direkten Hautkontakt vermeiden, auch sie enthalten ätherische Öle.

Mit wasserundurchlässigen Handschuhen sind wir auf der sicheren Seite.

Bei Hausarbeiten mit pflanzlichen Reinigungsmitteln wasserdichte Handschuhe tragen!

Beachtet, dass Toilettenpapier, Tempotaschentücher und Slipeinlagen Aloe Vera, Menthol, oder Vitamin E enthalten können. Diese Produkte dürfen nicht verwendet werden!

Auch Produkte oder Pflegeprodukte unserer Haustiere können uns blockieren!

Dasselbe trifft für Aquariumprodukte zu, sie können Aloe Vera oder pflanzliches Futter mit Kräuterextrakten enthalten und beim Anfassen blockieren. Zum Reinigen von Aquarien lange wasserdichte Handschuhe verwenden!

Beim Ballspielen auf dem Rasen und auch beim barfuß Laufen im feuchten Rasen kann man blockieren!
Bei Gartenarbeiten grundsätzlich wasserdichte Handschuhe tragen!

d) Salicylatfrei sind:

Acid Säure ist o. k. - Ascorbinsäure - alle Säuren (engl. = acid) sind o. k. - mit Ausnahme von Salicylate (salizylic) acid. Letzteres blockiert!
Jojoba Esters, Ester C ist o. k. wie auch die oben angeführten Vitamine und Calcium, Eisen, Zink und Methyl.
Alpha Hydroxy ist o.k., aber: Beta Hydroxy ist nicht in Ordnung, es blockiert! Verwendet werden dürfen Honig, Sheabutter, und Cocoabutter - aber Butter mit Zugabe von Pflanzenauszügen blockiert!
Acacia Gum ist o. k.
Keine Gefahr bei Chemikalien wie: Alkohole, Terpene, Ester, Aldehyde, Ketone, Phenole und Oxide. Linolool, Geraniol, Limonen, Zitronellol. Sie blockieren nicht.

e) Beispiele für Salicylate in unseren Produkten

Mentha (lateinisch=Vorsilbe für Minze), Mentha Arvensis, Mentha Piperita, Mentha Viridis, Menthol (Alkohol aus Minzöl), Menthyl (Verbindung aus Menthol),
Witch Hazel (wissenschaftlicher Name für Zaubernuss, Haselnuss), weitere Bezeichnungen für Zaubernuss: Hamamelis, Hamamelis Wasser, Hamamelis Virginia, Hasel Nuss, Snapping Hazel, Snapping Wood, Spotted Alder (scheckige Erle), Striped Alder (gestreifte Erle), Tobacco Wood (Tabackgehölz), Winter Bloom, BHA Beta Hydroxy, Hagebutte (rose hips), Bioflavinoide, Flavinoide, Hesperidin, Rutin, Quercetin, Alfalfa (Luzerne), Petersilie (Parsley), Betahydroxyacid, Octisalate, Homosalate, Meradimate, Meroxyl, Balsam, Pyxnogenol, Bisabol, Campor,
Auch folgende Inhaltsstoffe sind in Körperpflegeprodukten, Medikamenten und Nahrungsergänzungsmitteln verboten:
Gingko, Gingko Bilboa, Grünteeextrakt, Nachtkerzen-Öl, Teebaum-Öl, Leinsamen-Öl, Kokosnuss-Öl, Kamillenextrakt, Makadamianuss-Öl, Bergamotte-Öl, Mandelöl, Rizinusöl, Jasminöl, Lavendelöl, Melissenöl, Geranium, Myrrhe, Orange, Palmrose, Rosenholz, Rosmarin, Sandelholz, Wachholder, Weihrauch, Zedernholz, Augentrost, Eisenkraut, Ginseng, Jasminblüten, Lindenblüten, Ringelblume (Calendula), Zitronenmelisse. Aloe-Gel, wilde Jamswurzel, Süßkartoffel.

Wichtig! Inhaltstoff: Aroma/Flavor kann Minze/ Mint, Menthol, Methyl Salicylate enthalten (dies schließt Wintergreen, Peppermint, Spearmint oder ähnliche synthetische Minze mit ein), bei Unsicherheit meiden!

f) In eigener Sache

Die derzeitig unter Guaifenesinanwendern noch herumgereichte O. K. Liste zur Erkennung von Salicylaten entbehrt den Anspruch auf Richtigkeit sowie auf Vollständigkeit und ist nicht Bestandteil der öffentlichen Internetseiten von Dr. Amand und seinem Guaifenesinprotokoll. Diese Liste wird im Internet unter "Sal-free" Liste dargestellt. Um Blockierungen durch Salicylate zu vermeiden, sollte diese Liste nicht mehr verwendet werden. Da den Produkten jährlich neu entwickelte Inhaltsstoffe mit und ohne Salicylate hinzugefügt werden, wird diese Liste zudem niemals den Anspruch auf Vollständigkeit erheben können, aber dimensen Umfang annehmen.

g) Einige Synonyme für Salicylate

Octyl salicylate; Octisalate; 2-Hydroxybenzoic acid; o-Hydroxybenzoic acid; orthohydroxybenzoate; o-Hydroxybenzoate;
2-Hydroxybenzoate; Orthohydroxbenzoic acid; SA; SAX; 2-Hydroxybenzenecarboxylic acid; Phenol-2-carboxylic acid;
o-carboxyphenol; 2-carboxyphenol; Psoriacid-S-Stift; Keralyt; Rutranex; Ionil; Retarder W; Salonil; Freezone; Duoplant;
BHA betahydroxid acid;

2. Hinweise zum Guaifenesinkauf

Wenn Sie mit der Guaifenesintherapie beginnen, benötigen Sie zunächst die geringste Dosis. Dies ändert sich erst, wenn Sie Ihre persönliche Guaifenesindosis herausgefunden haben. Deshalb empfehlen wir im ersten Therapiemonat die teurere Variante zu nutzen und fertig gefüllte Guaifensinkapseln zu kaufen. Zur Zeit ist die Angertor Apotheke in Langenau deutschlandweit die einzige Apotheke, die diese Kapseln über Versand verschickt:

Angertor Apotheke
Reinhard Kraski
Hindenburgstraße 56
89129 Langenau
Tel. : 07345-5855
Fax : 07345-21817
eMail : angertorapotheke@gmx.de
Bestellung im: Onlineshop (auch über die erste Seite unserer Homepage möglich unter: Bestellung im Onlineshop)

Wir möchten an dieser Stelle darauf hinweisen, dass wir mit diesen Mitteilungen keinerlei Werbung betreiben, sondern nur unsere Erfahrungen an Neulinge weitergeben. Auch entstehen uns durch diese Informationen keinerlei Vorteile - weder finanziell noch in irgendeiner anderen Form.

Preise von Guaifenesinkapseln und Pulver in der Angertor Apotheke Langenau

300 mg Guaifenesinkapseln
100 Kapseln = 21, 85 Euro
500 Kapseln = 104, 25 Euro

500 mg Guaifenesinkapseln
100 Kapseln = 26,25 Euro
500 Kapseln = 126,25 Euro

Preise vom Guaifenesinpulver
100g Pulver = 13,65 Euro
250g Pulver = 27,30 Euro
500g Pulver = 50,40 Euro
1000g Pulver = 96,60 Euro

Der Versand erfolgt innerhalb Deutschlands versandkostenfrei, im Ausland nach Vorkasse.

In folgenden Apotheken ist das Guaifenesinpulver besonders preiswert erhältlich, der Versand innerhalb Deutschlands beträgt 10 Euro.

Adler-Apotheke 72070 Tübingen. 1 kg 60,00 Euro
Telefon: 07071-8178

Kronenapotheke 72474 Winterlingen; 1kg 60,00 Euro
Telefon: 07434 -93910

Jupiter-Apotheke 72475 Bitz; 1kg 60,00 Euro
Telefon: 07431 9353030

Stand aller Preisangaben September 2009

Handhabung
Das Pulver kann entweder pur mit etwas Wasser oder Saft eingenommen werden. Es schmeckt allerdings sehr bitter und bei empfindlichem Magen sollte man diese Form der Einnahme besser nicht verwenden.

Leerkapseln zum Selberfüllen können sehr preiswert bei Dora Maier bestellt werden unter: www.guaifenesin.de

Dort kosten 1 000 Kapseln etwa 15 Euro, in D. erhält man für diesen Preis weniger als 100 Kapseln. Eine mechanische Kapselfüllmaschine kann dort ebenfalls und für etwa den gleichen Preis bestellt werden. Beim Kräuterschulten und anderen deutschen Shops bezahlt man für eine ähnliche Kapselfüllmaschine etwa den doppelten Preis.
Die Leerkapseln gibt es in den Größen 300 mg und 600 mg, die Kapselmaschinen müssen nach der zu verwendeten Kapselgröße gekauft werden.
Aus diesem Grunde empfehlen wir, bis zur endgültigen Dosisfindung fertig gefüllte Guaifensinkapseln zu verwenden.
(Sie haben auch die Möglichkeit unter: 039362 / 81611 mit der Betreiberin des Forums: www.contra-dem-schmerz.de Kontakt aufzunehmen.)

Falls Sie Ihr Pulver per Versand zugeschickt bekommen, so erschrecken Sie bitte nicht über die Aufschrift des abgepackten Guaifenesinpulvers, denn Sie erhalten keine Endverbraucherverpackung, sondern eine Verpackung für die weiterverarbeitende Industrie. Es ist das reine Guaifenesin wie wir es benötigen und ist auch zum Kapselfüllen gedacht.
Guajacolglycerinäther
PH. EUR. 5,00
Guaifenesin

Die Verpackung des Pulvers ist rot mit einem schwarzen Kreuz und einer Aufschrift "GESUNDHEITSSCHÄDLICH". An der rechten Seite steht

noch geschrieben: GESUNDHEITSSCHÄDLICH BEIM VERSCHLUCKEN. STAUB NICHT EINATMEN
BEI DER ARBEIT GEEIGNETE SCHUTZKLEIDUNG TRAGEN.

Schädlich wird das Guaifenesinpulver erst, wenn man es beispielsweise löffelweise isst. Aber bei einem Zuviel wird jedes essbare Produkt schädlich, selbst das wirkungsvollste Medikament.

Bitte halten Sie unbedingt unsere Mengenangaben bei der täglichen Dosis ein!
Wie jedes andere Medikament muss auch das Guaifenesin vor Kindern sicher aufbewahrt werden!

3. Wegweiser Salicylate

Durch das Internet ist es möglich, vielseitige Hinweise zum Kauf salicylatfreier Pflegeprodukte zu erhalten. Sollten Sie noch keinen Internetzugang besitzen, so finden Sie sicher bei Verwandten oder Bekannten diesbezügliche Unterstützungen - oder noch besser: Wagen auch Sie den Sprung in die faszinierende Internetwelt und nehmen Sie mit uns Kontakt auf unter www.contra-dem-schmerz.de.

Zu folgenden Bereichen können Sie sich direkt in unserem Forum informieren:

- ***Hilfen bei der Erkennung von salicylathaltigen Inhaltsstoffen***
- ***Sammlung von salicylatfreien Pflegemitteln***
- ***Mitglieder-Pflegeprodukt-Listen***
- ***Claudia`s schneller Salicylat – Test***

Und hier noch zwei Links
http://www.fibromyalgiatreatment.com/board
http://www.kosmetikanalyse.com/ingredients

Die erste Adresse führt Sie zu den Online-Seiten von Dr. Amand. Beim 2. Link kann man die Inhaltsstoffe eingeben und erhält als Information chemisch oder pflanzlich.(remember pflanzlich=salizylat)

4. Einige Pflegeprodukte unserer Mitglieder

Quelle: www.contra-dem-schmerz.de

Leider können wir auch für die hier aufgeführten Pflegeprodukte keinerlei Gewähr auf Salicylatfreiheit geben. Zum Zeitpunkt der Ausarbeitungen dieser Seiten jedoch waren alle die hier aufgeführten Pflegeprodukte noch salicylatfrei. Deshalb müssen Sie also auch diese Produkte, bevor Sie sie verwenden, unbedingt nochmals auf salicylathaltige Inhaltsstoffe überprüfen. Dieses Überprüfen auf Salicylate ist unbedingt bei jedem Neukauf durchzuführen!

Zahnpflegemittel:

***Elmex mentholfrei** / homöopathieverträgliche Zahnpasta / Schlecker*
Inhaltsstoffe:
Aqua, Sorbitol, Hydratek Silica, Hodroxy-ethylcellulose, Olaflur, Titanium Dioxide, Aroma, Limonene, Saccharin

AS-dent INTRDENTAL Zahnseide
ohne Zusatzstoffe
geschmacksneutral, ungewachst.

Haarpflegemittel:

***AS haircare Shampoo Multi-Vitamin** / Schlecker*
Inhaltsstoffe:
Aqua, Sodium Laureth Sulfate, Cocamidopropyl Betaine, PEG-4 Rapeseedamide, Cetearyl Alcohol, Dimethicone, Glycol Distearate, Parfum, Dicaprylyl Ether, Guar Hydroxypropyltrimonium Chloride, Polyquatermium-44, Panthenol, Niacinamide , Tocopheryl Acetate,
PEG-40 Hydrogenated Castor Oil, Propylene Glycol, Cocamide Mea, Sodium Chloride, Ammonium Chloride, Sodium Formate, Sodium Benzoate, Potassium Sorbate, Methylparaben, Phenoxyethanol.

***Schwarzkopf 3 wetter taft extra stark (lila)** / Schlecker*
Inhaltsstoffe:
Alcohol Denat, Aqua, Isopropyl Alcohol, VP/VA Copoly Mer, Octylacrylamide/Acrylates/Butylaminoethyl Methacrylate Co Polymer, Aminomethyl Propanol, Benzophenone-4, Isopropyl Myris Tate, Parfum, PEG/PPG-18/18 Dimethicone, Linalool.
Loreal Paris ELVITAL / Rossmann

Pflege-Shampoo Revitalisierend Coloriertes, dauergewelltes Haar Oder strapaziertes Haar
Inhaltsstoffe:
Aqua, Sodium Laureth Sulfate, Disodium Cocoamphodiacetate, Dimethicone, Sodium Cloride,
Cetyl Alcohol, Hydroxystearyl Cetyl Ether, Guar Hydroxyprophyltrimonium Chloride, Cocamide Mipa, Sodium Methylparaben, DMDM Hydantoin, Hydroxyprophyltrimonium Hydrolyced Wheat Protein, Hydroxyisohexyl 3-Cyclohexcne Carboxaldehyde, Phenoxyethanol, PPG-5-Cheth-20, Ethylparaben, Limonene, Linanool, Prophylene Glycol, Propylparaben, Isobutylparaben, Carbomer, Butylphenyl Methylpropional, Methylparaben,
Butylparaben, Hexyl Cinnamal, Clycerin, Parfum/Fragrance.

Loreal Paris Elvital / Rossmann
Sofort-Aufbau-Kur Revitalisierend Coloriertes, dauergewelltes Haar Oder strapaziertes Haar
Inhaltsstoffe:
Aqua, Cyclopentasiloxane, Dimethiconol Prophylene Glycol, Hydroxyprophyl Guar,
Hydroxyprophyltrimonium Hydrolyzed Whea Protein, Phenoxyethanol, PEG/PPG-17/18
Dimethicone, Behentrimonium Cloride, Aminomethyl Propanol, Trideceth-12,
Polyquaternium-4, Limonene, Benzophenone-4, Linalool, Amidomethycone Carbomer Geranol Potato Starch Modified, Methylparaben, Buthylphenyl Methylpropional,
Cetrimonium Cloride, Citronellol, Hexyl Cinnimal, Parfum/Fragrance.

John Frieda / Collection Frizz-Ease Traumlocken Ringel Spray / Rossmann
Inhaltsstoffe:
Aqua, Glycerin, Amodimethicone, VP/VA Copolymer, Olive Oil PEG-7 Esters, Dimethicone
PEG-8 Meadowfoamate, Magnesium Sulfate, Diazolidinyl Urea, Panthenol, VP Dimethylaminoethylmethacrylate Copolymer, Polyquaternium 11, Cetrimonium Chloride, Trideceth-12, Cylopentasiloxane, Propylene Glycol, Methylparaben, Propylparaben, Parfum, Citric Acid.

Londa Style Basic Form Styling Mousse / Rossmann
Inhaltsstoffe:
Aqua, Alcohol Denat, Propane, Butane, Polyquaternium-11, Isobutane, PEG-25 Paba, Panthenol, Laureth-4, Parfum, Cetrimonium Cloride,

Isopropyl Alcohol, Phenoxyethanol, Methylparaben, Ethylparaben, Butylparaben, Isobutylparaben, Propylparaben.

Haarkur: hairwell selection, highcare, Aufbau und Pflege Kur / PLUS
Inhaltsstoffe:
aqua, cetearyl alcohol, dimethicone, glycerin, distearoylethyl hydroxyethylmonium methosulfate, behentonium chloride, betaine, parfum, hydroxypropyl starch phosphate, panthenol, niacinamide, laurdimonium hydroxypropyl hydrolized wheat protein, isopropyl alcohol, cetrimonium chloride, sodium formate, methylparaben
prüfen

Haarlack: hairwell fashion style hairlack ultra stark / PLUS
Inhaltsstoffe: alcohol denat,butane,propane,isobutane,vinyl catropactam/vp/dimetylaminoethyl,metacrylate copolymer,cetearyl octonoate,parfum,peg_12 dimethicone,peg-25 paba

Panthenol Haarschaum: hairwell fashion style styling mousse, extra strong / PLUS
Inhaltsstoffe:
Aqua dem., Propane, Peg-12 Dimethicone, pvp, butane, vp/va copolymer, polyquaternium-11, isobutane, laureth-4, peg-40 hydogenated castor oil, cyclopentasiloxane, isododecane, pca,decyl glucoside, parfum, peg-25 paba, panthenol, panthenyl ethyl ether

Gesichts- und Körpercreme

Asche Basis Lotio / Apotheke
Für normale bis trockene Haut und zu Allergien neigende Haut.
Feuchtigkeitsspendend, für glatte und geschmeidige Haut.
Inhaltsstoffe:
Aqua, Petrolatum, Paraffinum,Liquidum, PEG-40 Stearate, Stearyl Alcohol, Bencyl Alcohol, Carbomer, Disodium EDTA, Parfum, Limonene, Linalool, Hydroxycitronellal, Citronellol,
Geraniol, Cinnamyl Alcohol.

Sikapur Silicium Gel / Apotheke
Bei unreiner Haut, Pickel, leichte Verletzungen, kleinflächiger Sonnenbrand
Inhaltsstoffe:
Arzneilich wirksamer Bestandteil:
100 ml Kieselsäure-Gel mit 5,4 g Siliciumdioxyd
Sonstig Bestandteil:
D-glucanat

Schüsslersalze / Salbe / Apotheke
Kalium sulfuricum Salbe N Biochemisches Funktionsmittel Nr. 6
Wirkstoff:
Kalium sulfuricum D4.
Bestens geeignet für trockene Haut, stark fettend und dennoch gut einziehend.

Lacura Handpflegecreme mit Bienenwachs und Glycerin / Aldi
Inhaltsstoffe:
Aqua, Glyceryl Stearate SE, Ethylhexyl Stearate, Glycerin Cetearyl Alcohol, Diethylhexyl Carbonate, Cera Alba, Parfum, Sodium Hydroxyde, Phenoxyethanol, Methylparaben, Ethylparaben, Propylparaben, Butylparaben, Isobutylparaben.

Eskimo Fußcreme / Kraeuterhaus.de
Inhaltsstoffe:
Aqua, Urea, Glycerin, Ceteraryl Alcohol, Tocopherol Acetate, Glyceryl Linoleate, Pentylene Glycol, Caprylic/Capric Triglyceride, Stearic Acid, Sodium Cetearyl Sulfate, Glyceryl Linoleate

ESKIMO Handschutzcreme / Kraeuterhaus.de
Inhaltsstoffe:
Aqua, Urea, Glycerin, Stearic Acid, Ceteraryl Alcohol, Pentylene Glycol, Dimethicone, Sodium Cetearyl Sulfate

ESKIMO Intensiv-Pflegecreme / Kraeuterhaus.de
Inhaltstoffe:
Aqua, Tocopherol Acetate, Ceteraryl Alcohol, Urea, Pentylene Glykol, Panthenol, Steraric Acid, Propylene Glycol, Glycerin, Sodium Ceteraryl Sulfate, Glycine

Lacura Aqua-Depot Feuchtigkeitscreme / Aldi Süd
Inhaltstoffe:
Aqua, Biosaccharide Gum-1, Glycerin, Octyldodecanol, Cyclopentasiloxane, Sodium Acrylate/Sodium Acryloyl, Dimethyl Taurate Copolymer, Octocrylene, Cetearyl Isononanoate, Polyisobutene, Caprylic/Capryl Glucoside, Cyclohexasiloxane, Ostrea Shell Extract, Maris Limus Extract, Tocopherol Acetate, Sodium PCA, Sodium Lactate, Fructose, Glycine, Niacinamide, Urea, Inositol, Butyl Methoxydibenzoylmethane, Calcium Pantothenate, Propylene Glycol, Parfum, Acrylates/C10-30 Alkyl Acrylate Crosspolymer, Citric Acid, Phenoxyethanol, Benzoic Acid, Dehydroacetic Acid, CI 42090

Körpercreme: Norwegische Formel/Neutrogena Körperemulsion, Trockene bis sehr trockene Haut / DM
Inhaltstoffe:
Aqua, Glycerin, Distearyldimonum Chloride, Paraffinum liquidum, Isoproyl Plamitate, Cetyl Alcohol, Dimethicone, Tianium Dioxide, Sodium Hydroxide, Sodium Chloride, Methylpraben, DMDM, Hydantoin, Parfum

Körpercreme: Balea MED Ultra Sensitive Körperlotion, Ohne Parfum, Farbstoffe etc. / DM
Inhaltstoffe:
Aqua, Alcohol Denat, Glycerin, Butylene Glycol, Cetearyl Alcohol, Caprylic/Capric Triglyceride, Diethylhexyl Carbonate, Isononyl Isononanoate, Glyceryl Caprylate, Myristyl Myristate, Cetearyl Glucoside, Hydrogenated Coco-Glycerides, Dimethicone, Xantam Gum, Sodium Carbomer, Niacinamide

Wundsalbe / St. Christoph Wund + Brand Salbe Aldi-Nord
Inhaltstoffe:
Dexphanthenol 0,05 g, Chlorhexidindigluconat 0,005g
gereinigtes Wasser, Glycerol 85%, Cetylstearylalkohol, Paraffin, Glycerolmonostearat, Macrogolstearat 1500, Demeticon, Cetomacrogol 1000, Hydroxyethylcellulose
Anwendungsgebiete:
Zur antiseptischen Behandlung on oberflächlichen Wunden:
Schürf--, Riss-, Platz- und Kratzwunden, Verbrennungen 1. Grades

Körperreinigung

Luxus Duschbad / Ostverkauf Tangermünde
Wunderbar weicher, sehr stabiler und duftender Schaum pflegt die Haut weich und zart.
Inhaltsstoffe:
Aqua, Sodium Laureth Sulfate, Soyamide DEA, Parfum, Sodium Cloride, Citric Acid, Benzyl Alkohol, Methylchloroisothiazolinone, Methylisothiazolinone, Methyldibromo Glutaronitrile,
Phenoxyethanol, Butylphenyl, Methylpropional, Limonene, Linalool, CI 16035.

Eskimo-Duschgel / Kräuterhaus.de
Mit feuchtigkeitspendendem Urea
Inhaltsstoffe:
Aqua, Sodium Laureth Sulfate, Urea, Glycerin, Sorbitol, Laurdimonium, Hydrxypropyl Hydrolyzed Wheat Protein, Sodium Chloride, Lauryl

Glycoside, Citric Acid, Phenoxyethanol, Benzioc Acid, Dehydroacetic Acid.

AS Med Duschbad für empfindliche Haut / Schlecker
Inhaltsstoffe:
Aqua, SodiumLaureth Sulfate, Cocamidopropyl Betaine, Glyceryl Oleate, Coco-Glucoside, Starch Hydroxypropyltrimonium, Chloride, Allantoin, Urea, Serine, Lactic Acid, Sorbitol, Glycerin, Glycol Distearate, Sodium Lauroyl Glutamate, Sodium Lactate, Glyceryl Stearate,Potassium Sorbate, Potassium Phosphate, Citric Acid, Parfum, Sodium Chloride, Phenoxyethanol, Benzyl Alcohol, Alcohol, Phenethyl Alcohol, Benzoic Acid.

herba-vitan femme, Reingungsmilch für Gesicht und Augenpartie / Kraeuterhaus.de
Inhaltsstoffe:
Aqua, Squalane, Isostearyl Alcohol and Butylene Glycol Cocoate and Ethylcellulose,Caprylic/Capric Triglyceride, Pentylene Glycol, Glycerin, Isopropyl Myristate, Isopropyl Palmitate, Acrylates/C10-30 Alkyl Acrylate Crosspolymer, Xanthan Gum, Sodium Hydroxide, Parfum

Schaebens Totes Meer Wasch-Gel für reine Haut / Schlecker
Inhaltsstoffe:
Aqua, Ammonium Lauryl Sulfate, Sodium Myreth Sulfate, Maris Sal, Coco-Glucoside (oder Decyl Glucoside), Cocamidopropyl Betaine, Benzoic Acid, Benzyl Alcohol, Glycerin, Glyceryl Oleate, Glycol Distearate, Propylene Glycol, Sodium Hydroxide, Sorbic Acid

Duschgel: Balea Bath limited edition SPA Dusche Hot Aqua / DM
Inhaltsstoffe:
Aqua,sodium laureth sulfate,cocamidopropyl betaine,maris sal, parfum,glyceryl oleate,sodium chroride,coco glucoside,citric acid,sodium benzoate,polyquaternium-7,
potassium sorbate,phenoxyethanol,ci 42090,ci 47005

Duschbad: Bebe young care shower cream für trockene Haut stiftung warentest gut / DM
Inhaltsstoffe:
Aqua, Sodium Laureth Sulfate, Glycerin, Sodium Cocoyl Isethionate, Cocamidopropyl Betaine, Coco-Glucoside, Sodium Chloride, Styrene/Axrylates Copolymer, Hydroxypropyl Methylcellulose, Glyceryl Laurate, Sodium Isethionate, Polyquaternium-7, Sodium Lauryl Sulfate, Sodium Sulfate, Disodium EDTA, Citric Acid, Sodium Citrate, Phenoxyethanol, Sodium Benzoate, Parfum

Flüssigseife: Balea Bath Creme Seife Sensitiv / DM
Inhaltsstoffe:
Aqua,Sodium Laureth Sulfate, Cocamidopropyl Betaine, Sodium Chloride, Cocamide Dea, Coco-Glucoside, Glyceryl Oleate, Sodium Benzoate, Parfum, Potassium Sorbate, Disodium Edta, Citrit Acid

Flüssigseife ISANA sensitiv Seife, milde Reinigung für jeden Tag, phhautfreundlich / Rossmann
Inhaltsstoffe:
aqua,sodium lareth sulfate, sodium chloride, cocamidopropyl betaine, coco glucoside, glyceryl oleate, disodium cocyl glutamate, parfum, sodium lactate, citrit acid,
sodium benzoate, potassium sorbate

Reinigungsmilch Balea MED, Ultra Sensitive Reinigungsmilch ohne Farfstoffe etc. allergie getestet / DM
Inhaltsstoffe:
Aqua, Paraffinum Liquidum, Pentylene Glycol, Glycerin, Octyldodecanol, Polyglyceryl-3 mehylglucose distearate, Ethylhexylglycerin, Panthenol, Glyceryl Stearate, Tocopheryl Acetate, Dimethicone, Xanthan Gum, Sodium Acrylates/C10-20 Alkyl Acrylate Crosspolymer, Sodium Carboxymethyl Betaglucan

Make up

LIP GLOSS (Farbe Melon) von Charmeen / NORMA
Inhaltsstoffe:
Polysobutene, Cera Microchristallina, Cera Alba, Tocopherylacetate, Parfum Limone, Linalool, CI 15850; CI 77491; CI 77891; Micra; Silicia, Palmitic, Acid.

Nicht geeignet ist der Lip Gloss in transparent.
Er enthält SIMMONDSIA CHINENSIS OIL = JOJOBA OEL.

Mascara: (b) basic so big 3 in 1 mascara / Schlecker
Inhaltsstoffe:
Aqua, Black Iron Oxide, Cera Alba (Beeswax) Stearic Acid, Black Alcohol Denat, Cetyl Alcohol, Cyclopentasiloxane, Propylene, Glycole, Parafin, Triethanolamine, Cera Carnauba, Sucrose, Stearate, PVP, Vacopolymer, Cetylesther, Hydroxyethylcellulose, Polyvenyl, Alcohol, Aminomethyl, Propanediol, Phenoxyethanol, Pro-Pylparaben, Isobutenparaben, Methylparaben, E-Thylparaben.

Eyeliner: Maybelline Line Definer Liquid Eyliner Black / DM
Inhaltsstoffe:
Aqua/Water, Acrylates Copolymer, Butylene Glycol, Sodium Lignosulfonate, Sodium Laureth-11 Carboxylate, Glycerin, Dipropylene Glycol, Propylene Glycol, Phenoxyethanol, Alcohol, Polysorbate 80, Potassium Sorbate, Sodium Laureth-12 Sulfate, Methylparaben, Ethylparaben, Propylparaben, EDTA (May contain ci 77266 Black)

Lidschatten Maybelline expert wear trio 32 moka / DM
Inhaltsstoffe:
Color A/C:Talc, Triisostearin, Phenyl Trimethicone, Magnesium Stearate, Nylon-12, Syntetic Fluophylogopite, Dimethicone, Phenoxyethanol, Calcium Sodium Borosilicate, Cetyl Dimeticione, Methylparaben, Syntetic Wax, Trimrthylsiloxylsilicate, Silica, Ethylparaben, Propylparaben, Tin Oxide, Isobuthylparaben, Buthylparaben, Polyethylene Terephthalate, Polymethyl Methacrylate (May Contain Mica, CI ……-CI…)
Color B: Talc, Triisostearin, Polydecene, Magnesium Stearate, Syntetic Wax, HDI/Trimethylol Hexyllactone Crosspolymer, Phenoxyethanol, Calcium Sodium Borosilicate, Methylparaben, Synthetic Fluorphlogopite, Polyethylene Terephthalate, Polymethyl Methacrylate, Ethylparaben, Propylparaben, Isobuthylparaben, Bothylparaben, tin Oxide, Silica, (may contain Mica, CI)

Lippen Bebe young care intensive care, Soforthilfe Lippenpflege (bei trockenen Lippen) / DM
Inhaltsstoffe:
Hydrogenated Polyisobutene, Polydecene, Syntetic Wax, Polyglyceryl-3 Diisostearate, Caprylic/Capric Triglyceride, Ethylhexyl Methoxycinnamate, Desteardimonium Hectorite, Tocopheryl Acetate, Hydrated Cilica, Alcohol, Pantenol, Zinc Oxide

Make Up: Maybelline Jade wonder finish make up fawn / DM
Inhaltsstoffe:
Aqua/Water, Isododecane, cyclopentasiloxane, Ethylhexyl Methoxycinnamate, Nylon-12, PEG-10 Dimeticone, Butylene Glycol, Bis-Peg/ppg-14/14 dimetthicone, Phenoxiethanol, Magnesium Sulfate, C9-15Fluoralalcohol Phosphates /C9-15 Fluoralalcohol Phosphate, Chlorphenesin, Methylparaben, Tetrasodium Edta, Buthylparaben, Tocopherol, Glycerin Sodium PCA, Urea Thehalose, Polyquaternium-51, Sodium Hyaluronate (may contain CI…)

Augenmakeupentferner: Bebe young care 3in1 shake & clean auch für empfindliche Augen/Kontaktlinsen / DM
Inhaltsstoffe:

Aqua, Cyclopentasiloxane, Glycerin, Isohexadecane, Butylene Glycol, Panthenol, Sodium Chloride, Disodium EDTA, Sodium Hydroxide, Phenoxyethanol, Methylparaben, CI 60725

Körpersprays

Deo spray Balea young soft+care Deo spray paradise beach / DM
Inhaltsstoffe:
Butane, Propane, cyclopentasiloxane, aluminium chlorohydrate parfum octyldodexanol, c12-15 alkyl benzoate, dieteardimonium hectorate, Proylen carbonate

Deo: 8x4 Dry proactive 24h inspire ohne alcohol / Schlecker
Inhaltsstoffe:
Butane, Isobutene, Propane, Cyclomethicone, Aluminium Chlorohydrate, Parfum, Disteardimonium Hectorite, Dimethicone, Octyldodecanol, Ethylhexylglycerin, Methyl Phenylbutanol, Alpha-Isomethyl Ionone, Eugenol, Geraniol, Linalool, Citronellol

Unter ***www.guaifenesin.de*** finden Sie weitere Hinweise zu salicylatfreien Pflegeprodukten

5. Anleitung zur Kartierung

Zur Quelle dieser Kartierungsanleitung:
Der Text dieser Anleitung entstand infolge einer Übersetzungsarbeit des DVD Textes einer Original-DVD zur Kartierungsanleitung in englischer Sprache vorgetragen durch Dr. Amand. Die Übersetzung in deutscher Sprache erfolgte durch ein Mitglied unseres Forums.
Anleitung zur Kartierung / besonders für Ihren Physiotherapeuten gedacht

Die Körperkarte sowie die Checkliste der Symptome finden Sie auf folgender Website:
www.guaifenesin.de unter Behandlung, Körperkarte
Die Kraft, die man für die Untersuchungen nach Unebenheiten, Abnormalitäten, Beulen, Knoten, Verhärtungen, Verdickungen, Schwellungen verwendet, ist die gleiche, wie bei einer Wohlfühlmassage.
Bei Muskeln ist es eine sanfte Anwendung, so als wenn Sie versuchen würden den Muskel auszubügeln.
Wohingegen bei Bändern und Sehnen eine rollende Bewegung ausgeführt wird, so als würden Sie versuchen, die Breite eines Seiles zu ertasten.
Der Patient sitzt am Ende des Tisches, die Beine baumeln locker

1. Halsmuskeln beginnend am Kiefergelenk bis zum Schlüsselbein (Sternocleidomastoideus)
2. Wangenmuskulatur unter dem Wangenknochen
3. seitliche Nackenmuskulatur beginnend am Kiefergelenk bis zur Schulter (Trapezmuskel in der Beuge zwischen Hals und Schulter ist meist betroffen, oft links schlimmer als rechts)
Kopf leicht beugen
4. Hintere Nackenmuskulatur beginnend beim Atlas bis zu den Schultern (Trapezmuskel)
5. Oberseite der Schultern: Trapez, Kopfwender (Sternocleidomastoideus) bis zum Deltamuskel (meist links schlimmer als rechts)
6. Bizeps und Deltamuskel der Schultern, Bizeps der Oberarme
Schultern rund machen
7. Wirbelsäule entlang den Trapezmuskel bis Höhe unterer Rand der Schulterblätter (linke Seite oft schlimmer betroffen als rechte)
8. Lendenmuskulatur an der Wirbelsäule entlang bis zum Kreuzbein
9. Mit den Handflächen die Seiten des unteren Rückens
10. Vom Kreuzbein zum Lendendreieck (trigonum lumbale) hier oft Spasmen im unteren Lendenbereich. Die dadurch verursachten Schmerzen ziehen bis ins Bein runter.

Arme
Vor den Patienten stellen, einen Arm zu sich hinziehen
11. Vordere Oberarmmuskulatur beginnend beim Deltamuskel bis zum Biszeps
12. Hintere Oberarmmuskulatur beginnend beim Trizeps bis zur Ellenbogeninnenseite
13. Ellbogenmuskualtur außen + innen
14. Ellenbogenmuskulatur außen fühlt man oft Schwellungen (meist rechts betroffen)
15. Vordere und hintere Unterarmmuskulatur bis zur Hand (gleichzeitig mit beiden Händen)
16. Daumenhügel

Beine
Untersuchender setzt sich vor den Patienten und stellt den rechten Fuß des Patienten auf den eigenen rechten Oberschenkel
Bemerkung: hintere Wadenmuskulatur wird oftmals durch einen Nerv berührungsempfindlich und schmerzhaft. Man kartiert jedoch keine Schmerzen, sondern nur objektiv, was man fühlen kann!
17. Beginnend beim Knie: Ansätze der Muskulatur
18. Seitliche Wadenmuskulatur bis zum Fuß (rechts öfter betroffen)
19. Hintere Wadenmuskulatur bis zum Fuß
20. Schienbeinmuskulatur bis zum Fuß
21. Sehnen in dem Bereich häufig geschwollen
22. Alle Bänder / Sehnen beginnend vom Knie an den Außen- und Innenseiten der Unterschenkel bis zum Fuß, Bänder zum inneren Knöchel, Bänder zum äußeren Knöchel, oberer Fuß bis zu den Zehengelenken, Sehne in der Sohle des Fußes

Der Patient legt sich auf den Rücken
23. Das Leistenband von der Hüfte bis zum Schambein (rollende Bewegungen, oft nur teilweise geschwollen)
24. Unterbauchmuskulatur, die das Leistenband beeinflusst
25. Mit den Handflächen die Oberschenkelmuskulatur (Vastus lateralis + Rectus femoris)

Hier mehr Druck verwenden, fast immer Muskeln des linken Beines betroffen, selten rechts … lange Gebiete voller Spasmen Vastus laterials sehr oft als einer der verhärtesten Gebiete des Körpers.

Bemerkung: bei der richtigen Dosierung klären sich die Partien des linken Oberschenkels innerhalb von vier Wochen. Daran kann man erkennen, dass die Therapie anschlägt.

26. Das Bein anheben und die hintere Oberschenkelmuskulatur abfahren (meist links)
27. Bänder in den Kniekehlen abtasten (meist rechts, selten links)
Der Patient legt sich bequem auf die Seite und winkelt das obere Bein leicht an (das obere Bein wird untersucht)
28. Beginnend an den Ansätzen des Vastus lateralis (Höhe Hüftgelenk) den hinteren seitlichen Oberschenkelmuskel und die Gesäßbacke über den Ischias

Meist sind beide Seiten betroffen und diese Gebiete fast ausnahmslos geschwollen.
Patienten beschweren sich aber öfter über Schmerzen in der rechten Seite.
Bei der Untersuchung des linken Beines, kann man meist beim Muskelansatz des Vastus lateralis ca. 10 cm dem Muskelverlauf folgend eine Schwellung / Spasmus feststellen.

Dies ist eines der schmerzhaftesten Gebiete überhaupt.
Da sind lange, gerade Schwellungen, meist nur eine durchgehende am äußeren Oberschenkel, und ein, zwei oder drei große, ebene Schwellungen auf dem Rectus femoris die Vorderseite entlang.
Der linke Oberschenkel ist fast immer betroffen, der rechte seltener, gewöhnlich der untere Teil des vorderen Oberschenkels.
Nun ist die Kartierung beendet und man vergleicht die neue Kartierung mit der vorhergegangenen. So kann man feststellen, ob sich Fortschritte zeigen.
Bei Zunahme von Knoten, Spasmen, Verdickungen sieht man deutlich, dass das Guaifenesin durch Salicylate blockiert wurde und nicht mehr wirkt. Neue Depots wurden im Körper angelegt.
Die Beulen, Knoten, Buckel, Verhärtungen sollten kleiner und kleiner werden, weicher und mobiler. Einige der größeren Gebiete, wie die an der Hüfte und oben auf den Schultern teilen sich oft erst in mehrere kleinere Gebiete auf.
Betroffene Sehnen tauchen überall auf:

* meistens an der rechten seitlichen Schulter (Sehne des Deltamuskels)
* fast immer die Vorderseite des rechten Fußknöchels
* recht häufig die Sohlen der Füße.
* oft die Außenseite der Unterschenkel, mehr links als rechts.
* die Sehnen der Leisten sind gewöhnlich nur teilweise geschwollen, die linke mehr als die rechte und mehr bei Frauen als bei Männern.

An was viele von uns überhaupt nicht denken, aber im Rückblick fast alle von uns schon erlebt haben, ist, dass die gesamte Muskulatur und auch die Haut berührungsempfindlich war. Die Beulen, Buckel, Knoten, Verhärtungen sind lediglich zusammengezogenes Gewebe, welches die härteste Arbeit am Tag und in der Nacht verrichtet. Der Rest des Gewebes hat das Fibroproblem in geringerem Ausmaße und hier bilden sich keine Knoten. Also hält man bei der Kartierung nur die spürbaren Störungen der anatomischen Struktur auf Papier fest. Es gibt viele andere betroffene Gebiete, die nicht einbezogen werden, da Schmerzen nicht kartiert werden.

Wenn die Beulen, Knoten, Verhärtungen, etc. verschwinden, werden die anderen Gebiete mit Sicherheit zu ihrer Zeit auch verschwinden. Hierin besteht der Wert der Kartierung: es gibt einen objektiven Beweis, welcher für den Fortschritt der Klärung und die Geschwindigkeit der Ausschwemmung hergenommen werden kann.
Die Kartierung zeigt auch durch erneute Verschlechterung eine Blockierung des Guaifenesins an. Betrachten Sie Ihre Kartierung als Übersicht. Da sie mehr als die alten 11 von 18 Tenderpoints berücksichtigt, ist sie eine bessere Übersicht, aber trotzdem nur eine Übersicht. Auf einer Kartierung können Sie nicht die Unterseiten oder die Seiten der Muskulatur festhalten. Alles, was man ertasten kann, sind die Oberflächen. So könnte es sein, dass auf der Kartierung der Muskel geklärt erscheint, aber unter der Oberfläche, in dem Gebiet, welches nicht ertastet werden kann, der Muskel noch nicht geklärt ist. Betrachten Sie Ihre Kartierungen immer als Eingangswert. Als eindimensional, aber natürlich nicht als Gesamtbild.

Beispiele zu Kartierungsfehlern:
Viele Menschen, die so genannte Restposten im linken Oberschenkel haben, sind schlecht kartiert. Die Untersuchenden versuchen zu tief ins Gewebe vorzudringen und finden kleine Fett- und muskuläre Knötchen, die ganz normal sind.

Richtig untersucht wird der Oberschenkel durch leichten Druck in fließenden Bewegungen, so als ob man versuchen würde den Muskel zu bügeln. Gefühlt wird mit den Flächen der Finger, nicht mit den Fingerspitzen. Dementsprechend findet man auf falschen Kartierungen in dem Bereich viele kleine Knoten oder Linien.

Geübte Kartierer finden nur großflächige, zusammengezogene (verkrampfte) Muskelpartien auf der Vorderseite und eine fast den ganzen Muskel umfassende Spastik an der Außenseite.

Wenn der linke Oberschenkel schmerzt, heißt dies nicht, dass er nicht

geklärt ist. Ein Nerv an der oberen seitlichen Hüfte, wo die Sehnen und Bänder nur sehr langsam klären, kann diesen Schmerz auslösen. Druck auf diesen Nerv löst Schmerzreize bis hinunter in das Gebiet aus, wo der Spasmus bereits geklärt wurde.
Empfohlen wird:
Nachdem die Dosierung für den jeweiligen Patienten gefunden wurde, was die Klärung des linken Oberschenkels anzeigt, können die Termine für die Kartierungen weiter auseinander gelegt werden. Zuerst drei Monate, dann sechs Monate und schlussendlich 12 Monate.

6. Liberale Diät

Inklusive einer ausführlichen Rezeptsammlung mit Beachtung des glykämischen Index der verwendeten Zutaten

Folgender Text zur Liberalen Diät ist mit freundlicher Genehmigung von Frau Dora Maiers Homepage: www.guaifenesin.de entnommen worden.

6a) Dr. St. Amands Liberal Diät für Hypoglykämiker

Obst
Äpfel, Aprikosen, Birnen, Stachelbeeren, Brombeeren, Casaba Melone, Erdbeere, Grapefruit,
Heidelbeeren, Limetten, Mandarinen, Nektarinen, Orangen, Papayas, Pfirsich, Pflaumen, Johannisbeeren, Zitronen

Gemüse
Artischocken, Erbsen, Karotten, Kürbis, Rote Beete, Squash, Rüben, Zwiebel

Nüsse
Cashewnüsse, Erdnüsse, Sojanüsse

Milchprodukte
Voll-, fettarme-, fettlose Milch und Buttermilch, ungesüßter Yoghurt

Nachtische
zuckerfreie Diätpuddings (nur ½ am Tag)

Brote
Drei Scheiben zuckerfreies Weiß-, Vollkorn-, Sauerteig-, oder leichtes Roggenbrot. Nicht mehr als zwei Scheiben auf einmal oder drei Portionen zuckerfreies Knäckebrot am Tag (nicht mehr als zwei Portionen auf einmal)

Verschiedenes
Johannisbrotpulver
nur Sojamehl oder Kleie
Soßen nur mit Gluten oder Sojamehl
Weizenkeime
puffed rice, shredded wheat oder andere zuckerfreie Cornflakes
eine Tasse gepoptes Popkorn
2 Tacos oder 2 Enchiladas (nur zwei Maistortillas)

Jedes Nahrungsmittel, das nur bei einem unserer Patienten Hypoglykämiesymptome hervorgerufen hatte, wurde auf die Liste der verbotenen Lebensmittel gesetzt. Dies gab uns die Sicherheit, dass unsere Diät immer die Kohlehydratunverträglichkeitssymptome beheben wird. Jetzt 30 Jahre später funktioniert sie immer noch einwand frei.
Der Glycemicindex der Nahrungsmittel (GI) stuft Nahrungsmittel nach ihrer Auswirkung auf den Blutzuckerspiegel im Vergleich zu reiner Glukose ein. Er wird hauptsächlich zur Auswertung des Kohlehydratstoffwechsels verwendet, denn Proteine und Fette lassen den Blutzucker nicht stark steigen, es sei denn sie werden zusammen mit Kohlehydraten gegessen.
Nahrungsmittel mit einem hohen GI werden bei der Hypoglykämiediät ausgeschlossen. Nahrungsmittel mit einem niedrigeren GI können in Maßen genossen werden. Die Nahrungsmittel mit dem niedrigsten Wert können ohne Einschränkungen verzehrt werden.
Insulin, ist das einzige Hormon, das überschüssige Kalorien einspeichern kann, und wird sofort freigesetzt, wenn der Blutzuckerspiegel, durch die Kohlehydrataufnahme ansteigt. Schon bevor das Essen zuende ist, fängt es mit seiner Aufgabe der Energieerhaltung an. Ohne Insulin kann kein Fett eingelagert werden, folglich nimmt man nicht zu.

Rezeptideen

Hauptspeisen:

- Lauchgemüse mit Hackfleischbällchen (ohne Brötchen, stattdessen Parmesankäse)
- Mozarella Hähnchengratin (Putenschnitzel überbacken mit Mozarella)
- jede Art von Quiche ohne Boden
- Blumenkohl Brokkoli Gratin mit Käse
- Seelachs auf Karotten-Lauchgemüse
- Gemüseeintopf oder Gemüsesuppen
- Eieromeletts mit Pilzen / Zwiebel / Tomaten / Bauchspeck
- Sauerkraut mit Rippchen, Leberwurst
- Hackfleisch-Zucchini-Tomaten-Paprika-Auflauf
- Spargel-Pilz-Gratin
- Spinat und Spiegeleier
- Leberkäse mit Salat
- gefüllte Zucchini
- jedes Fleisch: Schnitzel natur, Hähnchen,

kleinere Mahlzeiten:

- Geflügelsalat
- griechischer Salat
- Wurstsalat
- Käsesalat

Süßspeisen:
- Quarkauflauf ohne Grieß und mit Süßstoff
- Naturjoghurt mit Süßstoff
- Cappuccino: entkoffenierter Kaffee + Milch + Süßstoff
- geschlagene Sahne in Apfelmus (mit Süßstoff gesüßt)
- Joghurt mit etwas Obst
- Quarkspeise mit Sahne, Gelatine, Aroma

Tipps:
- Obst am besten immer zwischen den Mahlzeiten essen (alle vier Stunden)
- rohes Gemüse oder Nüsse eignen sich gut als Zwischenmahlzeiten.
- zum Binden kann Sojapulver, Johannisbrotkernmehl verwendet werden
- Vollkornbrot hat einen viel niedrigeren glykämischen Index als weißes Brot und sollte vorgezogen werden
- zum Frühstück kann statt einer Scheibe Brot auch ein Müsli mit Haferflocken gegessen werden.

- **Salatdressing:**

Olivenöl / kalt gepresstes Distelöl / Sonnenblumenöl; Essig, Senf (der Aldisenf enthält keinen Zucker), Salz, Pfeffer, eventuell noch frische Kräuter oder Süßstoff, oder Joghurt, oder Zitronensaft
Aus Vorsichtsgründen wird geraten den Salat nicht mit den Händen in der Salatsoße zu wenden (Salicylate im Olivenöl).

Weitere Information auf folgenden Webseiten:
deutsche kohlehydratarme Rezepte
ketogene Ernährung Erklärung, kohlehydratarme Rezepte

www.Lowcarb.com
ist eine exzellente Informationsquelle
The Atkins Diet Web site
Splenda ist ein relativ neuer Zuckerersatz, der in Kanada erhältlich ist und erst kürzlich für den Verkauf in den Vereinigten Staaten zugelassen wurde. Zum Bestellen besuche die Webseite.
Sugar-Free Market Place
Hypoglycemia Support Foundation Inc.
Fran McCullough's Low-Carb Cookbook
Siehe dazu unter: www.guaifenesin.de

6b) Kleine Rezeptsammlung zur Vermeidung von hypoglykämischen Beschwerden

An dieser Stelle möchte ich besonders unserem Forummitglied, Trice, für die freundliche Unterstützung innerhalb Zusammenstellung der Rezeptsammlung herzlichst danken.

Zur Vermeidung eines schnellen Anstiegs unseres Blutzuckerspiegels ist es wichtig, dass wir den glykämischen Index bei der Kohlenhydrataufnahme beachten. Deshalb sollen hier alle Nahrungsmittel berücksichtigt werden, deren glykämischer Index unter 70 liegt. Unangenehmen Heißhungerattacken können wir auf diese Weise genau so aus dem Weg gehen, wie den belastenden Symptomen der Unterzuckerung. Zusätzlich werden wir bei einem langfristigen Essverhalten dieser Art unserem Wunschgewicht ständig näher kommen.

Nahrungsmittel und ihr glykämischer Index:

Glykämischer Index zwischen 65 und 50

Graubrot (65), Pellkartoffeln (65), Rüben (65), Bananen (60), Melonen (60), Nudeln (55), Vollkorn- oder Kleiebrot (50),
Vollkronreis (50), Erbsen (50), Vollkornmüsli ohne Zucker (50), Vollkornmüsli ohne Zucker und mit hohem Kleiegehalt (50)

Glykämischer Index zwischen 40 und 35

Haferflocken (40), frischer Fruchtsaft ohne Zucker (40), Vollkornnudeln (40), Pumpernickel (40), Roggenvollkornbrot (40), rote Bohnen (40, grüne Bohnen (40), Schrotbrot (35), Feigen (35), Trockenerbsen (35), Milchprodukte ohne Zucker (35)

Glykämischer Index zwischen 30 und 30>10

Trockenbohnen (30), Linsen (30), Kichererbsen (30), rohe Karotten (30), getrocknete Aprikosen (30),
Nudeln aus Vollkornschrot (30), Magermilch (30), Marmelade ohne Zucker /oder mit Fruchtzucker (30),
Nüsse (30>15), frisches Obst (30>10)

Glykämischer Index zwischen 25 und 2

Grapefruit (25), Kirschen (25), (Bitterschokolade mit mindestens 70% Kakaoanteil (22), Fruktose (20), Soja (15), Erdnüsse (15), frische Aprikosen (15), frisches Gemüse (15), frische Gemüsesäfte (15), Sojabohnen (15), Naturjoghurt ohne Zucker (15), Tomaten (15>), Auberginen (15>), Zucchini (15>), Knoblauch (15>), Zwiebeln (15>), Pilze (15 >), Fructose (2)

Acht Rezepte für den Frühstückstisch

Haferflockenmüsli
3 Esslöffel Haferflocken, 2 Teelöffel geriebene Walnüsse, Pflaumenmus ohne Zucker, Magermilch nach Bedarf.
Alles miteinander verrühren und guten Appetit!

Kokos - Mix
1 Esslöffel Kokosflocken, 1 Esslöffel Kokosmilch, 2 Esslöffel geriebene Nüsse, 2 Esslöffel Beeren nach Jahreszeit, 1 Teelöffel Sultaninen, Joghurt nach Bedarf.
Alles miteinander verrühren und guten Appetit!

Quarkspeise
3 Esslöffel Naturjoghurt, 3 Esslöffel Quark, 1 Esslöffel Mandelmus, 1 Esslöffel Kokosflocken, 3 Esslöffel frisch gepressten Orangensaft, 1/2 Banane, Stevia oder Süße nach Bedarf.
Alles miteinander verrühren und guten Appetit!

Feine Quarkspeise
3 Esslöffel Haferflocken, 3 Esslöffel süße Sahne, 2 Esslöffel Quark, 1 Esslöffel geraspelte Bitterschokolade, 2 Esslöffel Mandelsplitter, Magermilch nach Bedarf.
Alles miteinander verrühren und guten Appetit!

Frühstücks - Porridge
4 Esslöffel Haferflocken, 1 Esslöffel Kokosflocken, 2 Esslöffel Rosinen,
1 Tasse Magermilch, 1/2 Banane, 1 Esslöffel Sahne,
1 Tütchen Vanille-Süßstoff (Canderell) Schokoflocken.
Folgende Zutaten in einen Topf geben und aufkochen: 4 Esslöffel Haferflocken, 1 Esslöffel Kokosflocken, 2 Esslöffel Rosinen, 1 Tasse Magermilch, dann unter häufigem Umrühren etwa 10 min. leicht weiter köcheln lassen. Anschließend in ein Schälchen füllen, die Sahne und den Vanille-Süßstoff unterrühren und die gewürfelte Banane darüber geben.
Guten Appetit!

Schnelle Schnitte auf herzhafte Art für 1 Person
2 Graubrotscheiben, 1 Ei, 1 Teelöffel klein gehackter Kräuter, Salz, Pfeffer, Pflanzenöl zum Anbraten, roten Kaviar zum Garnieren.
Das Ei schaumig aufschlagen, mit Salz und Pfeffer abschmecken und dann auf einen flachen Teller geben. Die Brotscheiben halbieren, in die Eimasse legen und von beiden Seiten panieren.

Das Pflanzenöl in einer Pfanne erhitzen. Die Brotscheiben kurz auf beiden Seiten anbräunen, auf einen Teller legen und mit rotem Kaviar garnieren. Guten Appetit!

Thüringer Kartoffelpuffer nach herzhafter Art für 2-3 Personen
1 kg geschälte Kartoffeln, 2 Eier, 1 Esslöffel Mehl, 1 Zwiebel, Muskat, Salz und Pfeffer, Öl zum Backen.
Kartoffeln und Zwiebel reiben. Mehl, Eier und Gewürze hinzugeben. In heißem Öl auf beiden Seiten goldgelb backen. Mit beliebigem herzhaften Salat servieren. Guten Appetit!

Orientalischer Milchreis für 1 Person
60 g Vollkornreis, 150 ml Milch, 1 ganze Vanilleschote, 2 Kapseln Kardamon, 4 getrocknete und klein geschnittene Datteln, 4 zerkleinerte Kumquats, 1/2 zerkleinerte Banane, 1 Teelöffel frisch gepressten Zitronensaft, 1 Esslöffel frisch gepressten Orangensaft, 1 halber Teelöffel Zimt, geraspelte Bitterschokolade.
Vollkornreis nach Packungsvorgabe mit Milch, aufgeschlitzter Vanilleschote und Kardamomkapseln weich kochen, dann Kapseln und Schote entfernen.
Datteln, Kumquats und Banane mit Zitronensaft und Orangensaft mischen. Obstsalat mit dem Milchreis auf einem Teller anrichten, mit Zimt bestäuben und mit Schokoladenraspeln garnieren. Guten Appetit!

Acht Rezepte für den Mittagstisch

Gefüllte Zucchini in Dillsahne für 3-4 Personen
40 g Tofu (oder Reis), 4 mittelgroße Zucchini, 1 Zwiebel, 250 g rotes Hackfleisch, 1 Ei, Salz, Pfeffer, 2 mittelgroße Tomaten, 1 Esslöffel Sonnenblumenöl, 1 Liter Gemüsebrühe, 3 Esslöffel fein gehackter Dill, 150 ml Sahne (oder Sojasahne bzw. Kokossahne). Garzeit etwa 60 Minuten.
Zucchini waschen, die Endstücke abschneiden und mit dem Sparschäler schälen. In etwa 7 cm lange Stücke schneiden und die Zucchinistücke mit einem Löffel aushöhlen.
Die Zwiebel schälen und würfeln. Das Hackfleisch mit der Zwiebel, dem Tofu (Reis) und dem Ei vermengen und mit Salz und Pfeffer kräftig würzen. Die Hackfleischmischung in die ausgehöhlten Zucchinistücke füllen. Die Tomaten waschen und in Scheiben schneiden.
Das Öl in einem Schmortopf erhitzen. Die gefüllten Zucchinistücke in den Topf schichten und leicht anbraten. Anschließend das ausgehöhlte Fruchtfleisch und die Tomatenscheiben darüber verteilen. Die Gemüsebrühe darüber gießen bis die Zucchini bedeckt sind. Zugedeckt etwa 60 Min. bei schwacher Hitze köcheln lassen.
Nun nur die gefüllten Zucchinistücke herausheben und warm stellen. 2 Esslöffel Dill und die Sahne in den Schmortopf geben und die Masse pürieren. Den restlichen Dill hinzufügen ,die Sauce mit Salz und Pfeffer abschmecken und die Zucchinistücke wieder in die warme Sauce setzen und servieren. Guten Appetit!

Mandel-Hähnchen mit Tomatengemüse für 2 Personen
300 g Tomaten, 1 rote Zwiebel, 1 Knoblauchzehe, 3-4 Zweige Thymian, 2 Esslöffel Rapsöl, Salz, schwarzer Pfeffer, 2 Hähnchenbrustfilets, 1 Ei, 1 Esslöffel Sojamehl, 40 g gehobelte Mandeln.
Tomaten überbrühen, abschrecken, enthäuten, Stiele entfernen, vierteln und grob hacken. Zwiebel schälen und in Achtel schneiden. Knoblauch schälen und fein würfeln. Thymianblätter von den gewaschenen trockenen Stielen streifen.
In einem Topf 2 Teelöffel Öl erhitzen, Zwiebeln und Knoblauch hinzufügen. Bei mittlerer Hitze glasig dünsten. Tomaten und Thymian zugeben, salzen und pfeffern. Tomatengemüse bei mittlerer Hitze 15 Min. dünsten.
Hähnchenbrustfilets waschen und trocken tupfen, mit Salz und Pfeffer würzen. Das Ei in einem tiefen Teller verquirlen und würzen, Mehl und Mandelblättchen jeweils auf einen flachen Teller geben. Das Fleisch nacheinander in Mehl, Ei und Mandeln wenden.
Öl in einer Pfanne erhitzen, Filets darin bei schwacher Hitze 10-12 Min. auf beiden Seiten goldbraun braten. Mit dem Tomatengemüse anrichten und servieren. Guten Appetit!

Kalbsschnitzel mit Spargelgemüse für 4 Personen
600 g weißer Spargel, 3 Esslöffel Olivenöl, 30 g Pinienkerne, 1 Schalotte, 3 Knoblauchzehen (beides fein gehackt), Thymian, 1 Esslöffel abgeriebene Zitronenschale (Bio), 2 Esslöffel weißer Balsamico-Essig, 3 Esslöffel Gemüsebrühe, 1 Prise Salz, 1 Prise Pfeffer, 14 Kirschtomaten, 8 dünne Kalbsschnitzel (je ca. 80 g), 8 getrocknete, in Öl eingelegte Tomaten, Öl zum Anbraten, 70 g geriebenen Parmesan, 40 g Pinienkerne (fein gehackt) 1/2 Teelöffel Bienenhonig,
Den Spargel waschen, schälen und längs halbieren. Das Öl in einer Pfanne erhitzen, Spargel und 30g Pinienkerne unter Rühren darin anbraten. Dann Schalotte, Knoblauch, Thymian, Zitronenschale, Essig und Gemüsebrühe zugeben. Mit Salz, Pfeffer würzen, bei geschlossenem Deckel 15 bis 20 Minuten köcheln lassen.
Inzwischen jedes Kalbsschnitzel mit einer getrockneten Tomate belegen, salzen, pfeffern und zusammenklappen, mit Zahnstochern feststecken, nochmals salzen und pfeffern. Die Kalbsschnitzel im heißen Öl 6 bis 8 Minuten braten, dabei einmal wenden.
Für die Kruste Parmesan, Honig und 40 g fein gehackte Pinienkerne zu einer glatten Paste verrühren. Die Kalbsschnitzel von einer Seite gleichmäßig damit bestreichen und unterm Backofengrill knusprig überbacken. Halbierte Kirschtomaten zum Spargelgemüse geben, weitere 5 Minuten köcheln, nochmals abschmecken und mit den Kalbsschnitzeln anrichten und servieren.
Als Beilage sind dunkles Brot oder Naturreis bestens geeignet.
Guten Appetit!

Seelachs mit Nusskruste für 2 Personen
300 g Seelachsfilet, 1 Esslöffel Zitronensaft, Salz, schwarzer Pfeffer, 20 g Haselnüsse, 1/2 Bund Petersilie, 1 Teelöffel Senf, 4 Teelöffel Pflanzenöl, 400 g Lauch, 100 g Champignons, 1 Zwiebel, 1/8 l Gemüsebrühe, 1 g Biobin oder etwas Agar-Agar.
Seelachsfilet mit Zitronensaft, Salz, Pfeffer würzen. Nüsse fein hacken, Petersilienblätter waschen, verputzen und fein hacken. Nüsse, Senf, Petersilie und 1 Teelöffel Öl vermischen, auf die Filets verteilen und leicht andrücken. Backofen auf 200 Grad vorheizen.
Lauch putzen, waschen und in Ringe schneiden. Champignons abreiben und feinblättrig schneiden. Zwiebeln schälen und klein würfeln. Übriges Öl erhitzen, Zwiebeln darin glasig dünsten. Lauch und Pilze zugeben und 3 Minuten mitdünsten, anschließend salzen und pfeffern. Gemüse in einer großen Gratinform verteilen, Fisch drauflegen. Gemüsebrühe und Biobin verrühren und aufgießen. Im Backofen 25-30 Minuten überbacken (Mitte, Umluft 180 Grad).
Guten Appetit!

Buletten einmal anders, für 4 Personen
250 g Rinderhack, 1 große Zwiebel, 1 Knoblauchzehe, 1 Ei, 1 Esslöffel Magerquark, 1 Teelöffel zuckerfreier Senf, je 1 Esslöffel Haferflocken, Haferkleie und Weizenkleie. 1 Esslöffel Creme fraiche, 1 Teelöffel Majoran, 3 Esslöffel Pflanzenöl, Salz, Pfeffer.
Zwiebel schälen und hacken, Knoblauch schälen und zerdrücken, mit Majoran mischen und bei schwacher Hitze mit 1 Esslöffel Öl glasig andünsten.
Hackfleisch mit Ei, Senf, Magerquark, Hafer- und Weizenkleie, Haferflocken in Schüssel geben, Zwiebelmischung, Creme fraiche, Salz, Pfeffer zufügen und durchmengen.
Hände anfeuchten und 4 Buletten formen. Frikadellen kurz mit hoher Temperatur im heißen Öl anbraten, bei kleiner Temperatur 15 Minuten weiterbraten, dabei wenden. Dazu Pellkartoffeln und "fruchtige Paprikasoße" reichen.
Und hier die Fruchtige Paprikasoße für 4 Personen
2 rote in Stücke geschnittene Paprikaschoten, 2 Esslöffel Olivenöl, 2 Esslöffel Petersilie, 1 Esslöffel frisch gepresster Zitronensaft, 1 gepresste Knoblauchzehe, Chili, Meersalz, Pfeffer.
In einer beschichteten Pfanne Olivenöl erhitzen, Paprikastücke hineinlegen und etwa 3 Minuten andünsten. Fein gehackte Petersilie, Zitronensaft, 1 Esslöffel Olivenöl und die gepresste Knoblauchzehe im Mixer pürieren. Gedünstete Paprikastücke dazufügen und mit Chili, Meersalz und Pfeffer würzen.

Putenschnitzel für 4 Personen
2 El. Öl, 2 Zwiebeln, 250 g kleine Champignons, 1 große Zucchini, 4 Tomaten, Salz, weißer Pfeffer, 100 g schwarze Oliven, 1 Teelöffel Gemüsebrühe (Instant), 3 El Creme fraiche.
Fleisch waschen, trocken tupfen, würfeln. Öl erhitzen. Fleisch ca. 5 Minuten darin braten. Zwiebeln würfeln, Pilze putzen, Zucchini und Tomaten klein schneiden. Fleisch salzen, pfeffern, herausnehmen.
Zwiebeln, Pilze und Zucchini im Bratfett ca. 5 Minuten braten.
Tomaten, Oliven und Fleisch zugeben. ¼ l Wasser zugeben. Aufkochen, Brühe einrühren ca. 5 Minuten köcheln. Creme fraiche einrühren, abschmecken. Servieren! Guten Appetit!
Auberigineneintopf mit Kokosnuss für 2 Personen
1 Aubergine, 1 kleine Chilischote, 1 kleine Paprikaschote, 3 Lauchzwiebeln, 1 Esslöffel Rapsöl, 100 g Kokosmilch ungesüßt, 1 Teelöffel Curry, 1 Esslöffel gehackte Mandeln, 1 Teelöffel getrockneter, geraspelter Thymian, 1 Teelöffel Curry, 1 Esslöffel saure Sahne, 1 Prise Cayennepfeffer, je 1 Prise weißen Pfeffer und Salz, Kokosraspeln zum Garnieren.

Aubergine vierteln und in Scheiben schneiden. Chilischote entkernen und in Ringe schneiden. Zucchini und Paprikaschote entkernen und in schmale Stäbchen schneiden, Lauchzwiebeln in Ringe schneiden.

Das Rapsöl in einem Wok erhitzen, Kokosmilch und Curry darin aufkochen lassen. Dann das Gemüse, die Mandeln und den Thymian hinzugeben und alles 5-10 Minuten leicht köcheln lassen.

Vom Herd nehmen und den Eintopf mit 1 Esslöffel saurer Sahne, Salz, weißem Pfeffer und Cayennepfeffer abschmecken. Mit Kokosraspeln garnieren. Guten Appetit!

Kürbiseintopf für 3-4 Personen
1 kleinen Gemüsekürbis gewürfelt (beispielsweise Butternut), 1 Karotte gewürfelt, 1 Chilischote fein geschnitten, 2 Zwiebeln gewürfelt, 1 kleine Sellerieknolle gewürfelt, 1 Knoblauchzehe gepresst, 200 ml Kokosmilch, 200 ml Gemüsebrühe, Garnelenpaste, Kürbiskernöl (oder Sonnenblumenöl), 1/2 Teelöffel Kardamom, 1/2 Teelöffel Kreuzkümmel, 1/2 Teelöffel gemahlenen Zimt, weißer Pfeffer und Salz zum Abschmecken

Öl in einem Topf erhitzen, das gewürfelte Gemüse leicht anbraten. Dann Gemüsebrühe auffüllen, Garnelenpaste, Kardamom, Kreuzkümmel hinzufügen und alles etwa 15-20 Minuten köcheln lassen. Öfter umrühren, bis der Kürbis völlig zerfällt.
Zum Schluss die Kokosmilch hinzufügen, um eine nicht zu dicke Konsistenz zu erhalten und nochmals kurz aufkochen. Mit Zimt, Pfeffer und Salz abschmecken. Guten Appetit!

Acht Rezepte für den Abendbrotstisch

Hähnchen im Eischnee für 2 Personen / Variante Fisch
2-3 Hähnchenfilets, Eiweiß von 3 Eiern, Salz, Pfeffer, Kapern, Chili, Rosmarin, 1 Becher Sahne, 2-3 Scheiben Schinken.
Eiweiß zu Eischnee steif schlagen, salzen. Die Hähnchenfilets in eine Form legen, Eischnee und Sahne darüber geben. Mit Pfeffer, Kapern, Chili und Rosmarin würzen. Schinken obenauf legen und im Backofen bei 180 Grad, mittlerer Schiene ca. 40 Minuten garen. Dazu passt ein gemischter Salat und Naturreis. Guten Appetit!

Country Omelet für 2 Personen
4 Eier, 1 Esslöffel Weizenvollkornmehl, 2 Esslöffel Wasser, 1 kleine gepresste Knoblauchzehe, Prise geriebene Muskatnuss, Salz und Pfeffer, Öl zum Braten, nach Belieben frische Kräuter zum Füllen.
Alle Zutaten mit dem Mixer verrühren und den Teig kurze Zeit stehen lassen, damit das Mehl quellen kann. Bei sehr niedriger Heizstufe und zugedeckter Pfanne etwa 5-7 Minuten goldbraun aufgehen lassen, dann wenden und nur noch kurz bräunen. Auf einen flachen Teller anrichten, frische gehackte Kräuter auf eine Hälfte des Omelettes geben und die andere Hälfte darüber klappen. Guten Appetit!
Gehaltvollere Variante für 2 Personen
4 Eier, 1 Esslöffel Weizenvollkornmehl, 2 Esslöffel Mineralwasser, 1 rote klein gewürfelte Paprika, Schinkenwürfel nach Bedarf, 1 kleine gepresste Knoblauchzehe, Prise geriebene Muskatnuss, 1 Teelöffel frischer grüner Pfeffer und Salz zum Abschmecken, Öl zum Braten, nach Belieben frische Kräuter zum Füllen.
4 Eier und Mineralwasser in einer Schüssel schaumig schlagen, 1 Esslöffel Weizenvollkornmehl dazu geben und nochmals kurz aufschlagen. Knoblauch, Muskatnuss, grünen Pfeffer und Salz unterheben.
Fett erhitzen, Schinkenwürfel leicht anbraten, dann Paprikawürfel hinzufügen und ebenfalls leicht anbraten. Dann Eimasse darüber geben und bei geringer Hitze und zugedeckt stocken lassen. Auf einem flachen Teller anrichten, frische gehackte Kräuter auf eine Hälfte des Omelettes geben und die andere Hälfte darüber klappen. Guten Appetit!

Leichter Hähnchenauflauf für 4 Personen
4 Hähnchenfilets, 1/ Liter Wasser, Salz, weißer Pfeffer, 8 El. Schlagsahne, 1 TL. Gemüsebrühe (Instant), 80 g Kräuterfrischkäse, etwas Basilikum, 2 Scheiben Butterkäse, 1-2 Esslöffel, geriebenen Parmesan, 2-3 Esslöffel Öl,

Filets in heißem Öl pro Seite ca. 2 Minuten anbraten, würzen. 1/8 l Wasser, Sahne und Brühe einrühren, aufkochen lassen. Soße und Filets in einer Auflaufform verteilen. Frischkäse auf die Filets streichen. Mit Basilikumblättern belegen. Käsescheiben halbieren, darauf legen. Mit Parmesan bestreuen. Im vorgeheizten Backofen 200 Grad, Umluft 175 Grad ca. 12 Minuten überbacken. Dazu beliebigen Salat als Beigabe verwenden.

Lachsfilet in Petersiliensoße für 4 Personen
4 Scheiben Lachsfilet, 2 Teelöffel frisch gepresster Zitronensaft, Pfeffer. Für die Petersiliensoße: 250 g. körnigen fettarmen Frischkäse, 1 Becher Naturjoghurt, 6 Esslöffel frische gehackte Petersilie, 1 Esslöffel fein geschnittenen Schnittlauch, Meersalz, Pfeffer
Lachsfilets in eine gefettete ofenfeste Form mit Zitrone, Pfeffer und 2 Esslöffel Sonnenblumenöl geben. Zugedeckt bei mäßiger Hitze etwa 20 Minuten dünsten.
Inzwischen Frischkäse, Naturjoghurt, Petersilie, Schnittlauch und Gewürze im Mixer pürieren und vor dem Servieren über den Fisch geben. Als Beilage eignet sich gemischter Blattsalat oder Rohkostsalat. Guten Appetit!

Überbackener Fenchel für 4 Personen
4 Fenchelknollen, 1 Karotte geraspelt, 1 Zwiebel gewürfelt 1 Knoblauchzehe gehackt, 100 g Sauerrahm, 50 g geriebener Emmentaler, Petersilie gehackt, 1 Knoblauch gepresst, etwas weißer Pfeffer, 1 Messerspitze Muskatnuss, Meersalz.
Fenchelhälften ca. 5 Minuten in kochendem Salzwasser blanchieren. Karotte, Sauerrahm, Petersilie, Knoblauch, Zwiebeln verrühren und mit Meersalz, Pfeffer und Muskatnuss würzen.
Etwas Kochwasser vom Fenchel und die Fenchelhälften in eine Auflaufform geben. Anschließend auf die Fenchelhälften die angerührte Masse füllen. Mit Käse überstreuen und im vorgeheizten Backofen 15 Minuten bei 225 Grad überbacken. Dazu schmeckt sehr gut leicht geröstetes Schwarzbrot. Guten Appetit!

Bunte Würstchenspieße für 4 Personen
4 Bockwürste, 8 Cocktailtomaten, 4 kleine Champignons, 1 Salatgurke, 2 Zwiebeln, 2 rote Paprika, 1 Esslöffel Olivenöl.
Bockwürste, Salatgurke, Zwiebeln, Paprika in dicke Scheiben schneiden, die Cocktailtomaten und Champignons halbieren.
Alles abwechselnd auf Spieße stecken und mit Olivenöl bepinseln.

In einer antihaftbeschichteten Pfanne anbraten oder im vorgeheizten Backofen bei 220 Grad 10-15 Minuten grillen
Als Beilage eignen sich Naturreis sowie Blatt- und Rohkostsalate.
Guten Appetit!

Tunfisch-Pizza / knusprig und locker
Das Rezept ist für 1 Blech berechnet. Der Teig reicht für ein Blech oder 2 runde Pizzaformen, er lässt sich problemlos einfrieren.
250 g Mehl, Typ 550, 1/2 Hefewürfel = 42 g, 1 gestr. Teelöffel Salz, 125 ml warmes Wasser, 20 ml Olivenöl, 2 Dosen Tunfisch in Öl, 3 mittlere Zwiebeln, 1 Knoblauchzehe, ein paar schwarze und grüne Oliven, Tomaten in Stücke aus der Dose, 50 ml Sahne, Oregano, Basilikum, Salz, Pfeffer.
Zubereitung Teig: 300 g Mehl, 20 ml Olivenöl, ca. 170 ml lauwarmes Wasser, 10 g Salz und 42 g Hefe mit der Hand in ca. 8-10 Minuten zu einem geschmeidigen Teig verkneten. Den Teig mit einem feuchten Tuch bedecken und 4-6 Stunden gehen lassen.
Zubereitung Belag: Tunfisch abgießen und das Öl auffangen. Kleingehackte Zwiebeln, Knoblauch und in Scheiben geschnittene Oliven im Tunfisch andünsten, Tomaten aus der Dose und 50 ml Sahne dazugeben, mit Oregano, Basilikum, Salz und Pfeffer würzen. Bei schwacher Hitze ca. 30 Minuten köcheln lassen.
Pizzateig ca. 1-2 mm dünn ausrollen und auf die runde Form oder auf das rechteckige Backblech bringen, einen etwas dickeren Rand formen. Den Belag leicht abgekühlt gleichmäßig auf dem Teig verteilen. Dann den in dünne Streifen geschnittenen Tunfisch und eine in Streifen geschnittene Zwiebel gleichmäßig auf dem Teig verteilen. Zum Schluss mit frischem, geriebenem Parmesan bestreuen.
Den Ofen stark vorheizen, dann bei 250° Grad auf der vorletzten Schiene ca. 20-25 Minuten backen, bis der Rand goldbraun und der Käse zerlaufen ist. Guten Appetit!

Süßer Kürbisbrei für 3-4 Personen
1 kleinen Gemüsekürbis gewürfelt (beispielsweise Butternut), 500 ml Kokosmilch, Kardamom, 1 Teelöffel Süßgras, 1 Päckchen Vanillezucker, geröstetes Graubrot, 2 Esslöffel Öl, 1 Teelöffel Zimt, Süße und Butter zum Abschmecken.
Den gewürfelten Kürbis, Kardamom und Süßgras in einen Topf geben, Wasser auffüllen, bis der Kürbis bedeckt ist. Je nach Sorte (etwa 20-25 Minuten) garen bis er zerfällt. Falls noch Wasser vorhanden ist, dieses abseien. Kokosmilch hinzufügen und nochmals kurz aufkochen. Leicht abkühlen lassen, in der Zwischenzeit 1 Scheibe Graubrot (oder Weiß-

brot) würfeln und in heißem Öl leicht anbraten. Den Kürbisbrei kurz pürieren und mit Vanillezucker, Zimt, weitere Süße bei Bedarf und 1/2 Teelöffel Butter abschmecken. Mit den gerösteten Brotwürfeln garnieren. Guten Appetit!

Fürs Schleckermäulchen und weitere Kleinigkeiten

Joghurt-Schokoladeneis

100 g 70 %e Schokolade, 400 g Naturjoghurt, 45 g Fruchtzucker/ durch Splenda ersetzen, 2 Esslöffel Wasser.

Schokolade mit 2 Esslöffeln Wasser in ein Einmachglas geben. Zum Schmelzen im Wasserbad in einen halb mit Wasser gefüllten Topf stellen und schwach köcheln lassen. Naturjoghurt und Fruchtzucker in einer Schüssel gut verrühren, die geschmolzene Schokolade unterziehen. Für ca. 8 Stunden ins Gefrierfach stellen.

Erdbeermilchshake

175 ml Magermilch oder Sojamilch, 5 große Erdbeeren frisch oder gefroren, 1 Esslöffel Naturjoghurt, 1 Löffel süße Sahne.

Milch, Naturjoghurt und Erdbeeren pürieren, in ein Trinkglas füllen und mit der Sahne garnieren. Guten Appetit!

Als Alternative können auch Himbeeren oder Waldbeeren verwendet werden.

Erdbeerfruchtaufstrich

300 g Erdbeeren frisch oder tiefgekühlt, 1 Esslöffel Fruchtzucker, 2 Teelöffel Gelatine oder Agar-Agar, 2 Esslöffel kaltes Wasser, 1 Teelöffel Zitronensaft.

Gelatine mit 2 Esslöffeln kaltes Wasser 5 Minuten quellen lassen, Erdbeeren pürieren, anschließend mit Fruchtzucker zum Kochen bringen, Gelatine und Zitrone dazugeben. 3 Minuten köcheln und fertig. Abkühlen lassen und in den Kühlschrank. Ein leckerer Brotaufstrich.

Gemischtes Früchtequintett

2 rote Äpfel geschält und in Stücke geschnitten, 2 Birnen geschält und in Stücke geschnitten, 2 Pfirsiche geschält und in Stücke geschnitten, 2 Aprikosen in Stücke geschnitten, 2 Pflaumen in Stücke geschnitten, Zimt, Splenda nach Bedarf, ein paar Spritzer frisch gepresste Zitrone.

Fruchtstücke mit etwas Wasser in einem Topf 10 Minuten köcheln. Von der Kochplatte nehmen und Zimt dazugeben.

Dieses Früchtequintett eignet sich zum Verfeinern von Joghurt, Magerquark, Müsli und als Brotaufstrich auf Vollkornbrot oder Vollkornknäckebrot.

Frischer Karotten-Dip

100 g Karotten geschält und in Würfel geschnitten, 2 Teelöffel frische, gehackte Petersilie, 1 Teelöffel frischer Schnittlauch fein geschnitten, 1 Teelöffel Frühlingszwiebeln fein geschnitten, 50 g Magerquark, 50 g

Sauerrahm, 10% Fettgehalt. 1/2 Teelöffel frischen Zitronensaft, Meersalz, Pfeffer, Paprika.
Alles mit einem Pürierstab oder im Mixer gut miteinander vermischen. Auch als Brotaufstrich geeignet.

Birgits Zucchinisuppe
1 gewürfelte Zucchini, 1 gewürfelte Zwiebel, 3 gewürfelte Tomaten, Öl zum Dünsten, 1 Liter Geflügelbrühe, Knoblauchsalz, 2 Esslöffel fettreduzierte Sahne, Curry, Salz, 2 Esslöffel gewürfelten, mageren Schinken zum Garnieren.
Gewürfelte Zucchini mit Zwiebel und Tomaten in etwas Fett andünsten. Mit der Geflügelbrühe ablöschen und im Topf 15 Minuten weiter köcheln lassen. Kurz abkühlen lassen und mit dem Mixer aufschlagen. Mit Curry und Knoblauchsalz abschmecken und mit Sahne verfeinern. Den Schinken in der Pfanne leicht anbräunen und zum Garnieren auf die Suppe geben.

Trices Hühnersuppe
Ideal bei jedem Wehwehchen, füllt den Wasserhaushalt auch gut auf:
2-3 Hähnchenkeulen (alternativ Hühnerbrust), 2 große Zwiebeln, 1 St. Lauch/Porree, 1 Stück Sellerie oder Lauchsellerie, 2 Möhren, 1 Glas Stangenspargel, Petersilie, Salz, Pfeffer.
Hähnchenkeulen in reichlich Wasser aufsetzen. Zwiebeln schälen, vierteln und mit in das kalte Wasser geben. Zum Kochen bringen und salzen, pfeffern. Suppengemüse putzen und in Würfel/Scheiben schneiden, reingeben, wenn das Wasser kocht und das Fleisch nach oben schwimmt. Nach ca. 30 Minuten den Stangenspargel mit Wasser zugeben, zum Schluss Petersilie hacken und kurz mitköcheln, servieren. Eignet sich auch zum Einfrieren.

Chinakohlsalat mit Walnüssen
1 Chinakohl, 1 Orange, 50 g Walnüsse, 3 Esslöffel Olivenöl, 2 Esslöffel Apfelessig, Meersalz, Pfeffer.
Chinakohl in feine Streifen schneiden, Orange in kleine Würfel. Marinade mischen aus ÖL, Essig, Meersalz, Pfeffer. Walnüsse dazugeben. Sehr lecker zu gegrillter Geflügelbrust.

Knusperäpfel - als Zwischenmahlzeit oder Dessert
5 mittelgroße Äpfel, 100 g kernige Haferflocken, 1 Esslöffel Fruchtzucker, 2 Eiweiß, 1 Teelöffel gemahlenen Zimt, Öl zum Fetten des Backblechs. Backofen auf 180 Grad vorheizen. Äpfel schälen und in dickere Scheiben schneiden auf Backblech legen und mit Zimt bestreuen. Eier aufschlagen und trennen. Eiweiß steif schlagen, mit Haferflocken und

Fruchtzucker vorsichtig mischen. Diese Mischung auf die Apfelscheiben geben und bei 180 Grad im Backofen backen.

Apfel-Aprikosen-Muffins

100 g kernige Haferflocken, 100 ml lauwarmes Wasser, 1 großes Ei, 250 g Naturjoghurt, 100 g getrocknete Aprikosen in Würfel geschnitten, 200 g.Vollkornmehl (Weizen oder Dinkel), 40 g Fruchtzucker, 1 Apfel in Stücke geschnitten, 1 Esslöffel. Olivenöl, 1 Teelöffel Natron, 1 kleine Prise Meersalz, 3 Teelöffel Zimt.

Den Backofen auf 200 Grad vorheizen. Haferflocken mit lauwarmem Wasser übergießen, beiseite stellen. Ei, Joghurt, Olivenöl mit Handrührgerät verquirlen. Dann die Haferflocken, Aprikosenstücke, Mehl, Fruchtzucker, Natron und Zimt dazugeben. Die Apfelstücke locker unterheben. Den Teig in mit Olivenöl ausgepinselte Förmchen geben und bei 200 Grad 15-20 Minuten backen.

Alternativ können auch Aprikosen und Birnen bzw. Heidelbeeren verwendet werden.

Haselnussbrot (klein)

1 Teelöffel Johannisbrotkernmehl, 1/4 Teelöffel Salz, 1 Würfel Hefe oder ein Päckchen Trockenhefe, 1/4 Liter Sojamilch, 150 g gemahlene Haselnusskerne (oder gemahlene Mandeln), 1-2 Esslöffel Sonnenblumenkerne, 2 Eiweiß.

Zum Johannisbrotkernmehl das Salz hinzufügen, die Hefe in warmer Sojamilch lösen und einrühren. Das Hefestück eine halbe Stunde zugedeckt gehen lassen. Dann 150 g gemahlene Mandeln und die Sonnenblumenkerne hinzufügen und einarbeiten. Zum Schluss noch 2 steif geschlagene Eiweiß unterheben

Teig in gefettete Backform geben und im vorgeheizten Ofen bei 160 - 180 Grad C Umluft ca. 1/2 h backen.

Gemüsesülze

1 Hähnchenbrust, 200 g geputzte und gewürfelte Möhren, 200 g rote geputzte und gewürfelte Paprika, 200 g grüne geputzte und gewürfelte Paprika, 200 g geputzten und in Streifen geschnittenen Porree, 3 Päckchen Gelatine. Zum Abschmecken Meersalz, Pfeffer und Kräuteressig nach Belieben.

Die Hähnchenbrust und das Gemüse in einen Topf geben, Wasser auffüllen und bei schwacher Hitze alles bissfest gar kochen. Anschließend das Hähnchenfleisch aus der Brühe nehmen und in Würfel schneiden, in eine große Schüssel geben und das Gemüse ohne Brühe hinzufügen. Kräftig würzig abschmecken, da es abgekühlt an Würze verliert. Von der Brühe 500 ml in die Schüssel geben, den Rest abgekühlt zum Auflösen der

Gelatine verwenden. Gelatine nach Beschreibung auf dem Päckchen auflösen und gut mit dem Inhalt der Schüssel vermischen. Kalt stellen.

Sauce Hollandaise

125 g Margarine, 3 Eigelb, 1 Teelöffel Zitronensaft, 3 Esslöffel lauwarmes Wasser, Salz, weißer Pfeffer.

Die Margarine in einem kleinen Topf schmelzen lassen. Das Eigelb mit 3 Esslöffel Wasser und dem Zitronensaft im warmen Wasserbad mit einem Schneebesen zu einer dickschaumigen Creme aufschlagen.

Flüssige Margarine zunächst tropfenweise, dann in dünnem Strahl unter die Eigelbmasse schlagen und mit Salz und Pfeffer abschmecken. Ein Tropfen Tabasco verstärkt den Eigengeschmack und gibt weitere Würze.

Nur zum Sofortverbrauch geeignet!

Passt gut zu Kaisergemüse. Tipp: Kaisergemüse in einer Auflaufform mit Hollandaise übergießen, Käse darüber legen und überbacken.

Gesundheitstrunk

500 ml Sprudel, knapp 500 ml frisch gepressten Orangensaft, 1 Glas Kanne Brottrunk, etwas Süße nach Bedarf.

Eine vorgekühlte Thermoskanne bis zur Hälfte mit selbst gefertigtem Sprudel (z.B. Sodamix) füllen, 1 Glas Kanne Brottrunk hinzufügen und mit frisch gepressten Orangensaft auffüllen. Bei Bedarf etwas Süße hinzugeben.

GUTEN APPETIT

7. Nebenwirkungen im Vergleich

Abschließend möchten wir Ihnen folgenden Text kommentarlos zur Information anbieten.
Da im Sommer 2007 in Amerika das erste Medikament für die Krankheit Fibromyalgie zugelassen wurde, waren die Nebenwirkungen des Medikaments Lyrica im Internet vielerorts aufgeführt. Dies nutzte ich, um eine Gegenüberstellung der Nebenwirkungen des von Dr. Amand verwendeten Guaifenesin und dem speziell für Fibromyalgie zugelassenen Medikament Lyrica vorzunehmen.

Nebenwirkungen.
Lyrica, (Pregabalin):

Sehr häufig:
Benommenheit, Schläfrigkeit.

Häufig: gesteigerter Appetit, Euphorie, Verwirrung, Reizbarkeit, verringerte Libido; Ataxie, Koordinationsstör. , Tremor, Dysarthrie, Gedächtnisstör., Aufmerksamkeitsstör., Parästhesie; verschwommenes Sehen, Diplopie; Vertigo; Erbrechen, Mundtrockenheit, Verstopfung, Flatulenzen; erektile Dysfunkt.; Gangstör., Trunkenheitsgefühl, Abgeschlagenheit, periphere Ödeme, Ödeme; Gewichtszunahme.

Gelegentlich:
Anorexie; Halluzinationen, Panikattacken, Ruhelosigkeit, Agitiertheit, Depression, Niedergeschlagenheit, Stimmungsschwankungen, Depersonalisation, gesteigerte Schlaflosigkeit, Wortfindungsstör., abnorme Träume, gesteigerte Libido, Anorgasmie, Apathie; Synkopen, Stupor, Myoklonus, psychomotor. Hyperaktivität, Gesichtsfeldeinengung, Geschmacksverlust, Dyskinesie, posturaler Schwindel, Intentionstremor, Nystagmus, kognitive Stör., Sprachstör., verringerte Reflexe, Hypästhesie, Amnesie, Hyperästhesie, brennendes Gefühl; Sehstör., geschwollene Augen,. verringerte Sehschärfe, Augenschmerzen, Schwachsichtigkeit, Augentrockenh., verstärkter Tränenfluss; Tachykardie, Gesichtsrötung, Hautrötung mit Wärmegefühl; Dyspnoe, trockene Nase; aufgeblähter Bauch, gastroösophagealer Reflux, vermehrter Speichelfluss, orale Hypästhesie; papulöser Ausschlag, Schwitzen; Muskelzuckungen, Gelenkschwellungen, Muskelkrämpfe, Myalgie, Arthralgie, Rückenschmerzen, Schmerzen in den Extremitäten, Steifigkeit d. Muskulatur; Harninkontinenz, Dysurie; verzögerte Ejakulation, Stör. d. Sexualfunkt.; Stürze, Engegefühl in der Brust, Asthenie, Durst; Erhöh. der Kreatinphosphoki-

nase, Alanin-Aminotransferase u. Aspartat-Aminotransferase, Thrombozytenzahl erniedrigt.

Selten:
Neutropenie, Hypoglykämie; übermäßige Empfindsamkeit, Enthemmung, gehobene Stimmungslage, Kopfschmerzen; Hypokinesie, Parosmie, Schreibstör.; „Tunnelblick", Oszillopsie, veränd. räuml. Sehen, Photopsie, Augenreizung, Mydriasis, Schielen, Lichtempfindlichk.; Hyperakusis; AV-Block 1. Grades,. Sinustachykardie, Sinusbradykardie, Sinusarrhythmie; Hypotonie, Hypertonie , kalte Extremitäten; Nasenbluten, Engegefühl im Hals, Nasopharyngitis, Husten, verstopfte Nase, Rhinitis, Schnarchen; Aszites, Pankreatitis, Dysphagie, Übelkeit; Urtikaria, kalter Schweiß; Rhabdomyolyse, zervikale Spasmen, Nackenschmerzen; Nierenversagen, Oligurie, Amenorrhoe, Absonderungen aus der Brust, Brustschmerzen, Dysmenorrhoe, Brustvergrößerung; Anasarca, Gesichtsödem, geschwollene Zunge, Fieber, Steifigkeit, verstärkte Schmerzen; Hyperglykämie, Hypokaliämie, Leukozytenzahl erniedrigt, erhöhte Kreatininwerte, Gewichtsverlust.

Nach Absetzen einer Kurzzeit od. Langzeit - Ther. von Pregabalin wurden bei einigen Pat. Entzugssympt. beobachtet: Schlafstör., Kopfschmerzen, Übelkeit, Durchfall, Grippesympt., Nervosität, Depressionen, Schmerzen, Schwitzen u. Benommenheit.
Wechselw.:
Die durch Oxycodon hervorgerufene Beeinträchtigung der kognitiven u. grobmotorischen Funkt. scheint verstärkt zu werden. Die Wirkung von Ethanol u. Lorazepam kann verstärkt werden.
Warnhinweise: In Übereinstimmung. mit der gängigen klinischen Praxis kann es bei einigen Diabetes-Pat., bei denen es unter e. Pregabalin-Therapie zu e. Gewichtszunahme kommt, notw. werden, die Hypoglykämie-Medikat. entspr. anzupassen. Durch Benommenh. u. Schläfrigk. möglicherw. häufigeres Auftr. v. sturzbed. Verletzungen bei ält. Pat.
Nach Absetzen einer Kurzzeit - od. Langzeit-Ther. von Pregabalin wurden Entzugssympt. beobachtet, Pat. sollten zu Beginn d. Behandl. hierüber informiert werden. Bei der Behandl. v. zentralen neuropath. Schmerzen aufgr. e. Rückenmarkverletzung war die Häufigkeit v. NW im Allg., v. zentralnervösen NW u. hier insbes. der Schläfrigkeit, erhöht, möglicherw. durch e. additiven Effekt aufgr. der Komedikation.

Nebenwirkungen Guaifenesin
Quelle http://de.wikipedia.org/wiki/Guaifenesin

Haut
In Einzelfällen: Ausschlag und Jucken

Nervensystem und Psyche
Selten: Müdigkeit
Einzelfälle: Koma, Konfusion, Schwindel
In hohen Dosen: Muskelrelaxion

Verdauungstrakt
Einzelfälle: Übelkeit, Erbrechen, Magenunverträglichkeit Sodbrennen

Herz und Kreislauf
Einzelfälle: Bradykardie, Wärmegefühl

Atemwege
Einzelfälle: Bronospasmus, Dyspnoe

Blut
Einzelfälle: Granulozytopenie

Sowie in Einzelfällen:
Allergische Reaktionen einschließlich anaphylaktischer Schock, Schmerzen

Wechselwirkungen
Guaifenesin verstärkt die Wirkung von Sedativa und Muskelrelaxanzien

Gegenanzeigen
Magen-Darm Erkrankungen
Niereninsuffiizienz
Myasthenia gravis

Anwendung während der Schwangerschaft und Stillzeit
Kontraindiziert

Hinweis:
Bei einer Einnahme des Guaifenesins mit zu wenig Flüssigkeit trat in einzelnen Fällen ein leichtes Brennen auf. Dies lässt sich leicht vermeiden, indem man die Kapseln bzw. das Pulver nach dem Essen und mit reichlich Flüssigkeit einnimmt.
Von den oben angeführten Nebenwirkungen konnten wir bisher bei unseren Mitgliedern keinen Fall mit dem Guaifenesin in Verbindung bringen.

Quellenangaben
Deutsches Fibromyalgieforum für die Guaifenesintherapie:
www.contra-dem-schmerz.de

Texte zur Hypoglykämie von der Homepage:
www.guaifenesintherapie.de

*„Fibromyalgie
Die revolutionäre Behandlungsmethode durch die man vollständig von Beschwerden frei werden kann " von Dr. med. R. St. Amand, und Claudia Craig Marek*
Kapitel: Meine Theorie über die Ursache der Fibromyalgie von Dr. Med. R. Paul St. Amand
Herstellung und Verlag: Books on Demand GmbH, 22848 Norderstedt, ISBN 3-8334-3235-7

*„ÜBERARBEITET UND AKTUALISIERT
Fibromyalgie*
Die revolutionäre Behandlungsmethode durch die man vollständig von Beschwerden frei werden kann " von Dr. med. R. St. Amand, und Claudia Craig Marek
Herstellung und Verlag: Books on Demand GmbH, 22848 Norderstedt, ISBN 978-3-8370- 2307-7

*„Gefangen im Schmerz: Ein Leitfaden zum Krankheitsbild Fibromyalgie"*von Judith Dagota, Lumen Verlag 2008, ISBN 978-3-936544-92-3 (jetzt Edition Lumen)

„Neue Apothekenumschau 1. Januar 2009", S. 8 -9 aus dem Artikel „PRÄVENTION WAS HEISST DAS?"

Links
http://de.wikipedia.org/wiki/Genfer_Deklaration_des_Welt%C3%A4rztebundes
http://de.wikipedia.org/wiki/Guaifenesin

Schlusswort

Lassen wir zum Abschluss unseres Buches zwei große deutsche Denker und Wissenschaftler zu Wort kommen. Durch ihre Aussagen wird uns die derzeitige prekäre Situation um die Krankheit Fibromyalgie verständlicher werden. Umso bedeutsamer werden aber in diesem Zusammenhang auch Vorreiter wie Prof. Dr. Amand und alle seine Mitstreiter, zu denen auch wir uns zählen möchten.

Nobelpreisträger Prof. Dr. Albert Einstein

„Es ist SCHWIERIGER ein VORURTEIL zu zertrümmern, als ein ATOM."
Und genau diese Einstellung macht es unseren Ärzten so schwierig, unsere Krankheit Fibromyalgie als die zu sehen, welche sie ist, nämlich ein Energiemangelproblem in JEDER Zelle infolge unseres vermutlichen Gendefektes. Dieser Energiemangel im Zellbereich löst als Folge den tragischen Gesamtmangel in unserem Körper mit all seinen entsprechenden und mittlerweile schon recht bekannten Symptomen aus.

Nobelpreisträger Prof. Max Planck

„Irrtümer der Wissenschaft brauchen 50 Jahre, bis sie durch neue Erkenntnisse abgelöst werden, weil nicht nur die alten Professoren, sondern auch deren Schüler aussterben müssen."
Wenn wir davon ausgehen, dass die Krankheit Fibromyalgie seit 1992 auch in Deutschland zu den anerkannten Krankheiten gezählt wird, so bedeutet dies entsprechend der Aussage von Prof. Max Planck, dass frühestens unsere Kindeskinder eine reelle Chance auf die grundsätzliche medizinische Anerkennung unserer Krankheit sowie heilende Therapien zu erwarten haben. Doch wir geben nicht auf!

Wer heilt hat Recht!

Und das sind nicht die Vertreter der ständig anwachsenden Zahl von unbetroffenen Autoren medizinischer und therapeutischer Bereiche und Anpreiser neuer, angeblich sehr gut wirkender Therapien, die in uns Kranken ihre große Chance beim Geldverdienen wittern.

Quellenangaben

Deutsches Fibromyalgieforum für die Guaifenesintherapie:
www.contra-dem-schmerz.de

Texte zur Hypoglykämie von der Homepage:
www.guaifenesintherapie.de

„Fibromyalgie
Die revolutionäre Behandlungsmethode durch die man vollständig von Beschwerden frei werden kann" von Dr. med. R. St. Amand, und Claudia Craig Marek
Kapitel: Meine Theorie über die Ursache der Fibromyalgie von Dr. Med. R. Paul St. Amand
Herstellung und Verlag: Books on Demand GmbH, 22848 Norderstedt,
ISBN 3-8334-3235-7

„ÜBERARBEITET UND AKTUALISIERT
Fibromyalgie
Die revolutionäre Behandlungsmethode durch die man vollständig von Beschwerden frei werden kann " von Dr. med. R. St. Amand, und Claudia Craig Marek
Herstellung und Verlag: Books on Demand GmbH, 22848 Norderstedt,
ISBN 978-3-8370- 2307-7

„Gefangen im Schmerz: Ein Leitfaden zum Krankheitsbild Fibromyalgie" von Judith Dagota, Lumen Verlag 2008, ISBN 978-3-936544-92-3 (jetzt Edition Lumen, www.edition-lumen.de)

„Neue Apothekenumschau 1. Januar 2009", S. 8 -9 aus dem Artikel „PRÄVENTION WAS HEISST DAS?"

Über die Autorin

Judith Dagota, 1941 in Magdeburg geboren, wurde infolge der Auswirkungen des 2. Weltkrieges mit ihren Eltern und dem älteren Bruder an den Rand der Altmark evakuiert. Dort lebt sie noch heute mit ihrem Mann und dem zweitgeborenen Sohn.
Innerhalb ihres beruflichen Wirkens als Diplom Musiklehrerin, veröffentlichte sie drei Pädagogische Lesungen.
2006 erschien ihre Lebensgeschichte unter dem Titel „Fluch der Kindheit“ im Cornelia Goethe Literaturverlag.

Bereits ***2008*** veröffentlichte die Autorin ihr Buch „Gefangen im Schmerz“, einen Leitfaden zum Krankheitsbild Fibromyalgie im Lumen Verlag Freiburg, und fand damit eine bundesweite Leserschaft.

Weitere Informationen, sowie Buchbestellungen unter:
http://www.judithdagota.beepworld.de
www.contra-dem-schmerz.de
www.edition-lumen.de
www.amazon.de

oder direkt über Email
judithdagota@contra-dem-schmerz.de
edition-lumen@gmx.de

Mit dem Kauf dieses Buches unterstützen Sie direkt die Autorin und ihre ehrenamtliche Arbeit in der Öffentlichkeit.